工学一体化企业新型学徒制培训教材
国家职业教育医药类规划教材

药店药事服务

YAODIAN

YAOSHI

FUWU

张晓军 卢超 杨维祯 主编

· 北京 ·

内容简介

本书根据药店药事服务工作中的需求编写，内容涉及处方审核与调配、药品用药指导、药店慢病会员管理维护、营销活动策划和管理及药店售后服务五个模块，涵盖12个工作任务、62个工作项目。

本书适合高职高专医药类院校师生、药店工作人员阅读。

图书在版编目（CIP）数据

药店药事服务 / 张晓军，卢超，杨维祯主编. —北京：化学工业出版社，2024.5

ISBN 978-7-122-45004-3

Ⅰ.①药… Ⅱ.①张… ②卢… ③杨… Ⅲ.①药政管理 Ⅳ.①R95

中国国家版本馆CIP数据核字（2024）第063049号

责任编辑：张　蕾　　　　　　　　文字编辑：翟　珂
责任校对：刘　一　　　　　　　　装帧设计：史利平

出版发行：化学工业出版社
　　　　　（北京市东城区青年湖南街13号　邮政编码100011）
印　　装：中煤（北京）印务有限公司
710mm×1000mm　1/16　印张20　字数393千字
2024年8月北京第1版第1次印刷

购书咨询：010-64518888　　　　　售后服务：010-64518899
网　　址：http://www.cip.com.cn
凡购买本书，如有缺损质量问题，本社销售中心负责调换。

定　　价：69.80元　　　　　　　　版权所有　违者必究

编写人员名单

主　编　张晓军　卢　超　杨维祯

副主编　叶军妹　宋新焕　赵瑞瑞　沈佳佳

编　者

　　　　卢　超（杭州胡庆余堂国药号有限公司）

　　　　帅玉环（杭州第一技师学院）

　　　　叶军妹（杭州第一技师学院）

　　　　冯永丽（河南医药健康技师学院）

　　　　司马硕丹（河南医药健康技师学院）

　　　　杨维祯（杭州第一技师学院）

　　　　沈国芳（杭州市食品药品检验研究院）

　　　　沈佳佳（杭州九源基因工程有限公司）

　　　　宋新焕（杭州第一技师学院）

　　　　张晓军（杭州第一技师学院）

　　　　邵淑媛（杭州第一技师学院）

　　　　陈洁茹（广东久安医药服务有限公司）

　　　　金　晶（杭州胡庆余堂国药号有限公司）

　　　　赵瑞瑞（河南医药健康技师学院）

　　　　胡粤川（广东久安医药服务有限公司）

　　　　倪珊珊（杭州第一技师学院）

主　审　蒋玲霞

前言 »»»»»

　　为深入贯彻落实《国家职业教育改革实施方案》（国发〔2019〕4号）、《推进技工院校工学一体化技能人才培养模式实施方案》（人社部函〔2022〕20号）关于建设校企双元合作开发教材的要求，本教材依托国家级康养实训基地建设单位杭州第一技师学院、河南医药健康技师学院和杭州胡庆余堂国药号有限公司进行合作开发。通过校企双元合作开发，促进产教融合、工学一体，共同构建服务于技工教育的现代职业教育教材体系。

　　本教材以立德树人为根本，以培养学生综合职业能力为目标，以国家职业标准为依据，以典型工作任务为载体，以学生为中心，把药品营销专业的药店药事服务典型工作任务分为了处方审核与调配、药品用药指导、药店慢病会员管理维护、营销活动策划和管理、药店售后服务5个工作领域，并从中提炼出处方的审核、处方的调配、常见病的疾病判断、常见病的合理用药等12个工作任务和62个职业能力点。每个职业能力点采取新型活页式的体例，围绕着核心概念、学习目标、基本知识、能力训练和课后作业这五个方面展开。学习目标对标工作过程中的职业能力清单，保证目标的方向性、精准性；核心概念、基本知识为能力训练服务，强调理论知识的适用性、实用性、够用性；课后作业用于检验教与学的效果，保证有效性。

　　活页式教材作为新生事物，需深入探索的领域还有很多，加之编者精力、学识、时间有限，不足之处在所难免，望读者不吝指正。

编者

2024年1月

目录

模块A 处方审核与调配 / 001

工作任务A-1 处方的审核 002
职业能力A-1-1 能审核处方的合法性与完整性 002
职业能力A-1-2 能审核处方用药的合理性 005
职业能力A-1-3 能处理处方审核中的常见问题 009

工作任务A-2 处方的调配 013
职业能力A-2-1 能调配处方 013
职业能力A-2-2 能复核处方 016
职业能力A-2-3 能依据处方进行发药 019

模块B 药品用药指导 / 023

工作任务B-1 常见病的疾病判断 024
职业能力B-1-1 能判断呼吸系统常见病 024
职业能力B-1-2 能判断消化系统常见病 029
职业能力B-1-3 能判断循环系统常见病 034
职业能力B-1-4 能判断内分泌系统常见病 040
职业能力B-1-5 能判断神经系统常见病 046
职业能力B-1-6 能判断血液系统常见病 051
职业能力B-1-7 能判断泌尿生殖系统常见病 055
职业能力B-1-8 能判断皮肤、五官科常见病 060

工作任务B-2 常见病的合理用药 067
职业能力B-2-1 能推荐呼吸系统常见病合理用药 067
职业能力B-2-2 能推荐消化系统常见病合理用药 072
职业能力B-2-3 能推荐循环系统常见病合理用药 078
职业能力B-2-4 能推荐内分泌系统常见病合理用药 084
职业能力B-2-5 能推荐神经系统常见病合理用药 090
职业能力B-2-6 能推荐血液系统常见病合理用药 094

职业能力B-2-7　能推荐泌尿生殖系统常见病合理用药　　098
职业能力B-2-8　能推荐皮肤、五官科常见病合理用药　　102

工作任务B-3　用药安全与健康指导　　108

职业能力B-3-1　能对呼吸系统常见病进行用药安全与健康指导　　108
职业能力B-3-2　能对消化系统常见病进行用药安全与健康指导　　115
职业能力B-3-3　能对循环系统常见病进行用药安全与健康指导　　122
职业能力B-3-4　能对内分泌系统常见病进行用药安全与健康指导　　130
职业能力B-3-5　能对神经系统常见病进行用药安全与健康指导　　137
职业能力B-3-6　能对血液系统常见病进行用药安全与健康指导　　145
职业能力B-3-7　能对泌尿生殖系统常见病进行用药安全与健康指导　　151
职业能力B-3-8　能对皮肤、五官科常见病进行用药安全与健康指导　　158

模块C　药店慢病会员管理维护 / 170

工作任务C-1　常见慢病会员的危险因素提示　　171

职业能力C-1-1　能为高血压患者提示危险因素　　171
职业能力C-1-2　能为2型糖尿病患者提示危险因素　　175
职业能力C-1-3　能为高脂血症患者提示危险因素　　179
职业能力C-1-4　能为慢性阻塞性肺疾病（COPD）患者提示危险因素　　183
职业能力C-1-5　能为冠状动脉粥样硬化性心脏病患者提示危险因素　　186
职业能力C-1-6　能为脑卒中患者提示危险因素　　190
职业能力C-1-7　能为其他慢病患者提示危险因素　　193

工作任务C-2　常见慢病会员的健康指导　　197

职业能力C-2-1　能为高血压患者提供健康指导　　197
职业能力C-2-2　能为2型糖尿病患者提供健康指导　　204
职业能力C-2-3　能为高脂血症患者提供健康指导　　212
职业能力C-2-4　能为慢性阻塞性肺疾病（COPD）患者提供健康指导　　219
职业能力C-2-5　能为冠状动脉粥样硬化性心脏病患者提供健康指导　　225
职业能力C-2-6　能为脑卒中患者提供健康指导　　229
职业能力C-2-7　能为其他慢病患者提供健康指导　　235

工作任务C-3　常见慢病会员的信息维护　　240

职业能力C-3-1　能采集慢病会员的信息　　240
职业能力C-3-2　能管理慢病会员的信息　　244
职业能力C-3-3　能评估慢病会员的健康风险　　247

模块D 营销活动策划和管理 / 251

工作任务D-1 不同策略下药店营销活动的策划与管理 252

职业能力D-1-1 能策划和管理广告营销活动 252
职业能力D-1-2 能策划和管理事件营销活动 257
职业能力D-1-3 能策划和管理文化营销活动 261
职业能力D-1-4 能策划和管理产品营销活动 266
职业能力D-1-5 能策划和管理会员制营销活动 270
职业能力D-1-6 能策划和管理数据库营销活动 275
职业能力D-1-7 能策划和管理门店营销活动 279
职业能力D-1-8 能策划和管理专业服务营销活动 283

工作任务D-2 新环境下药店营销活动的策划与管理 288

职业能力D-2-1 能策划和管理跨界营销活动 288
职业能力D-2-2 能策划和管理"互联网+"营销活动 291

模块E 药店售后服务 / 295

工作任务E-1 售后信息的收集 296

职业能力E-1-1 能收集顾客投诉的信息 296
职业能力E-1-2 能收集门店医药商品的质量信息 299

工作任务E-2 医药商品的退换货服务 304

职业能力E-2-1 能阐述退换货原则 304
职业能力E-2-2 能记录和分析退换货原因 307
职业能力E-2-3 能提出和执行退换货方案 309

模块A
处方审核与调配

工作任务A-1　处方的审核

职业能力A-1-1　能审核处方的合法性与完整性

一、核心概念

1. 处方

处方指由注册的执业医师和执业助理医师（以下简称医师）在诊疗活动中为患者开具的，由执业药师或取得药学专业技术职务任职资格的药学专业技术人员（以下简称药师）审核、调配、核对，并作为患者用药凭证的医疗文书。处方包括医疗机构病区用药医嘱单。

2. 药品通用名

药品通用名指由国家药典委员会按照《药品通用名称命名原则》组织制定并报国家药品监督管理部门备案的药品的法定名称，是同一种成分或相同配方组成的药品在中国境内的通用名称，具有强制性和约束性。每一种药品只有一个通用名。

二、学习目标

1. 能判断处方的完整性。
2. 能对处方的合法性进行审核。

三、基本知识

1. 处方的种类

（1）普通处方　印刷用纸为白色。

（2）儿科处方　印刷用纸为淡绿色，右上角标注"儿科"。

（3）急诊处方　印刷用纸为淡黄色，右上角标注"急诊"。

（4）麻醉药品处方和第一类精神药品处方　印刷用纸为淡红色，右上角标注

"麻、精一"。

（5）第二类精神药品处方　印刷用纸为白色，右上角标注"精二"。

2. 处方的结构

（1）前记　包括医疗机构名称，费别（支付与报销类别），患者姓名、性别、年龄，门诊或住院病历号、科别或病区和床位号，临床诊断，开具日期等。麻醉药品、第一类精神药品和毒性药品处方还应当包括患者身份证编号，代办人姓名、身份证编号等。

（2）正文　以 Rp 或 R（拉丁文 Recipe"请取"的缩写）标示，分列药品名称、剂型、规格、数量和用法用量。

（3）后记　有医师签名或加盖专用签章，药品金额以及审核、调配、核对、发药的药学专业技术人员签名或加盖专用签章。

3. 处方的一般规则

（1）患者一般情况、临床诊断填写清晰、完整，并与病历记载相一致。

（2）每张处方限于一名患者的用药。

（3）字迹清楚，不得涂改；如需修改，应当在修改处签名并注明修改日期。

（4）药品名称应当使用规范的中文名称书写，没有中文名称的可以使用规范的英文名称书写；医疗机构或者医师、药师不得自行编制药品缩写名称或者使用代号；书写药品名称、剂量、规格、用法、用量要准确规范，药品用法可用规范的中文、英文、拉丁文或者缩写体书写，但不得使用"遵医嘱""自用"等含糊不清字句。

（5）患者年龄应当填写实足年龄，新生儿、婴幼儿写日、月龄，必要时要注明体重。

（6）西药和中成药可以分别开具处方，也可以开具一张处方，中药饮片应当单独开具处方。

（7）开具西药、中成药处方，每一种药品应当另起一行，每张处方不得超过5种药品。

（8）中药饮片处方的书写，一般应当按照"君、臣、佐、使"的顺序排列；调剂、煎煮的特殊要求注明在药品右上方，并加括号，如布包、先煎、后下等；对饮片的产地、炮制有特殊要求的，应当在药品名称之前写明。

（9）药品用法用量应当按照药品说明书规定的常规用法用量使用，特殊情况需要超剂量使用时，应当注明原因并再次签名。

（10）除特殊情况外，应当注明临床诊断。

（11）开具处方后的空白处画一斜线以示处方完毕。

（12）处方医师的签名式样和专用签章应当与院内药学部门留样备查的式样相一致，不得任意改动，否则应当重新登记留样备案。

四、能力训练

（一）操作条件

① 资料：《中华人民共和国药典》（2020 年版）、处方。
② 设施设备：带互联网的计算机系统。
③ 环境：模拟药房。
④ 处方合法性与完整性的审核流程。

（二）安全及注意事项

1. 在处方审核过程中保持高度的责任心，应严谨、认真，严格按照规范要求客观地进行审核。

2. 在审核处方时，要做到"四查十对"中的"查处方，对科别、姓名、年龄"。

3. 在处方审核时出现合法性存疑或其他不能确定的情况时不应调配，应交由原处方医师确认。

（三）操作过程

序号	步骤	操作方法及说明	注意事项
1	接收处方	（1）将患者引导至药师咨询服务台（区） （2）询问患者的基本情况，如年龄、职业、疾病史、用药史、过敏史等 （3）双手接过处方	（1）接收处方应在药师咨询服务台 （2）处方审核人员必须是药师 （3）注意基本的礼仪要求：尊重、真诚、宽容、适度，仪容仪表仪态自然整洁、端庄大方、得体，注意礼貌用语
2	检查处方完整性	（1）检查处方的前记是否清晰、完整 （2）检查处方的正文是否清晰、完整 （3）检查处方的后记是否清晰、完整	（1）处方诊断应当是疾病名称 （2）麻醉药品、第一类精神药品和毒性药品处方还应当包括患者身份证编号，代办人姓名、身份证编号等 （3）医师签名应当为手写或盖章，不应是直接打印的
3	检查处方合法性	（1）检查处方种类是否与处方信息一致 （2）检查处方是否符合处方书写的一般规则 （3）检查处方开具的药品名称是否规范	（1）处方应当是正规医疗机构开具的 （2）处方的种类（普通处方、儿科处方、急诊处方、麻醉药品和第一类精神药品处方、第二类精神药品处方）应当与处方应用的情况（门诊或急诊）、患者的信息（成人或儿童）以及所开具的药品（是否麻醉、精神药品）一致 （3）处方医师的签名应当经过医疗机构备案 （4）处方开具的药名应使用药品通用名
4	处理不合格处方	（1）处方内容不完整，不得调配，退回原处方医师补正 （2）对处方合法性有疑义的，不得调配，退回原处方医师更正	（1）对于不完整或不合法的处方，药师有权拒绝调配 （2）药师不得更改处方中的任何内容

004 　模块A　处方审核与调配

【问题情境一】

小王是 ×× 大药房的驻店药师，现在有位患者前来要求配阿莫西林胶囊，请问小王应当如何索取和接收处方？

解答： 小王应首先将患者引导到药师咨询服务台，询问患者基本情况和基本病史等，告知患者阿莫西林胶囊为处方药，询问其是否已经开具了处方，如已经开具了处方，应当双手接过处方。

【问题情境二】

小张是 ×× 大药房的驻店药师，现在有位患者拿着一张中药饮片处方来要求调配，小张收到处方后发现该处方没有医师签字，请问该如何处理？

解答： 没有医师签字的处方不完整，不得调配，应退回原处方医师签字后方可调配。

（四）学习结果评价

序号	评价内容	评价标准	评价结果（是／否）
1	接收处方	能按照药学人员基本礼仪要求接待患者并索取处方	
2	检查处方完整性	能对处方结构完整性进行检查	
3	检查处方合法性	能按照处方种类、处方书写一般规则，对处方合法性进行判断	
4	处理不合格处方	能对不完整或合法性有疑义的处方进行适当的处理	

五、课后作业

1. 简述处方的结构。

2. 小张是 ×× 大药房的驻店药师，现在有位患者拿着一张处方来要求调配，小张收到处方后发现该处方没有写患者信息，请问该如何处理？

职业能力A-1-2　能审核处方用药的合理性

一、核心概念

1.临床诊断

临床诊断指医师对患者所患疾病做出结论。

2. 药物相互作用

药物相互作用指两种或两种以上药物同时或先后序贯应用时，药物之间相互影响和干扰，可改变药物的体内过程（吸收、分布、代谢和排泄）及机体对药物的反应性，从而使药物的药理效应或毒性发生变化。

3. 配伍禁忌

配伍禁忌指两种或多种药物合用后，直接发生物理性的或化学性的相互作用，会影响药物疗效或发生毒性反应，是临床上应该避免使用的一种情况。

二、学习目标

能逐项对处方的用药合理性进行审核。

三、基本知识

1. 处方用药与临床诊断的相符性

处方用药需与临床诊断密切相符，医师开具的处方在诊断栏中应明确记录对患者的诊断。药师在审方时应审查处方用药与临床诊断的相符性，做到合理用药。处方用药与临床诊断不相符的典型情况有以下五种。

（1）无适应证用药，如普通感冒无明显细菌感染指征却用抗生素治疗。

（2）无正当理由超适应证用药，如口服坦索罗辛用于降压等。

（3）不合理的联合用药，如单一抗菌药就能控制的感染却使用2～3种抗菌药。

（4）过度治疗用药，如滥用抗生素、糖皮质激素、人血清白蛋白等。

（5）有禁忌证的用药，如将氟喹诺酮类药物用于18周岁以下未成年人等。

2. 用法、用量和疗程的正确性

应严格按照药品说明书推荐的剂量和用法正确审核处方。老年人由于肝肾功能减退，对药物代谢能力下降，肾脏排泄功能减慢，因此老年人用药剂量应比中青年人有所减少；儿童用药剂量，应按药品说明书推荐的儿童剂量（每千克或每平方米用量），按儿童体重或体表面积计算。如药品说明书无儿童剂量，可根据儿童年龄、体重、体表面积以成人剂量换算。不同的疾病用药疗程不同，不同的药品使用的疗程也不同，药师应掌握疾病治疗疗程，正确判断处方是否合理。

3. 选用剂型与给药途径的合理性

药物剂型、给药途径的选择与临床疗效密切相关。不同的药物剂型，对机体的作用特点不一样。不同的给药途径，药物作用也不相同，例如硫酸镁肌内注射可用于治疗子痫，口服则用于导泻，湿敷则可消肿。如使用不当，不但达不到治疗目的和效果，甚至还会导致严重的后果。因此药师应掌握各种剂型及不同给药途径的特点，正确审核处方。

正确的给药途径是保证药品发挥治疗作用的关键之一，也是药师审核处方的重点。根据临床治疗需要选择合适的给药途径，选择的原则是能口服不肌内注射、能肌内注射不输液。重症、急救治疗时，要求药物迅速起效，适宜选择静脉注射、静脉滴注、肌内注射、吸入及舌下给药等方式；轻症、慢性疾病治疗时，宜选用口服给药途径；皮肤疾病宜选择外用溶液剂、酊剂、软膏剂、涂膜剂等剂型；腔道疾病治疗时宜选择局部用栓剂等。一般情况下应按照药品说明书规定的给药途径使用药品，避免超说明书用药。

4. 避免重复用药现象

同一通用名的药品往往有多种不同的商品名，因此，在临床上往往存在较大的可能导致重复用药的安全隐患。在我国批准注册的中成药中，有200多种中西药复方制剂，即含有化学药成分的中成药。所以药师在审核处方时务必做到仔细认真，特别是在中西药联用治疗中，避免出现重复用药现象。

5. 避免潜在临床意义的药物相互作用和配伍禁忌

药物相互作用是双向的，既可能产生对患者有益的结果，使疗效协同或毒性降低；也可能产生对患者有害的结果，使疗效降低或毒性增加，有时还会带来严重的后果，甚至危及生命安全。药物相互作用有发生在体内的药动学、药效学方面的作用；亦有发生在体外的配伍变化，如引起理化反应使药品出现混浊、沉淀、变色和活性降低。

四、能力训练

（一）操作条件

① 资料：《中华人民共和国药典》（2020 年版）、《药理学》、《中药炮制规范》、处方。

② 设施设备：互联网的计算机系统。

③ 环境：模拟药房。

④ 处方用药合理性的审核流程。

（二）安全及注意事项

1. 在处方审核过程中保持高度的责任心，应严谨、认真，严格按照规范要求客观地进行审核。

2. 在审核处方时，要做到"四查十对"中的"查药品，对药名、剂型、规格、数量；查配伍禁忌，对药品性状、用法用量；查用药合理性，对临床诊断"。

3. 在处方审核时出现用药不合理或存在配伍禁忌等情况时应拒绝调配，应交由原处方医师确认无误后才可调配。

（三）操作过程

序号	步骤	操作方法及说明	注意事项/操作标准
1	检查用药与临床诊断的相符性	（1）检查是否有无适应证用药 （2）检查是否有无正当理由超适应证用药 （3）检查是否有不合理的联合用药 （4）检查是否有过度治疗用药 （5）检查是否有禁忌证的用药	（1）关注处方中的医师诊断，如同一患者需要同时使用多个疾病的药品时，应检查诊断是否将所有疾病写明 （2）处方中开具的药须与临床诊断密切相符 （3）处方中用药细节须与患者的性别、年龄等情况相符
2	检查用法、用量和疗程的正确性	（1）审核处方使用方法 （2）审核给药剂量是否合理 （3）审核疗程是否符合疾病治疗需要	（1）剂量和用法应严格按照药品说明书 （2）重点检查老年人、儿童、肝肾功能不全者剂量是否单独计算，如60~80岁的老年人用药剂量建议为中青年人的3/4以下，80岁以上老年人用药剂量建议为中青年人的1/2 （3）根据常见疾病的疗程，判断处方用药疗程是否合理，如复杂性尿路感染疗程一般为10~14天，外用咪康唑等药物治疗足癣时，应在症状消失后再继续用药7天等
3	检查选用剂型与给药途径的合理性	（1）检查给药途径是否符合临床需要 （2）检查给药途径与剂型是否匹配	（1）给药途径的选择应适合患者的疾病和生理状态 （2）给药途径不能超出说明书用药
4	检查是否有重复用药现象	逐一核对处方中开具的所有药品，检查是否有重复用药现象	（1）处方中开具的药品应使用通用名，规避因一药多名而出现重复用药的情况 （2）处方中含中药饮片时要注意是否存在别名、并开药名等易引起重复用药的情况 （3）处方中含中西药复方制剂时要核对所含成分，以免重复用药
5	检查是否有潜在临床意义的药物相互作用和配伍禁忌	（1）检查处方中的药物是否存在有临床意义的药物相互作用 （2）检查处方中的药物是否存在配伍禁忌	（1）处方中含中药时需要注意是否存在隐藏的十八反、十九畏情况 （2）严格审查药品的相互作用和配伍禁忌，对有益的相互作用宜给予支持；对有害的药物相互作用，应对处方医师提出建议或拒绝调配；对目前尚有争议的相互作用，宜提示医师注意，或在监护条件下用药

【问题情境一】

小周是××大药房的驻店药师，现在有位患者拿着一张处方，诊断为高血压，开具的药品包括硝苯地平控制片30mg×7片×4盒、奥美拉唑肠溶胶囊20mg×14粒×1盒。请你帮助小周判断该处方是否合理。

解答： 拿到处方首先应逐一核对处方中的药品与临床诊断是否相符，该处方中奥美拉唑肠溶胶囊为抑酸药，与高血压的临床诊断不符。因此不合理。

【问题情境二】

小陈是××大药房的驻店药师，现在有位患者拿着一张处方来要求调配，小陈收到处方后发现处方中开有"酚麻美敏片20片×1盒与VC银翘片36片×2盒"。请问应如何审核处方中是否有重复用药现象？

解答：小陈应仔细核对这两个药品的说明书，查看其组成成分。酚麻美敏片和 VC 银翘片都含有对乙酰氨基酚的成分，属于重复用药。

（四）学习结果评价

序号	评价内容	评价标准	评价结果（是／否）
1	检查用药与临床诊断的相符性	能对照临床诊断，检查是否有超适应证或违反禁忌证用药	
2	检查用法、用量和疗程的正确性	能审核处方中药品的使用方法、剂量及疗程是否合理	
3	检查选用剂型与给药途径的合理性	能检查给药途径和剂型是否合理，是否符合临床需要	
4	检查是否有重复用药现象	能核对处方中开具的所有药品，检查是否有重复用药现象	
5	检查是否有潜在临床意义的药物相互作用和配伍禁忌	能检查处方中的药物是否存在有临床意义的药物相互作用；及是否存在配伍禁忌	

五、课后作业

1. 简述处方用药与临床诊断不相符的主要情形。

2. 小徐是 ×× 大药房的驻店药师，现有一位患者拿着一张处方要求调配，处方显示患者为 5 岁，诊断为胃肠炎，开具的药品为盐酸左氧氟沙星片 100mg × 10 片 × 1 盒，请问小徐应该如何审核该处方用药合理性？

职业能力A-1-3　能处理处方审核中的常见问题

一、核心概念

1.药物滥用

药物滥用指非基于医疗目的，反复、大量地使用具有依赖特性的药物，致使用者对此类药物产生依赖（瘾癖），强迫和无止境地追求药物的特殊精神效应。

2.联合用药

联合用药指为了达到治疗目的而采用两种或两种以上药物同时或先后应用。在联合用药的过程中，数种药物常常在人体外或体内发生一系列的影响。不合理联合用药不仅不增加疗效，反而可能降低疗效，增加不良反应。

二、学习目标

1. 能判断处方审核的结果。
2. 能对处方审核中出现的常见问题进行处理。

三、基本知识

1. 对处方审核结果进行判定

处方审核结果分为合理处方和不合理处方。处方不规范、处方用药不适宜或超常开具的处方，均属于不合理处方。不合理处方常见的情形详见表 A-1-3-1。

表 A-1-3-1　不合理处方的常见情形

不合理处方类型	判定不合理处方的情形
不规范处方	（1）处方的前记、正文、后记内容缺项，书写不规范或者字迹难以辨认 （2）医师签名、签章不规范或者与签名签章的留样不一致 （3）早产儿、新生儿、婴幼儿处方未写明体重或日、月龄 （4）化学药、中成药与中药饮片未分别开具处方 （5）未使用药品规范名称开具处方 （6）药品的剂量、规格、数量、单位等书写不规范或不清楚 （7）用法、用量使用"遵医嘱""自用"等含糊不清字句 （8）处方修改未签名并注明修改日期，或药品超剂量使用未注明原因以及未再次签名确认 （9）开具处方未写明临床诊断或临床诊断书写不全 （10）单张门、急诊处方超过 5 种药品 （11）无特殊情况下，门诊处方超过 7 日用量，急诊处方超过 3 日用量，慢性病、老年病或特殊情况下需要适当延长处方用量未注明理由 （12）开具麻醉药品、精神药品、医疗用毒性药品、放射性药品等特殊管理药品处方未执行国家有关规定（包括处方用纸颜色、用量、证明文件等） （13）医师未按照抗菌药物临床应用管理规定开具抗菌药物处方
用药不适宜处方	（1）适应证不适宜 （2）遴选的药品不适宜 （3）药品剂型或给药途径不适宜 （4）无正当理由不首选国家基本药物 （5）用法、用量不适宜 （6）联合用药不适宜 （7）重复用药 （8）有配伍禁忌或者不良相互作用 （9）其他不适宜的用药
超常处方	（1）无适应证用药 （2）无正当理由开具高价药 （3）无正当理由超说明书用药 （4）无正当理由为同一患者同时开具 2 种以上药理作用机制相同的药物

2. 对处方审核结果不合理的处理

药师在审查过程中发现处方中有不合理之处或其他疑问时，应联系处方医师进行确认，经医师改正并签字确认后，方可调配。对发生严重药物滥用和用药失误的处方，应拒绝调配并按有关规定报告。

四、能力训练

（一）操作条件

① 资料：《中华人民共和国药典》（2020 年版）、《药理学》、处方。
② 设施设备：计算机系统。
③ 环境：模拟药房。
④ 处方审核中的常见问题的处理流程。

（二）安全及注意事项

1. 在处方审核过程中保持高度的责任心，应严谨、认真，严格按照规范要求客观地进行审核。

2. 在审核处方时，要做到"四查十对"。

3. 在处方审核结论为不合理，或有其他疑问时应拒绝调配，应交由原处方医师确认无误后才可调配。

（三）操作过程

序号	步骤	操作方法及说明	注意事项/操作标准
1	确认处方是否不规范	（1）检查处方前记、正文、后记是否完整 （2）检查处方及开具的医师是否符合合法性要求 （3）检查处方书写是否规范	按照本工作任务前述要求，逐一核对，确认是否有不规范处方的情形
2	确认处方是否用药不适宜	（1）检查用药与临床诊断的相符性 （2）检查用法、用量和疗程的正确性 （3）检查是否有重复用药现象 （4）检查是否有潜在临床意义的药物相互作用和配伍禁忌	按照本工作任务前述要求，逐一核对，确认是否有处方用药不适宜的情形
3	确认是否超常处方	（1）检查处方用药是否符合临床诊断与药品说明书 （2）检查处方是否无理由使用高价药或重复使用相同作用机制药物	按照本工作任务前述要求，逐一核对，确认是否有超常处方的情形
4	对处方审核结果进行处理	（1）对判定为合理的处方，应交由配方药师调配 （2）对判定为不合理的处方，或有其他疑问时，应联系方医师进行确认，经医师改正并签字确认后，方可调配 （3）审方药师应在处方上签字以示负责	（1）处方审核、调剂、复核不能由同一名药师完成 （2）对发生严重药品滥用和用药失误的处方，应拒绝调配并按有关规定报告

【问题情境一】

小金是 ×× 大药房的药师，有一位患者拿着一张处方前来配药，小金在处方审核中看到所开具的药品是 1% 玻璃酸钠滴眼液 5mL，用法用量：自用。请问小金应该如何处理该处方？

解答：处方用法用量写"自用"，含糊不清，属于不规范处方，小金应拒绝调配，并交由原处方医师确认无误后才可调配。

【问题情境二】

小马是××大药房的驻店药师，现在有位患者拿着一张处方来要求调配，小马收到处方后看到处方诊断为"高血压"。处方中开具了硝苯地平控释片30mg×7片×2盒和苯磺酸氨氯地平片5mg×7片×4盒，请问小马应该如何处理？

解答： 硝苯地平和氨氯地平都是钙通道阻滞药，都用于降血压。无正当理由为同一患者同时开具2种以上药理作用机制相同的药物属于超常处方，小马应拒绝调配，并交由原处方医师确认无误后才可调配。

（四）学习结果评价

序号	步骤	操作方法及说明	评价结果（是/否）
1	确认是否不规范处方	能根据处方完整性、合法性和处方书写判断处方的规范性	
2	确认处方是否用药不适宜	能判断用药与临床诊断相符性，用法、用量和疗程的正确性及检查是否有重复用药，是否有潜在临床意义的药物相互作用和配伍禁忌	
3	确认是否超常处方	能检查处方用药是否符合临床诊断与药品说明书，及是否无理由使用高价药或重复使用相同作用机制药物	
4	对处方审核结果进行处理	能对审核结果进行判定，并作出正确的处理	

五、课后作业

1. 简述不规范处方的常见情形。

2. 小毛是××大药房的驻店药师，现在有位患者拿着一张手写中药处方来要求调配，处方如下，请问小毛应该如何处理？

普通处方

×××中医院处方笺

姓名	×××	性别	女	门诊	×××××××××
科别	中医科	年龄	1岁	日期	××××年××月××日

临床诊断：感冒

R：

　　柴胡3g　黄芩3g　太子参3g　姜半夏2g　生姜3g　大枣2g　甘草2g

　　　　　　　　　　　　　　　　　　　3剂　每日1剂，水煎浓缩100mL

　　　　　　　　　　　　　　　　　　　分早晚两次饭后温服

　　布洛芬混悬液35mL×1瓶

　　　　　　　　　　　　　　　　　　　每次4mL，一日2次

医师	×××	审核	×××	金额	×××
调配	×××	核对	×××	发药	×××

012　模块A　处方审核与调配

工作任务A-2 处方的调配

职业能力A-2-1 能调配处方

一、核心概念

1. 处方调配

处方调配指从接受处方至给患者发药，并交代用药和答复询问的全过程，也是药师、医师、护士、患者等协同的活动。医院药房处方调配又可分为门诊处方调配、急诊处方调配和住院处方调配。

2. 用药指导

用药指导指药师通过直接与患者及其家属交流，运用所掌握的药学信息通俗易懂地为患者讲解用药知识，解答其用药疑问，提供用药咨询服务，帮助患者提高药物治疗的依从性，最大限度地提高药物治疗效果，预防和降低用药失误与药物不良事件的发生，降低医疗费用。

二、学习目标

1. 能正确调配处方。
2. 能按调配好的处方对患者进行用药指导。

三、基本知识

1. 处方调配的一般规则

（1）仔细阅读处方，按照药品顺序逐一调配。

（2）药品配齐后，与处方逐条核对药名、剂型、规格、数量和用法，准确规范地书写用药指导标签，有条件的单位，尽量在每种药品外包装上贴用药指导标签。

（3）调配好一张处方的所有药品后再调配下一张处方，以免发生差错。

（4）对需要特殊保存的药品加贴醒目的标签提示患者注意，如"置 2～8℃

保存"。

（5）调配或核对后签名或盖章。

（6）注意按相关法律、法规、医保、制度等有关规定执行。

2. 中药处方的调配

中药处方调配俗称"抓药"，是指在中医基础理论的指导下根据医师处方或患者需求，将中药饮片或中成药调配给患者使用的过程，是一项专业操作技术。中药处方包括中药饮片处方和中成药处方，其中调配中药饮片处方时要注意饮片的剂量、别名、并开药名以及处方脚注和有无需临时炮制的药品等。

（1）中药处方的调配流程　中药处方的调配流程一般包括审核处方、计价、调配、复核、包装、发药六个环节。在实际工作中，审方不仅仅是审方药师的责任，计价、调配、复核岗位人员都负有审方的责任，以保证患者用药安全。

（2）中药处方调配的注意事项

① 调配中药饮片时应选用校验合格的称量工具，如戥子秤、电子秤等，根据处方药物体积和重量，选用适当的称量工具。

② 一方多剂的处方应按"等量递减""逐剂复戥"的原则进行称量分配。为便于核对，要按处方药味所列的顺序调配，间隔平放，不可混放一堆。对体积松泡而量大的饮片如通草、灯心草等应先称，以免覆盖前药。对黏度大的饮片如龙眼肉、熟地黄等应后称，放于其他饮片之上，以免粘染包装用纸。

③ 每一剂的重量误差应根据饮片调剂标准执行，一般控制在 ±5% 以内。

④ 应严格按医师处方要求进行调配，不得生炙不分、以生代炙。如发现有伪劣药品、不合格药品、发霉变质药品等，须及时更换，再行调配。调配含有毒性中药饮片的处方，每次处方剂量不得超过 2 日剂量，对处方未注明"生用"的，应给付炮制品。

⑤ 处方中有需要特殊处理的药物，如先煎、后下、包煎、冲服、烊化、另煎等，要单包成小包并注明用法；鲜药应分剂量单包成小包。处方中有需要临时炮制加工的药品可称取生品后由专人按照炮制方法进行炮制。

⑥ 调配完毕经自查确认无误签字后，再交复核人员进行复核。

3. 用药指导标签

调配药品时应根据医嘱及患者情况，加贴个体化用药指导的标签，不能只依赖药品说明书。应尽量在每种药品上贴上用法、用量、储存条件等标签，还需特别注意标识以下信息：患者姓名，药品通用名或商品名、剂型、规格和数量，用法用量，调剂日期，贮存方法和有效期，服用注意事项（如餐前、餐后、睡前、驾车司机不宜服用、服用前须摇匀等），调剂药房的名称、地址和电话。

用药指导标签标注用法用量时，应用通俗易懂的语言，如"每日 3 次，每次 2 片"，不得写成"每日 2 ～ 3 次，每次 25mg"。

对需特殊保存条件的药品可加贴醒目标签以提示患者注意，如"2 ～ 10℃冷处保存"避光保存"等。

四、能力训练

（一）操作条件

① 资料：《中华人民共和国药典》（2020 年版）、《中药炮制规范》、《处方管理办法》、处方。

② 设施设备：计算机系统、药品、称量工具、篮筐、包装纸、塑料袋等。

③ 环境：模拟药房。

④ 处方调配的流程。

（二）安全及注意事项

1. 处方调配前必须经药师审核无误。

2. 在处方调配过程中保持高度的责任心，应严谨、认真，严格按照规范要求客观地进行调配。

3. 处方调配后须经另一名药师复核后方可发药。

（三）操作过程

序号	步骤	操作方法及说明	注意事项/操作标准
1	准备工具	（1）检查处方是否已审核无误 （2）通览处方中的所有内容 （3）做好处方调配准备工作	（1）处方后记中须有审方药师的签字 （2）准备好篮筐等药品盛放工具；对于中药处方，应按照处方药味准备好称量工具、包药纸等
2	调配处方	（1）按处方顺序调配 （2）将药品放置到篮筐等药品盛放工具中	（1）中药处方调配应注意"等量递减""逐剂复戥"，在调配时松泡量大的药先称，黏性较大的药最后称 （2）按调配顺序分开摆放药品，避免混成一堆 （3）调配好一张处方的所有药品后再调配下一张处方
3	制作用药指导标签	（1）手写或打印制作用药指导标签 （2）加贴用药指导标签	（1）用药指导标签至少应包含药品通用名或商品名、剂型、规格和数量，用法用量，患者姓名，调剂日期，贮存方法和有效期，有关服用注意事项以及调剂药房名称、联系方式等信息 （2）用药指导标签应准确规范书写，字迹清晰易认 （3）对需特殊保存条件的药品可加贴醒目标签或醒目字体提醒患者注意
4	交接处方及药品	（1）处方调配完成后应先对照处方逐一自查 （2）自查无误后交复核药师复核处方	处方调配与复核不能由同一名药师完成

【问题情境一】

小邵是 ×× 大药房的药师，有一位患者拿着一张处方前来配药，所开具的

工作任务A-2 处方的调配 **015**

药品为：对乙酰氨基酚片150mg×20片×1盒；维生素C片0.1g×100片×1瓶。处方已由另一位药师老张审核无误并签字，现交给小邵调配，请问小邵应如何调配？

解答：小邵首先通览整张处方，准备好药篮，先拿取150mg×20片的对乙酰氨基酚片1盒，再拿取0.1g×100片的维生素C片1瓶，分别放置到药篮中，书写用药指导标签并贴在药盒上。自查所配药品无误后交给复核药师进行复核。

【问题情境二】

小汤是××大药房的中药师，现在有位患者拿着一张中药处方来要求调配，处方中有一味饮片是"豆蔻6g$^{(后下)}$"，处方已由另一位药师老胡审核无误并签字，现交给小汤调配，请问小汤调配该味药时要注意什么？

解答：处方中标注"后下"的属于需要特殊处理的药物，小汤要把豆蔻单包成小包并注明具体用法后再混入群药。

（四）学习结果评价

序号	步骤	操作方法及说明	评价结果（是/否）
1	准备工具	能检查处方是否已审核无误，通览处方全文后做好调配准备工作	
2	调配处方	能按处方调配一般规则调配处方	
3	制作用药指导标签	能规范制作和加贴用药指导标签	
4	交接处方及药品	能自查无误后交给复核药师复核处方	

五、课后作业

1. 简述调配中药处方的注意事项？

2. 小倪在调配一张处方，患者姓名小甲，所开具的药品是双歧杆菌三联活菌胶囊210mg×36粒×1瓶，用法用量为"420mg，tid"，请问小倪应如何制作用药指导标签。

职业能力A-2-2　能复核处方

一、核心概念

复核

复核又称"校对"，指药师发药之前再次核对处方中药品名称和已调配的药

016　模块A　处方审核与调配

品是否准确一致，是降低处方调配过程中发生用药失误的一项操作。

二、学习目标

1. 能对普通药品的处方进行复核。
2. 能对中药饮片处方进行复核。

三、基本知识

1. 普通药品的处方复核的内容

处方中的药品调配完成后应由另一名药师进行复核，复核无误后，复核药师在处方相应位置签字盖章，并递交给发药人员。普通药品的处方复核的内容如下。

（1）核对所调配药品包装及标签上注明的药品名称、规格、剂型与处方所开具的药品名称、规格、剂型是否一致；特别要注意药品名称相似、包装相似、多种规格、多种剂型的易混淆药品的正确辨识和调配。

（2）核对所调配药品包装及标签上注明的用法、用量与处方所开具药品的用法、用量是否一致。

（3）核对药品的外观质量是否合格，包括性状、色泽、气味和澄明度等；检查包装外观及标签的完好性，确保所调配的药品质量合格。发现药品标签不清或缺损、包装松动变形污染、颜色改变、性状变化或异样时，一律严禁调配发药，并将其按质量问题报告和处理。

（4）核对所调配药品包装数量与处方所开具药品的总数量是否一致。

（5）核对药品是否在有效期内，确保发出的药品在患者处方治疗周期内有效。

2. 中药饮片处方复核的内容

中药饮片处方复核是中药调剂工作中最后的把关环节，是将药物交给患者前的最后一道检查工序，能有效提升用药的安全性和有效性，复核率应达到100%。复核药师检查无误并签字后，方可包装。中药饮片处方复核的内容如下。

（1）核对调配好的药物有无错味、漏味、多味和掺杂异物，剂数是否相符。

（2）核对调配好的药物剂量与处方用量是否存在不合理差异，包括单味药剂量、每剂药总量和各药剂的分帖量。一般情况下要求每剂药量误差小于 ±5%，必要时需复称。

（3）核对有无配伍禁忌、妊娠禁忌药物，审查毒麻中药有无超剂量，毒性中药、贵细中药调配是否得当。

（4）核对先煎、后下、包煎、烊化、另煎、冲服等需特殊煎煮或处理的中药是否单包并注明用法，单包的药味需拆包复核。

（5）核对中药质量是否合格，有无发霉、虫蛀等变质现象，审查有无生炙不分或以生代炙，整药、籽药应捣而未捣，调配处方有无乱代乱用等现象。若发现问题及时调换。

（6）若为代煎药，需要复核煎药凭证与处方上的姓名、送药日期、时间、地址、剂数等是否相符。

（7）核对处方上医师、审方、调剂人员签字是否齐全。

四、能力训练

（一）操作条件

① 资料：《中华人民共和国药典》（2020 年版）、《中药炮制规范》、《处方管理办法》、处方。

② 设施设备：计算机系统、药品、称量工具等。

③ 环境：模拟药房。

④ 处方复核的流程。

（二）安全及注意事项

1. 在处方复核过程中保持高度的责任心，应严谨、认真，严格按照规范要求客观地进行复核。

2. 处方复核药师与调配该处方的药师不能为同一人。

（三）操作过程

序号	步骤	操作方法及说明	注意事项/操作标准
1	接收待复核的处方和药品	将调配好的药品和处方放置到处方复核操作区	（1）复核药品和处方应在独立区域操作，以免与调配或待发药的药品、处方混淆 （2）复核药师与调配药师不能是同一人
2	核查处方是否规范合理	（1）按照处方审核流程再次审核处方的合法性与完整性 （2）再次检查处方用药是否合理，是否有重复用药	审查时应从处方的完整性、规范性、用药适宜性、合理性四个方面展开
3	核对处方调配是否正确	（1）逐个核对处方与调配的药品名称、规格、数量是否一致 （2）逐个检查药品的外观质量是否合格 （3）确认药品在有效期内	检查时应仔细、认真，避免缺漏
4	核对用药指导标签是否正确	（1）检查用药指导标签是否加贴 （2）检查用药指导标签是否规范 （3）复核无误后在处方后记的"复核药师"处签字	（1）用药指导标签至少应包含药品通用名或商品名、剂型、规格和数量，用法用量，患者姓名，调剂日期，贮存方法和有效期，有关服用注意事项以及调剂药房名称、联系方式等 （2）用药指导标签应准确规范书写

【问题情境一】

小袁是 ×× 药房的药师，现有一名患者拿着处方来配药，开具的药品为阿

018　模块A　处方审核与调配

莫西林胶囊 250mg×24 粒 ×1 盒，该处方已经由另一名驻店药师小毛调配完成，请问小袁应该如何对该处方进行复核？

解答： 小袁应将调配好的药品与处方放置到处方复核操作区，首先再次对处方的合法性、规范性、完整性及用药合理性、适宜性进行核对，其次逐一核对处方与所配药品的品名、规格、数量等是否一致，药品外观质量是否完好，药品是否在有效期内，再次核对用药指导标签是否正确、规范。复核无误后应签字确认。

【问题情境二】

小王是 ×× 大药房的中药师，现有位患者拿着一张中药饮片处方要求调配，处方已由另一位中药师小黄调配完毕，现交给小王复核，小王在复核中发现有一味中药饮片"附子"未单包注明用法，请问应如何处理？

解答： 复核中发现需特殊处理的药味没有单包注明用法，应及时让调配药师小黄将"附子"挑出称量后单包，并注明先煎。

（四）学习结果评价

序号	步骤	操作方法及说明	评价结果（是/否）
1	接收待复核的处方和药品	能将调配好的药品和处方放置到处方复核操作区	
2	核查处方是否规范合理	能再次审核处方的规范性、完整性和合理性	
3	核对处方调配是否正确	能逐个核对药品与处方是否一致，并确认药品合格	
4	核对用药指导标签是否正确	能复核用药指导标签是否规范、正确，并在复核无误后签字	

五、课后作业

1. 简述中药饮片处方复核的内容。

2. 小高是 ×× 大药房的药师，现在有位患者拿着一张处方来要求调配，处方已由另一位药师小帅调配完成，现交给小高复核，小高在复核中发现小帅没有在药盒上加贴用药指导标签，请问该如何处理？

职业能力A-2-3　能依据处方进行发药

一、核心概念

1. 发药

发药指将调配完成的药品发给患者，并交代其用法用量、用药途径、储存条件、禁忌和注意事项的过程，是调剂的最后一个环节。

2. 药引

药引指中医在临床处方中，或在运用中药成方制剂时，拟利用某些药物或药食辅料的特殊性能作用，以引导方中药物或成药的药力到达病变部位或某一经脉，起到导向或向导作用，使方药更好地达到治疗效果。

二、学习目标

1. 能按处方正确发药。
2. 能对顾客进行用药交代。

三、基本知识

1. 发药的基本流程

（1）核对患者姓名，药师发药前应核对患者身份，如姓名、年龄，最好询问患者所就诊的科室，以确认患者与所发药品相对应。

（2）逐一核对药品与处方的相符性，检查药品剂型、规格、剂量、数量、包装，并签字。

（3）发现处方调配有错误时，应将处方和药品退回调配处方者，及时更正。

（4）发药时向患者交代每种药品的使用方法和特殊注意事项，同一种药品有2盒以上时，需要特别交代。

（5）发药时应注意尊重患者隐私。

（6）如患者有问题咨询，应尽量解答，对较复杂的问题可建议到用药咨询窗口或咨询室咨询。

（7）在药店的非处方药，不需要凭医师处方即可自行判断购买和使用。药师在调剂的同时可以给予适当的解释和用药指导。

2. 中药饮片处方的发药

发药人员首先核对取药凭证，问清患者姓名，药剂贴数，注意区分姓名相同或相似者，防止错发事故。耐心向患者或其家属说明方药的用法、用量、禁忌、煎煮方法、需要特殊处理中药的用法、自备"药引"的用法等用药信息，同时解答有关药品疗效、药源情况、价格等方面的咨询。整理登记处方，备查。如发现差错应立即采取措施，退回调配人员纠正。

3. 处方的保存期限

处方由调剂处方药品的医疗机构妥善保存。普通处方、急诊处方、儿科处方保存期限为1年，医疗用毒性药品、第二类精神药品处方保存期限为2年，麻醉药品和第一类精神药品处方保存期限为3年。

020　　模块A　处方审核与调配

四、能力训练

（一）操作条件

① 资料：《中华人民共和国药典》（2020年版）、《中药炮制规范》、《处方管理办法》、处方。

② 设施设备：计算机系统、药品等。

③ 环境：模拟药房。

④ 发药的流程。

（二）安全及注意事项

1. 发药是调配工作的最后环节，为避免差错，处方发药前必须经过复核无误后方可进行。

2. 在处方发药及用药交代过程中保持高度的责任心，应严谨、认真，严格按照规范要求客观地进行发药，发药时应主动热情、态度和蔼。

（三）操作过程

序号	步骤	操作方法及说明	注意事项/操作标准
1	核对患者姓名	询问、确认患者的姓名	（1）发药前应核对患者身份，如姓名、年龄、就诊科室等，以防同名同姓现象 （2）面对询问患者应注意药学礼仪，礼貌用语，并注意保护患者隐私
2	核对药品与处方	（1）逐一核对药品与处方的相符性 （2）确认无误签字负责	签字应签在处方后记"发药药师"栏处
3	指导患者用药	（1）发药时向患者交代每种药品的使用方法和注意事项 （2）尽量回答患者的问题咨询	（1）同一种药品有2盒以上时，需要特别交代 （2）中药饮片处方应说明方药的用法、用量、禁忌、煎煮方法、需要特殊处理中药的用法、自备"药引"的用法等用药信息 （3）如患者有问题咨询，应尽量解答，对较复杂的问题可建议到用药咨询窗口或咨询室咨询
4	整理留存处方	（1）整理并登记处方 （2）按照处方保存期限要求留存处方	处方应按照普通处方、急诊处方、儿科处方、医疗用毒性药品、第二类精神药品、麻醉药品和第一类精神药品分别装订

【问题情境一】

小史是××药房的药师，患者小李，男，50岁，拿着一张处方前来配药，处方已调配和复核无误，现交给小史发药，请问小史应如何核对患者姓名？

解答： 小史应询问患者姓名、年龄、就诊科室，与处方上的患者信息核对无误后方可发药。

【问题情境二】

小陈是××大药房的中药师，现在有位患者拿着一张中药处方来要求调配，

工作任务A-2 处方的调配 **021**

处方已由小方调配和药师复核完成，小陈在发药时应如何向患者进行用药指导？

解答： 小陈应向患者说明方药的用法、用量、禁忌、煎煮方法、需要特殊处理中药的用法、自备"药引"的用法等用药信息。

（四）学习结果评价

序号	步骤	操作方法及说明	评价结果（是/否）
1	核对患者姓名	询问、确认患者的姓名	
2	核对药品与处方	逐一核对药品与处方的相符性，确认无误签字负责	
3	指导患者用药	发药时向患者交代每种药品的使用方法和注意事项，并回答患者的咨询问题	
4	整理留存处方	整理并登记处方，按照处方保存期限要求留存	

五、课后作业

1. 简述处方发药的基本流程。

2. 小汪是××药房的药师，现有患者张某，女，25岁，因腹泻前来配药，处方开具的药品为诺氟沙星胶囊0.2g×12粒×5板，用法用量为4粒，一天三次。现处方已经调配和复核完成，小汪应如何完成发药和用药指导？

模块B

药品用药指导

工作任务B-1　常见病的疾病判断

职业能力B-1-1　能判断呼吸系统常见病

一、核心概念

1. 普通感冒

普通感冒俗称上呼吸道感染，又称伤风，是一种常见的急性上呼吸道病毒性感染性疾病，发病率高，影响人群面广，患者数量大，虽有自限性，但常常伴有并发症。

2. 流行性感冒

简称流感，指由流行性感冒病毒（流感病毒）引起的急性呼吸道传染病，发病有季节性，北方常在冬季，南方多在冬、春两季，主要通过飞沫及接触传播，传染性强，可引起大流行。

3. 支气管炎

支气管炎指气管、支气管黏膜及其周围组织的急性或慢性非特异性炎症。支气管炎根据病程分急性支气管炎和慢性支气管炎。

4. 支气管哮喘

支气管哮喘简称哮喘，指由多种细胞（如嗜酸性粒细胞、T淋巴细胞、肥大细胞、气道上皮细胞、中性粒细胞等）和细胞组分参与的气道慢性炎症性疾病。

5. 过敏性鼻炎

过敏性鼻炎指特应性个体接触变应原后主要由IgE介导的介质（主要是组胺）释放，并有多种免疫活性细胞和细胞因子等参与的鼻黏膜非感染性炎症性疾病。

二、学习目标

1. 能辨识呼吸系统常见病的临床症状。
2. 能比较普通感冒与流感，支气管炎与支气管哮喘的区别。

024　模块B　药品用药指导

3.能通过患者的症状初步判定其所患的疾病。

三、基本知识

1. 病因和发病机制

（1）普通感冒　引起普通感冒最常见的病毒是鼻病毒，其他病毒包括副流感病毒、呼吸道合胞病毒、埃可病毒、柯萨奇病毒等。感冒的诱因包括季节变化、人群拥挤的环境、营养不良、应激、过度疲劳、失眠、免疫力低下等。当机体或呼吸道局部防御功能降低时，原先存在于上呼吸道或外界侵入的病毒迅速繁殖，引起本病。

（2）流行性感冒　引起流行性感冒的是流感病毒，流感病毒通常与呼吸道表面纤毛柱状上皮细胞的特殊受体结合而进入细胞，在细胞内进行复制。新的病毒颗粒被不断释放并播散继续感染其他细胞，被感染的宿主细胞则发生变性、坏死、溶解或脱落，产生炎症反应。

（3）支气管炎　急性气管支气管炎多由病毒感染所致，细菌、肺炎支原体和肺炎衣原体少见。冷空气、粉尘、各种过敏原、刺激性气体或烟雾的吸入，均可引起气管-支气管黏膜的急性炎症。临床主要症状为咳嗽和咳痰，常发生于寒冷季节或突然降温时。

慢性支气管炎临床上以咳嗽、咳痰或伴有喘息及反复发作的慢性过程为特征。病情若缓慢进展，常并发阻塞性肺气肿，甚至肺动脉高压、肺源性心脏病。慢性支气管炎的发病原因至今不十分清楚，一般认为分为感染性和非感染性因素两类，前者包括细菌或病毒等感染，后者包括大气污染、吸烟、过敏、自主神经功能失调、呼吸道局部防御及免疫功能降低等，慢性支气管炎往往是多种因素共同作用的结果。

（4）支气管哮喘　哮喘的病因复杂，许多因素参与其中，主要包括遗传因素和环境因素两方面。目前认为哮喘是一种有明显家族聚集倾向的多基因遗传疾病。环境因素包括尘螨、花粉、动物毛屑、二氧化硫、氨气等各种特异性和非特异性吸入物，也包括感染、食物、药物、气候、运动、妊娠等因素。

哮喘的发病机制尚未完全阐明，目前可概括为免疫学机制、神经机制以及遗传因素三类。

（5）过敏性鼻炎　过敏性鼻炎发生的必要条件有3个：特异性抗原即引起机体免疫反应的物质；特应性个体即所谓个体差异、过敏体质；特异性抗原与特应性个体二者相遇。

过敏性鼻炎是一种由基因与环境互相作用而诱发的多因素疾病。过敏性鼻炎的危险因素可能存在于所有年龄段。其发病原因与遗传因素、变应原暴露等因素有关，变应原主要分为吸入性变应原和食物性变应原。吸入性变应原是过敏性鼻炎的主要原因，如螨、花粉、动物皮屑、真菌变应原等。食物性变应原多见牛奶和大豆、花生、坚果、鱼、鸡蛋等。

2. 临床表现

（1）普通感冒　起病较急，一般潜伏期为 1～3 天，主要表现为鼻部症状，如喷嚏、鼻塞、流清水样鼻涕，也可表现为咳嗽、咽干、咽痒、咽痛或灼热感。2～3 天后鼻涕变稠，常伴咽痛、流泪、味觉减退、呼吸不畅、声嘶等。一般无发热及全身症状，或仅有低热、不适、轻度畏寒、头痛。如无并发症，一般5～7 天后痊愈。

（2）流行性感冒　流感潜伏期一般为 1～7 天，多数为 2～4 天。流感根据其症状不同可分为单纯型流感、肺炎型流感、中毒型流感、胃肠型流感。

单纯型流感常突然起病，畏寒、高热，体温可达 39～40℃，多伴头痛、全身肌肉关节酸痛、食欲减退等症状，常有咽喉痛、干咳，可有鼻塞、流涕、胸骨后不适等。颜面潮红，眼结膜外眦轻度充血。如无并发症呈自限性过程，多于发病 3～4 天后体温逐渐消退，全身症状好转，但咳嗽、体力恢复常需 1～2 周。轻症流感与普通感冒相似，症状轻，2～3 天可恢复。

肺炎型流感实质上是并发了流感病毒性肺炎，多见于老年人、儿童、原有心肺疾病的人群。主要表现为高热持续不退、剧烈咳嗽、咯血痰或脓性痰、呼吸急促、发绀、肺部可闻及湿啰音。胸部 X 线片提示两肺有散在的絮状阴影。痰培养无致病细菌生长，可分离出流感病毒。严重的可因呼吸、循环衰竭而死亡。

中毒型流感表现为高热、休克、呼吸衰竭、中枢神经系统损害及弥散性血管内凝血（DIC）等严重症状，病死率高。

胃肠型流感除发热表现外，以呕吐、腹痛、腹泻为显著特点，儿童多于成人。2～3 天即可恢复。

（3）支气管炎　急性支气管炎起病较急，常先有上呼吸道感染症状，继而出现干咳或伴少量黏痰，痰量逐渐增多，咳嗽症状加剧，偶可痰中带血。咳嗽持续时间通常小于 30 天。全身症状较轻，可有轻中度发热，高热少见。两肺呼吸音多粗糙，部分可闻及干湿啰音。

慢性支气管炎常表现有慢性咳嗽，冬重夏轻，早晚重白天轻。咳痰则多为白色黏痰或泡沫痰，早晚痰最多，在合并细菌感染时痰量增多，为黄色脓性痰，并有畏寒、发热。合并感染时，可伴喘息症状，又称为喘息性支气管炎。听诊可正常，或在双肺下部听到鼾音、湿啰音或哮鸣音，伴有胸闷。

（4）支气管哮喘　常见症状有反复发作性喘息、胸闷、呼吸困难及咳嗽等。哮喘症状可在数分钟内发作，持续数小时至数天，用支气管扩张药或自行缓解。在夜间及凌晨发作和加重常是哮喘的特征之一。

（5）过敏性鼻炎　典型症状是鼻塞、流涕、鼻痒、打喷嚏。鼻塞多呈间歇性或持续性，单侧或双侧，轻重程度不一；常有大量清水样鼻涕，有时可不自觉从鼻孔滴下，以急性发作期明显；阵发性鼻内痒，伴有嗅觉障碍、鼻塞，甚至有眼部、软腭、耳、咽喉痒及头痛，因鼻黏膜肿胀或息肉形成可引起嗅觉障碍，嗅觉障碍可为暂时性或持久性；打喷嚏每天数次阵发性发作，连续打喷嚏每次多于3个，多在晨起或夜晚或接触过敏原后立刻发作，并有流水样或稀薄黏液样涕。

3. 诊断标准

（1）普通感冒与流行性感冒　主要结合流行病学史、临床表现和病原学检查。临床表现出现咽干、咽痒、打喷嚏、鼻塞、咳嗽、流泪、头痛等症状；血常规显示白细胞总数正常或降低，淋巴细胞比例升高；病毒核酸检测阳性，病毒抗原检测阳性，病毒特异性抗体IgG恢复期比急性期升高有4倍及以上增长，病毒分离培养阳性等。

（2）支气管炎　急性支气管炎为急性起病，主要症状为咳嗽，有至少一种其他呼吸道症状如咳痰、气喘、胸痛，并且对于上述症状无其他疾病原因可解释，即可对本病作出临床诊断。

慢性支气管炎为慢性或反复性咳嗽、咳痰或伴喘息，每年发病至少3个月，连续2年或2年以上。如每年持续不足3个月，而有明确客观依据（如X线可见条索状、网状、蜂窝状、点状阴影；肺纹理增粗，边缘模糊，支气管管壁增厚，以及肺功能异常，通气受限等）并在排除其他心肺疾病（如肺结核、哮喘、支气管扩张症、肺癌、心力衰竭等）后即可做出诊断。

（3）支气管哮喘　发作时在双肺可闻及散在或弥漫性以呼气相为主的哮鸣音，呼气相延长。反复发作喘息、气急、胸闷或咳嗽，常与接触变应原、物理或化学刺激、冷空气、病毒性上呼吸道感染及运动等有关。

（4）过敏性鼻炎　打喷嚏、清水样涕、鼻塞、鼻痒等症状出现2项或以上，每天症状持续1h，可伴有眼痒、结膜充血等眼部症状。体征常见鼻黏膜苍白、水肿、鼻腔水样分泌物。变应原皮肤点刺试验阳性、血清特异性IgE阳性等。

四、能力训练

（一）操作条件

① 资料：工具书、药品说明书。
② 设施设备：带互联网的计算机系统等。
③ 环境：模拟药房。
④ 常见病判断操作流程。

（二）安全及注意事项

1. 尊重患者，关爱生命，注重药学服务礼仪规范，不得有不礼貌的表情和语言。注意跟患者之间保持一定的距离，给患者留有空间。

2. 部分疾病需要结合血液指标、影像学等指标判断，需引导患者到医院完善检查。

3. 对疾病判断应注意避免主观臆断，坚守药学职业道德，坚持以患者为中心。

4. 对于老年人、幼儿等特殊人群需提供细致的服务。

（三）操作过程

序号	步骤	操作方法及说明	注意事项/操作标准
1	接待患者	先向患者打招呼，如"您好，请问有什么可以帮您的吗？"	（1）引导到药师咨询台 （2）语言清晰，礼貌用语
2	询问症状	通过询问患者和观察患者表现等方式，了解患者的症状及持续时间。如"请问您哪里不舒服？""您出现这个症状多久了？"	（1）询问患者要全面、细致 （2）注意观察患者的表现，如咳嗽频率、是否有痰、说话嗓音、人的精神状态等 （3）全面清楚地了解患者的症状表现及持续时间 （4）对于流感高热不退或哮喘急性发作等症状较重或病情存在较大进展风险的，应劝导其尽快去医院就诊
3	详细询问患者一般情况	（1）通过询问患者，查看患者提供的病历资料等方式，全面了解患者的病史及相关用药，如"请问您看过医师没有？有没有什么检查？""医师告诉你得了什么病吗？""有没有吃过什么药？有好转吗？" （2）通过询问确认患者是否有其他慢性病史或长期服药史，及药物过敏史等，如"有没有什么慢性病或长期服用什么药？""有对什么药物过敏吗？" （3）确认是否有妊娠、从事特殊工作等需要特别注意的情况，如"您做什么工作？""您最近有计划要宝宝吗？"	（1）如果患者已经因为本病就诊，需要详细了解医院的检查结果和诊断情况 （2）如果患者已经自行服药的，需要了解患者自行服用的品种、剂量以及用药后的缓解情况等 （3）询问慢性病史重点关注是否在长期服用其他药物，是否有易引起肝肾功能不全的疾病 （4）注意有些呼吸道症状可能是某些药物的不良反应，如卡托普利容易引起干咳，因此通过询问用药史，排除药源性疾病 （5）患者从事的工作及是否妊娠也与疾病的判断及后续的用药推荐指导相关，因此需要获取相关信息
4	初步判定患者疾病	根据患者的基本情况、症状表现等，初步判断其所患的疾病。如"您好，根据您的描述及××检查情况来看，我认为您是得了××疾病"	（1）注意礼貌用语 （2）可通过翻阅工具书、查阅专业网站等方式辅助判断 （3）疾病判断要尽可能准确 （4）如遇到无法准确判断疾病或疾病存在较大进展风险的，应引导患者及时就医

【问题情境一】

小孙是××大药房的驻店药师，现在有位青年男子边咳嗽边走进来，自述2天前受凉后，出现鼻塞、流清水样鼻涕、咽干、咽痒、咳嗽，有轻微头痛和畏寒，请问小孙应该如何询问并判断其所患疾病？

解答： 小孙应首先将患者引导到药师咨询服务台，礼貌地询问其症状、发病时间等。根据患者描述的症状，初步判断其为普通感冒。

【问题情境二】

小张是××大药房的驻店药师，现在有位阿姨说最近一直干咳，想要买止咳糖浆，请问小张应该如何询问其症状并正确判断其所患疾病。

解答： 小张应首先将顾客引导到药师咨询服务台，礼貌地询问其症状、发病时间等。根据顾客描述的2个月前体检发现有高血压，上个月开始在单位医务室配了卡托普利片用于降压，且近期无受凉等诱因，除干咳外无头痛、发热、咽痛、气喘等其他呼吸道症状，初步判定为卡托普利的不良反应。

（四）学习结果评价

序号	评价内容	评价标准	评价结果（是/否）
1	接待患者	能礼貌地向患者打招呼	
2	询问症状	能全面细致地询问患者，观察患者表现	
3	详细询问患者一般情况	能通过询问患者，查看患者提供的病历资料等方式，全面了解患者的病史、用药史、过敏史及其他特殊情况	
4	初步判定患者疾病	能根据患者的基本情况、症状表现等，初步判断其所患的疾病	

五、课后作业

1. 简述如何普通感冒与流感的区别。

2. 小刘是××大药房的驻店药师，现在有位大爷喘着粗气进来要求配止咳糖浆，自述近期反复发作性喘息、胸闷、呼吸困难及咳嗽等。请问小刘应该如何询问并判断其所患疾病？

职业能力B-1-2　能判断消化系统常见病

一、核心概念

1. 慢性胃炎

慢性胃炎指各种原因引起的胃黏膜慢性损伤，是消化系统最为常见的疾病之一。通常可分为慢性浅表性胃炎、慢性萎缩性胃炎和慢性肥厚性胃炎。慢性胃炎病程迁延，大多无明显症状和体征，男性多于女性，中年以上好发。

2. 消化性溃疡

消化性溃疡指主要发生在胃和十二指肠的慢性溃疡，因溃疡形成与胃酸、胃蛋白酶的消化作用有关而得名。十二指肠溃疡较胃溃疡多见，好发于青壮年，男性多于女性。胃溃疡多见于中老年，冬春季好发。

3. 腹泻

腹泻指多种原因引起以大便次数增多和大便性状改变为特点的一组临床综合征，腹泻根据病程可分为急性腹泻和慢性腹泻。

4. 便秘

便秘指粪便在肠道内滞留时间过久（3天以上），排便未尽或次数减少，粪块过于干燥、坚硬，是老年人常见的症状，女性多于男性。

5. 消化不良

消化不良指由于胃肠蠕动减弱，食物在胃内停留时间过长等引起的胃部不适的总称，是胃动力障碍引起的一种临床症候群。根据病因可分为功能性消化不良和器质性消化不良。

二、学习目标

1. 能识别消化系统常见病的临床症状。
2. 能分析消化系统疾病的病因及诱因。
3. 能通过了解患者的症状初步判断疾病。

三、基本知识

1. 病因和发病机制

（1）慢性胃炎　目前认为幽门螺杆菌感染是慢性胃炎最主要的病因。其次免疫因素、十二指肠液反流，长期服用对胃有刺激的药物、食物及进食粗糙的食物或吸烟等，充血性心力衰竭等疾病导致的胃黏膜长期淤血缺氧，急性胃炎治疗不当迁延不愈，胃酸缺乏，精神因素反复作用使大脑皮质功能失调，胃壁血管痉挛性收缩，胃黏膜发生炎症，均可引起慢性胃炎。

（2）消化性溃疡　消化性溃疡的发病常由幽门螺杆菌感染和非甾体抗炎药引起。其他包括生活因素如饮食无规律、工作过于劳累、长期饮用酒精、吸烟、饮用浓茶等，精神因素如精神紧张或忧虑、脑力劳动过多，遗传因素也是常见的发病诱因。

（3）腹泻　急性腹泻常见于饮食不当、肠道感染、食物中毒、变态反应性疾病、化学毒物及药物等引起；慢性腹泻发病原因有消化系统非感染性疾病、全身性疾病如甲状腺功能亢进症（甲亢）、肠易激综合征、药源性腹泻等。

腹泻发生的机制主要与肠蠕动过快、肠黏膜分泌亢进、肠黏膜炎症渗出以及肠吸收不良有关。

（4）便秘　发生便秘的常见原因有不良的饮食习惯，饮水不足，缺乏锻炼导致肠蠕动过缓，长期滥用泻药、抗酸药等，不规律的排便习惯，以便秘为主要症状的肠易激综合征等。

（5）消化不良　功能性消化不良多与进食过饱、进食油腻、饮酒过量、疼痛、抑郁、紧张、失眠等有关，老年人由于胃动力不足，胃内容物排空的速度缓慢，易发生功能性消化不良，儿童因消化器官发育不完善会造成消化不良。

器质性消化不良常见由消化系统疾病如慢性胃炎（萎缩性胃炎）、消化性溃疡、慢性胆囊炎、慢性胰腺炎，全身性疾病如恶性肿瘤等引起。

2. 临床表现

（1）慢性胃炎　慢性胃炎常缺乏特异性症状，部分可有不同程度的餐后饱胀不适或嗳气、反酸、恶心、食欲缺乏、无规律性腹痛等，病程比较缓慢，可长期反复发作。上腹饱胀不适以进餐后为甚，受凉和气温下降时加重。

（2）消化性溃疡　主要临床症状是慢性、周期性、节律性上腹痛，可伴饱胀、嗳气、反酸、恶心、呕吐等，可出现出血、穿孔、幽门梗阻及癌变的并发症。胃溃疡与十二指肠溃疡的疼痛区别详见表 B-1-2-1。

表 B-1-2-1　胃溃疡与十二指肠溃疡的疼痛区别

疾病名称	胃溃疡	十二指肠溃疡
发作部位	剑突下或偏左	上腹或偏右
发作时间	进餐后 0.5h 发生	空腹或夜间痛
缓解条件	持续 1～2h 胃排后缓解	进食后缓解
疼痛性质	烧灼或痉挛感	钝痛、灼痛或饥饿样不适感

（3）腹泻　主要表现为排便次数增加（每日 3 次以上），粪便稀薄或带有黏液、脓血、未消化的食物等，常伴有排便急迫感、肛门不适、失禁等症状。严重者可引起脱水和电解质紊乱。

急性腹泻起病比较急，病程短于 4 周，可分为水样泻和痢疾样泻，前者粪便不含血或脓，可不伴里急后重，腹痛较轻；后者有脓血便，常伴里急后重和腹部绞痛。感染性腹泻常伴有腹痛、恶心、呕吐及发热，小肠感染常为水样泻，大肠感染常含血性便。

慢性腹泻者可伴有腹痛、发热、消瘦、腹部包块等症状。症状持续至少 4 周或长期反复发作，便稀或不成形，有时伴黏液、脓血。小肠病变者多脐周不适，并于餐后或便前加剧，无里急后重，粪便量较多。直肠和（或）乙状结肠病变者多有里急后重，排便量少，多呈黏冻状，可混血液，腹部不适位于腹部两侧或下腹。慢性胰腺炎和小肠吸收不良者，粪便中可见油滴，多泡沫，含食物残渣，有恶臭。肠易激综合征常有腹泻和便秘交替现象。

（4）便秘　主要表现是排便次数减少和排便困难，许多患者排便次数每周少于三次，严重者长达 2～4 周才排便一次，或排便时间长达 30min 以上，或每日排便多次，但排出困难，便量少，排便时可有左腹痉挛性痛与下坠感，部分患者诉口苦、食欲减退、腹胀、下腹不适、排气多或有头晕、头痛、疲乏等神经官能症状。

（5）消化不良　主要表现为进食或餐后腹部不适、腹胀、早饱、恶心、呕吐、食欲不佳等，上腹正中有烧灼感或有反酸；常有饱胀感或胃肠胀气感；儿童可有夜卧不宁、口臭、吐奶、便稀酸臭，便中大量未消化的食物残渣。

3.诊断标准

（1）慢性胃炎　由于病史和临床表现无特异性，纤维胃镜检查及胃黏膜活组织检查是确诊胃炎的主要方法。慢性胃炎中幽门螺杆菌感染的阳性率高达70%～90%，因此幽门螺杆菌检测、胃液分析对诊断有一定作用。

（2）消化性溃疡　临床症状有慢性、周期性、节律性中上腹疼痛，可有反酸、嗳气、恶心、呕吐及其他消化不良的症状。胃镜检查可确诊，上消化道钡餐检查可发现龛影。

（3）腹泻　通过排便次数和粪便的性状、病程、诱因、流行病学调查可初步诊断，进行相关的病原学检查，如血、尿、大便常规检查，隐血试验，致病菌培养区别是感染性腹泻和非感染性腹泻；通过消化道内镜、腹部超声、X线检查等明确是功能性腹泻还是器质性疾病。

（4）便秘　有排便困难或粪便干结，次数减少，便不尽感；有引起便秘的原因，如饮食习惯、食物的质地和量、排便习惯、使用引起便秘的药物、腹部手术史、工作压力大、紧张情绪等；体格检查可触及留存在乙状结肠内的粪块。一般每2～3天或更长时间排便一次即为便秘，病程超过6个月为慢性便秘。

（5）消化不良　具有上腹痛、腹胀，早饱、嗳气，恶心呕吐等不适症状，至少持续4周，纤维内镜检查未发现胃十二指肠溃疡、肿瘤等器质性病变，实验室、超声、X线及有关检查排除肝胆胰腺疾病、糖尿病等疾病，可进行胃排空功能检测以判断有否运动功能障碍。

四、能力训练

（一）操作条件

① 资料：《诊断学》《内科学》等工具书，案例资料。
② 设施设备：带互联网的计算机系统等。
③ 环境：模拟药房。
④ 常见病判断操作流程。

（二）注意事项

1.询问病史时，要注意符合患者的基本情况，不做无关情况询问。
2.询问病史时，注意保护患者隐私。

3. 注意符合自身药事工作人员身份，不做疾病诊断，仅根据所询问后获得的情况做合理判断或评估。

4. 部分疾病需要结合体格检查及实验室检查，需引导患者到医院完善就诊。

（三）操作过程

序号	实施步骤	操作方法及说明	注意事项/操作标准
1	接待患者	礼貌招呼："请问有什么可以帮到您的吗？"	（1）态度真诚、适度 （2）语言简洁、礼貌
2	了解需求	了解基本情况："您需要购买的药物是您自己使用还是为家人购买？""请问方便告诉一下您的职业吗？"	简单明了，尊重隐私
3	询问病史	（1）询问本次病史："请问您哪里不舒服？""是什么时候开始的？""腹痛持续了多久？" （2）观察体征：患者是否有痛苦面容，是否有恶心呕吐，面色苍白等 （3）询问三史："您是否过去有相同或相似情况发生？""这次是否已经用过药物？""您是否有其他慢性病或在长期服用药物？""您是否有药物或者食物等的过敏史？"	（1）询问患者要全面、细致。有呕吐、腹泻的，要询问呕吐、腹泻的次数，呕吐物或腹泻物的性质 （2）注意观察患者的表现，如是否有恶心呕吐、腹痛，腹痛的位置、精神状态等 （3）全面清楚地了解患者的症状表现及持续时间 （4）对于腹痛剧烈、有牵涉痛、腹泻呕吐次数较多，伴有发热等其他症状或症状较重或病情可能存在较大进展风险的，应劝导其尽快去医院就诊
4	初步判断	根据询问及观察获得的患者的基本情况、症状表现等，初步判断其所患的疾病。如"您好，根据您的描述及××检查情况来看，您目前症状比较符合××疾病"	（1）作为药学专业人员，注意规范用语，不使用医疗诊断用语 （2）可通过翻阅工具书、查阅专业网站等方式辅助判断 （3）疾病判断要尽可能准确 （4）如遇到无法准确判断疾病或疾病存在较大进展风险的，应引导患者及时就医

【问题情境一】

某患者因前一天晚上喝了酒，第二天感觉上腹部疼痛，并有嗳气、恶心、反酸等症状，故今来药房购药。请问药师小李应该如何接待他，并准确判断其所患疾病？

解答： 小李将其引导至药师咨询服务台，经详细询问，该患者此次症状发作诱因明显，平常也时有上腹胀痛，尤其饭后疼痛比较明显。初步判断其为慢性胃炎。

【问题情境二】

驻店药师小王今天接待了一位患者，自诉最近经常出现上腹部隐痛，昨日发现大便呈黑色，请问小王应该如何询问症状并对其所患疾病做出准确判断？

解答： 小王应首先将患者引导到药师咨询服务台，礼貌地询问其具体症状、发病时间、发病诱因、慢性病史、用药史、过敏史等。根据患者答复描述其有高血压、高血脂疾病史，使用小剂量阿司匹林药物数年，其日常饮食规律，无吸烟饮酒史，且近期无食用动物内脏、血液史，初步判断为消化性溃疡，为阿司匹林药物引起的不良反应，建议患者去医院进一步检查明确诊断。

（四）学习结果评价

序号	评价内容	评价标准	评价结果(是/否)
1	接待患者	能使用规范语言礼貌地向患者打招呼	
2	了解需求	能在尊重患者隐私的前提下简单明了地获取患者需求	
3	详细询问病史	能通过详细询问患者，查看其所提供的病历资料等方式，全面了解患者的病史、用药史、过敏史及其他特殊情况	
4	初步判定患者疾病	能根据患者的基本情况、症状表现等，初步判断其所患的疾病	

五、课后作业

1. 简述胃溃疡与十二指肠溃疡的疼痛区别。

2. 小钱是××药店新入职的药师，今天接待的第一位患者是药店附近小区的刘女士，自诉最近经常有恶心欲吐现象，伴有上腹部烧灼感、纳差、腹胀，尤其餐后胀气明显。请问小钱应该如何询问症状并对其所患疾病做出准确判断？

职业能力B-1-3 能判断循环系统常见病

一、核心概念

1. 高血压

高血压指以体循环动脉收缩压和/或舒张压持续增高为主的临床综合征，是中老年人群中最常见的心血管疾病之一。可以分为原发性和继发性两大类，其中原发性高血压是指病因尚不明确的高血压。继发性高血压是指病因明确的高血压，是某些疾病的症状之一。

2. 冠状动脉粥样硬化性心脏病

冠状动脉粥样硬化性心脏病指冠状动脉发生粥样硬化，管腔狭窄或阻塞，导致心肌缺血、缺氧引起的心脏病，亦称缺血性心肌病，简称冠心病。本病多发生在40岁以后，男性多于女性，脑力劳动者居多。分为无症状型、心绞痛型、心肌梗死型、缺血性心肌病型、猝死型等。本节将重点介绍心绞痛型和心肌梗死型。

3. 心力衰竭

心力衰竭指在足够静脉回流前提下，心脏的收缩和／或舒张功能下降，心排血量减少，组织器官灌流不足，不能满足机体生理代谢的基本需要，伴随肺循环和／或体循环淤血的临床病理生理综合征。按照发生部位可分为左心衰竭、右心衰竭和全心衰竭。

4. 心律失常

心律失常指心动频率和节律的异常。包括快速性心律失常和缓慢性心律失常。快速心律失常包括期前收缩、心动过速、心房扑动、心房颤动等，缓慢性心律失常包括窦性心动过缓、窦性停搏、传导阻滞等。

5. 高脂血症

高脂血症指血清总胆固醇（TC）、三酰甘油（TG）、低密度脂蛋白（LDL）升高，高密度脂蛋白（HDL）降低，是动脉粥样硬化和心脑血管疾病的高危因素。好发年龄 50 ~ 55 岁。女性绝经后好发。高脂血症可分为高胆固醇血症、高三酰甘油血症、混合型高脂血症、低高密度脂蛋白胆固醇血症四种类型。

二、学习目标

1. 能识别循环系统常见病的临床症状。
2. 能分析循环系统疾病的病因及诱因。
3. 能通过了解患者的症状初步判断疾病。

三、基本知识

1. 病因和发病机制

（1）原发性高血压 病因尚未阐明，目前认为是在一定遗传背景下，多种后天环境因素的作用使得正常的血压调节机制失衡造成。这些因素包括年龄、家族史、肥胖、钠盐摄入过多、钾缺乏以及职业或环境不当、长期精神紧张、嗜好烟酒等。

其发病机制一般认为是外界和内在不良因素的刺激使大脑皮质-兴奋抑制过程失调，皮质下血管运动中枢不平衡，缩血管中枢兴奋性增高，肾上腺能活性增加引起全身动脉痉挛，血压升高；醛固酮分泌增多，水、钠潴留，血压更趋升高。

（2）冠状动脉粥样硬化性心脏病 冠心病发生原因在于冠状动脉的供血与心肌的需血之间发生矛盾。冠状动脉发生粥样硬化时，动脉狭窄，部分堵塞，难以充分扩张，尤其当剧烈活动、劳累、激动等情况下心脏负荷增加而需氧增加时，冠状动脉的血流量不能满足心肌代谢需要，心肌短暂性地缺血缺氧，代谢产物堆积，刺激心脏内自主神经，产生痛觉，导致心绞痛。

冠状动脉粥样硬化发展过程中，脂质斑块发生破裂或破溃，血小板聚集，血栓形成，血流急剧减少或中断，心肌严重而持久的急性缺血达 1h 以上即可发生心肌梗死。因此，心肌梗死往往在饱餐特别是进食多量脂肪，上午 6 ～ 12 点，用力大便时发生，这可能与上午冠状动脉张力高，机体应激反应增强，餐后血脂增高，血黏滞度增加，致局部血流缓慢，血小板易于聚集而血栓形成等有关。

（3）心力衰竭　心力衰竭的基本病因包括原发性心肌损害、各种原因引起的心脏负荷过重、心室舒张期充盈受限。冠心病心肌缺血和（或）心肌梗死是引起心力衰竭的最常见的原因之一。各种类型的心肌炎及心肌病引起缺血性心肌损害均可导致心力衰竭。糖尿病、维生素 B 缺乏症等引起心肌代谢障碍。高血压、主动脉瓣狭窄、长期贫血、甲状腺功能亢进症等使心脏负荷过重导致心力衰竭。

感染、心律失常、过度体力活动和情绪激动、妊娠与分娩、过多过快输液、钠盐摄入过多、药物治疗不当（如洋地黄类药应用不当）等可诱发或加重心力衰竭。

心力衰竭的发病机制主要是心功能不全引发心排血量下降，当心脏功能发生失代偿，心室重塑，心肌能量代谢障碍，心脏损害进一步加重，导致和加重心力衰竭。

（4）心律失常　常见病因有生理性因素，如剧烈运动、精神刺激、烟、酒、浓茶、咖啡等；病理性因素，各种器质性心脏疾病，如心脏缺血、缺氧、炎症、损伤、坏死等，是导致心律失常的最常见原因；其他疾病，如甲状腺功能亢进症、贫血、慢性阻塞性肺疾病（COPD）、急性脑血管病、电解质紊乱等；其他原因，如某些理化因素、中毒、医源性因素（如药物、手术刺激等），也可导致心律失常的发生。

心律失常发病机制主要是由于各种病因导致心肌细胞冲动形成异常和 / 或冲动传导异常，表现在心肌细胞产生反复激动或自律性增高，或冲动折返。

（5）高脂血症　常见病因是环境因素、基因缺陷相互作用所致代谢异常。饮食中长期摄入过多胆固醇、高饱和脂肪酸、热量；女性绝经后雌激素减少，胆固醇水平升高；遗传导致 LDL 清除率降低，继发于某些代谢性疾病如糖尿病、甲状腺功能减退症、肾病综合征、系统性红斑狼疮，另外某些药物如利尿药、β 受体阻滞药、糖皮质激素等也可导致。

2. 临床表现

（1）原发性高血压　早期一般无症状，起病隐匿，进展缓慢，病程长，仅在精神紧张、激动或劳累后出现血压升高，休息后可恢复正常。随着病情进展血压逐渐升高，患者可出现头胀头痛，注意力不集中，健忘失眠等症状。

后期血压持续在较高水平，还可出现心、脑、肾等器官受损的临床表现。高血压型心脏病，有心悸、胸闷、气急、咳嗽等表现；高血压肾损害，有多尿、夜尿、少尿、蛋白尿、肾衰竭等表现；脑血管病变，有头痛、头晕、肢体麻木、脑卒中等表现；眼底病变，有眼底出血、渗出、视盘水肿等表现。

（2）冠状动脉粥样硬化性心脏病 心绞痛典型发作是突然发生的位于胸骨后上、中段，绞窄性、闷胀性或窒息性疼痛，可向左肩、左前臂内侧、左手放射，疼痛历时数秒或数分钟，一般不超过15min，休息、含服硝酸甘油可缓解。心绞痛发作间歇大多没有异常体征，发作时可出现心率增快、血压升高。

心肌梗死患者半数以上起病前有先兆症状，如心绞痛由稳定型变为不稳定型，伴有恶心呕吐、心律失常及心功不全的表现，疼痛症状与心绞痛相同，但持续时间长，不易缓解，患者常伴有烦躁、出汗、恐惧、濒死感，少数疼痛位于上腹部，可向下颌、颈部、背部等放射，可出现心力衰竭和休克、心律失常的症状。

（3）心力衰竭 左心衰竭主要表现是肺循环淤血和重要器官供血不足。劳力性呼吸困难是左心衰竭的早期症状，阵发性夜间呼吸困难是早期典型表现。重者可发展为急性肺水肿，端坐呼吸。咳嗽常与呼吸困难同时发生，吐白色或粉红色泡沫血性痰，不及时治疗可发生休克、神志模糊甚至昏迷、死亡。由于组织器官缺氧，可出现倦怠、乏力、嗜睡、少尿症状，脑缺氧严重者出现烦躁或精神错乱。

右心衰竭主要为体循环静脉压增高及脏器淤血的表现。从下肢开始的水肿，白天较重，晨起减轻或消失。严重时全身性水肿，可伴胸腔积液、腹水。半卧位或坐位时可见到颈静脉怒张、肝肿大、压痛、肝颈静脉回流征阳性，长期淤血致肝硬化。肾淤血引起少尿、夜尿、蛋白尿、血尿、管型尿，肾功能受损。长期消化道淤血，引起患者食欲缺乏、恶心、腹泻、腹胀，晚期有显著营养不良。

全心衰竭临床上具有左右心衰竭的表现。

心力衰竭常见的并发症有呼吸道感染、下肢静脉血栓形成、肺栓塞或脑栓塞电解质失衡。

（4）心律失常 心律失常患者常表现为心悸不适、低血压、疲乏、无力、眩晕、黑矇、晕厥、胸闷、气促、心绞痛，严重时出现呼吸困难、心力衰竭、意识丧失甚至死亡。

（5）高脂血症 高脂血症患者常见有局部皮肤黄色瘤，冠心病、周围血管病的表现，眼角膜弓（老年环）和眼底改变。

3. 诊断标准

（1）原发性高血压 未使用抗高血压药物的情况下，诊室内非同日三次测量血压，收缩压≥140mmHg和（或）舒张压≥90mmHg，可诊断为高血压。

（2）冠状动脉粥样硬化性心脏病 冠状动脉造影显示狭窄为诊断冠心病金指标。

根据典型的疼痛发作特点，含服硝酸甘油是否缓解，结合年龄、冠心病病史或易患因素，排除非冠心病如主动脉狭窄、主动脉瓣关闭不全等所致的心绞痛及心脏神经官能症、肋间神经痛等类似心绞痛的疾病，心电图有心肌缺血表现，实验室检查血清心肌损伤标志物升高，可诊断心绞痛。

根据心肌梗死典型的临床表现以及特征性的心电图改变和实验室检查血清心肌损伤标志物升高可诊断，超声心动图、CT 和磁共振成像有助于诊断。

（3）心力衰竭　心力衰竭的诊断需要综合病因、病史、症状、体征及客观检查而作。首先应有明确的器质性心脏病的诊断。心脏扩大、心尖冲动弥散，不同程度的呼吸困难、肺部啰音，颈静脉怒张、肝大、水肿等是诊断心力衰竭的重要依据。超声心动图是无创检测心功能的良好方法。

（4）心律失常　心律失常多数为发作性，因此详细询问病史是发现和诊断心律失常的重要方法，同时结合体格检查（心脏的视、触、叩、听检查及脉搏）及适宜的辅助检查（心电图、超声心动图、运动试验、MRI、CT、冠状动脉造影），必要时基因检测、电生理检查，综合做出诊断。心电图是诊断心律失常最重要的无创伤性检查。动态心电图有助于了解患者发生心悸、晕厥等重要症状是否与心律失常有关，并可以协助分析心律失常的发生原因，跟踪评价药物治疗的效果。运动试验可以判断运动是促进、抑制或诱发心律失常。

（5）高脂血症　通过询问高脂血症的相关疾病、饮食习惯、药物使用和家族史，体格检查有角膜环、黄色瘤、高脂血症眼底改变，实验室检查血脂升高可以诊断。血脂测定分型标准包括以下四点。

① 高胆固醇血症：血清总胆固醇＞ 5.18mmol/L，三酰甘油＜ 1.76mmol/L；
② 高三酰甘油血症：血清三酰甘油＞ 1.76mmol/L，总胆固醇＜ 5.18mmol/L；
③ 混合型高脂血症：血清总胆固醇＞ 5.18mmol/L，三酰甘油＞ 1.76mmol/L；
④ 低高密度脂蛋白胆固醇血症：高密度脂蛋白胆固醇＜ 1.04mmol/L。

四、能力训练

（一）操作条件

① 资料：《诊断学》《内科学》等工具书，案例资料。
② 设施设备：带互联网的计算机系统等。
③ 环境：模拟药房。
④ 常见病判断操作流程。

（二）注意事项

1. 询问病史时，要注意符合患者的基本情况，不做无关情况询问。

2. 询问病史时，注意保护患者隐私。

3. 注意符合自身药事工作人员身份，不做疾病诊断，仅根据所询问后获得的情况做合理判断或评估。

4. 循环系统疾病诊断一般需要结合体格检查及实验室检查，确诊病因及观察疗效对疾病治疗及转归非常重要，大多情况影响到今后生活质量，需引导患者到医院完善就诊。

（三）操作过程

序号	实施步骤	操作方法及说明	注意事项/操作标准
1	接待患者	礼貌招呼："请问有什么可以帮到您的吗？"	（1）态度真诚、适度 （2）语言简洁、礼貌
2	了解需求	了解基本情况："您需要购买的药物是您自己使用还是为家人购买？""请问方便告诉一下您的职业吗？""您需要购买的药物是前期已经使用过吗？"	简单明了，尊重隐私
3	询问病史	（1）询问本次病史："请问您哪里不舒服？""是什么时候开始的？""症状持续了多久？""多久结束？" （2）观察体征：患者是否有痛苦、焦虑面容，是否有特征性体征 （3）询问三史："您是否过去有相同或相似情况发生？""这次是否已经用过药物？""您是否有其他慢性病或在长期服用药物？""您是否有药物或者食物等的过敏史？""您是否去医院就诊？""是否做过一些检查？"	（1）询问患者相关信息时要全面、细致。如本次有疼痛发作，应重点询问发病时间、地点、环境，发病的诱因及可能缓解的因素，发病时最突出的自觉感受，有无头晕、黑蒙、晕厥、胸痛、呼吸困难等症状及症状与运动的关系，询问心血管疾病史，询问用药情况，询问家族史（心脏病家族史、心脏性猝死家族史） （2）注意观察患者的表现，如是否有咳嗽咳痰、气促，胸痛的位置，人的精神状态等 （3）全面清楚地了解患者的症状表现及持续时间，是否自测血压，血压详细变化情况 （4）对于首次出现胸痛、未去医院就诊或有相关循环系统疾病史，本次症状较重或病情可能存在较大进展风险的，应劝导其尽快去医院就诊
4	初步判断	根据询问及观察获得的患者的基本情况、症状表现等，初步判断其所患的疾病，如"您好，根据您的描述及××检查情况来看，您目前症状比较符合××疾病"	（1）作为药学专业人员，注意规范用语，不使用医疗诊断用语 （2）可通过翻阅工具书、专业网站等方式辅助判断 （3）疾病判断要尽可能准确 （4）如遇到无法准确判断疾病或疾病存在较大进展风险的，应引导患者及时就医

【问题情境一】

某患者，男，48岁，今来店咨询。自诉近一个月来，经常出现头晕、头痛，曾在家中多次自测血压，160/95mmHg左右。请问药师小李应该如何接待他，并准确判断其所患疾病？

解答：小李将其引导至药师咨询服务台，详细询问头晕头痛发作情况，是否有伴随症状，如何缓解。询问血压检测情况，日常生活情况，询问疾病史、用药史、过敏史。了解到患者最近头晕头痛时有发作，无心悸、呕吐、眩晕，休息及放松状态下有所好转。日常饮食喜食肉类，腌制品，很少运动，近年来体重慢慢增加，工作压力较大。此次身体不适以来，未曾在医院就诊，无慢性疾病史、药物过敏史、用药史。故初步判断其为高血压，是否原发性，需要医院就诊明确诊断。

【问题情境二】

驻店药师小王今天当班，有患者自诉1h前出现胸部疼痛，有闷塞感，伴有心悸、出汗、疼痛牵连到左肩。1个月前也曾出现过这样的情况，当时1min后症状自然缓解，因此未引起注意，今天又出现胸痛，故特来咨询。请问小王应该如何询问症状并对其所患疾病做出准确判断？

解答： 小王应首先将患者引导到药师咨询服务台，礼貌地询问其具体症状、发病时间、发病诱因、慢性病史、用药史、过敏史等。根据患者答复描述其有高血压、冠心病史，今日与朋友一起观战电视足球赛直播，心情较激动。日常饮食尚规律，今日饮啤酒1瓶，初步判断为冠心病心绞痛，建议患者尽快去医院进一步检查，明确诊断。

（四）学习结果评价

序号	评价内容	评价标准	评价结果(是/否)
1	接待患者	能使用规范语言礼貌地向患者打招呼	
2	了解需求	能在尊重患者隐私的前提下简单明了地获取患者需求	
3	详细询问病史	能通过详细询问患者，查看其所提供的病历资料等方式，全面了解患者的病史、用药史、过敏史及其他特殊情况	
4	初步判定患者疾病	能根据患者的基本情况、症状表现等，初步判断其所患的疾病	

五、课后作业

1. 简述原发性高血压的临床表现。

2. 药师小钱就职于小区附近某连锁大药房，今日接待一位来店咨询患者，自诉发现眼角有黄色瘤样物半年，伴有不明原因头晕、乏力、失眠，活动后气急胸闷现象。请问小钱应该如何询问症状并对其所患疾病做出准确判断？

职业能力B-1-4　能判断内分泌系统常见病

一、核心概念

1. 糖尿病

糖尿病指多种病因引起的以慢性高血糖为特征的一组内分泌代谢疾病，导致糖、脂肪、蛋白质及水电解质等代谢紊乱。糖尿病是常见病、多发病，40岁以上发病率高。糖尿病分为1型糖尿病、2型糖尿病、其他特殊类型糖尿病及妊娠

040　模块B　药品用药指导

糖尿病。

2. 甲状腺功能亢进症

甲状腺功能亢进症指多种原因致甲状腺激素分泌过多，机体代谢亢进，交感神经兴奋而引起的临床综合征。本病起病缓慢，男女均可发病，以 20～40 岁女性发病率高。临床上以弥漫性毒性甲状腺肿最多见。

3. 高尿酸血症

高尿酸血症指血液中的尿酸浓度超过正常范围引起的慢性代谢性疾病。

4. 痛风

痛风指持续、显著的高尿酸血症，在多种因素影响下，尿酸盐结晶沉积形成痛风结石，引发多系统损害，出现临床症状与体征。痛风可分为原发性和继发性，原发性痛风占绝大多数。多见于体型肥胖中老年男性和绝经后女性，常有家族遗传史，痛风发病前有漫长的高尿酸血症史。

5. 骨质疏松症

骨质疏松症指以低骨量和骨组织微结构破坏为特征，骨脆性增加，易发生骨折的全身性骨骼疾病。本病发病缓慢，可发生于不同性别和年龄，多见于绝经后女性和老年男性。其严重后果脆性骨折是老年患者致残致死的主要原因之一。临床上可分为原发性骨质疏松症、继发性骨质疏松症及特发性骨质疏松症，其中原发性骨质疏松症占 90% 以上。

二、学习目标

1. 能识别内分泌系统常见病的临床症状。
2. 能分析内分泌系统疾病的病因及诱因。
3. 能通过了解患者的症状初步判断疾病。

三、基本知识

1. 病因和发病机制

（1）糖尿病　糖尿病发病原因尚不十分明确，可能与遗传、环境、肥胖等有关。1 型糖尿病，由于胰岛 B 细胞功能丧失，胰岛素绝对缺乏；2 型糖尿病，胰岛 B 细胞功能减弱，胰岛素相对缺乏，伴有一定程度的胰岛素抵抗。

（2）甲状腺功能亢进症　病因尚不明确。可能与在遗传基础上，因精神刺激、感染等因素诱发的自身免疫反应有关，是一种自身免疫性疾病，女性、有家族史、受精神创伤和感染者的发病率较高。诱因包括感染、创伤、精神刺激、焦虑、过度疲劳、妊娠早期诱发或加重、饮食中碘摄入过多等。

（3）高尿酸血症与痛风　主要发病原因是嘌呤代谢障碍和 / 或尿酸排泄障碍所致尿酸生成过多或尿酸排泄减少，当尿酸盐过饱和时，微小结晶析出，沉积于关节、肾、结缔组织等组织或器官，形成痛风石。原发性可能与糖脂代谢异常、肥胖、高血压等密切相关。继发性可由血液病、药物、慢性肾脏病及高嘌呤食物等多种原因引起。常见的诱因有寒冷、疲劳、酗酒、摄入高蛋白和高嘌呤食物、关节受伤等。

（4）骨质疏松症　主要是骨吸收和/或骨的形成失衡引起，骨量减少，骨组织的微结构发生变化。任何影响破骨细胞和成骨细胞数目及功能的因素都可导致本病的发生。

原发性骨质疏松症的病因未明，可能与遗传因素、雌激素缺乏、活性维生素D缺乏、细胞因子异常造成的骨吸收增强有关，其次老年人成骨细胞活性减弱，骨形成不足以及其他环境因素，如日照减少、体力活动不足、蛋白质摄入不足、钙和维生素D摄入不足、过多摄入含咖啡因的饮料、过量吸烟饮酒、长期服用糖皮质激素、长期卧床、制动是老年性骨质疏松的重要原因。

2. 临床表现

（1）糖尿病典型表现为"三多一少"症状，即多饮、多食、多尿和体重减轻；皮肤瘙痒；视物模糊。1型糖尿病多发生于幼年或青少年时期，起病急，血糖波动较大，症状明显，易发生酮症酸中毒。2型糖尿病多发生于成年人，大多体型肥胖，起病缓，血糖波动较小，症状较轻。随病情的进展，出现并发症，急性并发症有糖尿病酮症酸中毒、高渗性非酮症昏迷，慢性并发症有眼、肾、心、神经、血管等组织器官进行性病变，如动脉粥样硬化、冠心病、缺血性或出血性脑血管病、视网膜病变、糖尿病足、周围神经病变、自主神经病变、各种感染等。

（2）甲状腺功能亢进症　缓慢起病，少数在精神创伤、感染等应激状态下急性起病。典型表现为甲状腺毒症、甲状腺肿大及眼症，可单独或先后出现，程度不一。严重者可出现甲状腺危象，危及生命。

甲状腺毒症表现为高代谢症候群（如怕热、多汗、多食消瘦）、精神神经系统症状（如精神焦虑、烦躁易怒、失眠疲乏、思想不集中、记忆力减退、手指细震颤）、心血管系统症状（如心悸、气短、胸闷）等；甲状腺肿大可表现为不同程度，呈弥漫性、对称性；眼症表现为部分患者的眼部异常或突眼。还有少数老年患者表现为淡漠性甲亢，其高代谢症状不典型，仅有乏力、厌食、抑郁、嗜睡、体重明显减轻。

（3）高尿酸血症与痛风　典型的病程可表现为四个阶段。

① 无症状期。部分人仅有血尿酸持续性或波动性增高。或尿酸增高而不出现症状的，或者从尿酸增高至症状出现长达数年至数十年。

② 急性关节炎期。通常以夜间发作的急性下肢关节疼痛为首发症状。表现为单个、偶尔两个或多个关节受累，以第一跖趾关节多见，出现红肿热痛、功能障碍。

③ 痛风石与慢性关节炎期。痛风石形成，以关节内及关节附近与耳郭多见，痛风石增多变硬可致局部破溃、关节肿胀僵硬畸形。

④间歇期。可能数月发作一次，随病程发展，发作频繁。

当尿酸盐在肾脏沉积时，主要表现为痛风性肾病和尿酸性肾石病，可出现夜尿增多、少尿或无尿、肾绞痛、血尿、尿路感染等情况，甚至发展为肾衰竭。

（4）骨质疏松症　轻症者可无明显临床表现，常在做骨密度检查时或骨折后发现。疼痛、脊柱变形、脆性骨折是最典型临床表现。

疼痛是骨质疏松症最常见、最主要的症状。表现为腰背部疼痛或全身骨痛，疼痛常在翻身、起坐、长时间行走后出现，负重时加重，疼痛加剧时活动受限。

严重骨质疏松症患者，因椎体压缩性骨折，可出现身高变矮或驼背等脊柱畸形。多发性胸椎压缩性骨折可因胸廓畸形而影响心肺功能；严重的腰椎压缩性骨折可能引起腹部脏器功能异常，如食欲减低、腹痛、腹胀等不适。

轻微创伤或日常活动如轻微活动、负重、挤压、咳嗽等时即发生脆性骨折。骨折发生的常见部位为椎体（胸、腰椎）、髋部（股骨近端）、前臂远端和肱骨近端，其他如肋骨、跖骨、腓骨、骨盆等亦可发生骨折。脆性骨折可多部位、反复发生，是骨质疏松症的严重后果。

3. 诊断标准

（1）糖尿病　糖尿病诊断标准为有多饮、多食、多尿和不明原因体重下降、皮肤瘙痒、视物模糊等典型糖尿病症状，随机血糖≥11.1mmol/L；空腹血糖≥7.0mmol/L；餐后2h血糖≥11.1mmol/L。无症状者需两次血糖异常才能做出诊断。应激状态下的高血糖可能是短暂的，不能作为诊断糖尿病的依据。

（2）甲状腺功能亢进症　通过询问病史，有高代谢症状和体征，甲状腺肿大或甲状腺结节，血清甲状腺功能检查显示血清TT3、FT3、TT4、FT4增高，TSH减低，即可诊断。

（3）高尿酸血症与痛风　男性和绝经后女性血尿酸＞420μmol/L（7.0mg/dL）、绝经前女性＞360μmol/L（6.0mg/dL）可诊断为高尿酸血症。如出现特征性关节炎表现、尿路结石或肾绞痛发作，伴有高尿酸血症应考虑痛风。关节液穿刺或痛风石活检证实为尿酸盐结晶可做出诊断。X线检查、CT或MRI扫描对明确诊断具有一定的价值。急性关节炎期诊断有困难者，秋水仙碱诊断性治疗具有特征性诊断价值。

（4）骨质疏松症　根据病史和体检，老年人、有脆性骨折家族史、女性绝经或早绝经、日照不足、体力活动少、低体重或消瘦、蛋白质摄入不足或营养失衡、钙和（或）维生素D缺乏及其他引起继发性骨质疏松的病因，进行X线检查或骨密度测定可以确诊。发现髋部或椎体脆性骨折即可诊断为骨质疏松症，发现肱骨近端、骨盆或前臂远端脆性骨折伴骨密度测定显示骨量低下，即可诊断为骨质疏松症。

骨密度检查，正常T值≥-1.0；骨量低下为-2.5＜T值＜-1.0；骨质疏松症为T值≤-2.5；严重骨质疏松指T值≤-2.5伴脆性骨折。

四、能力训练

（一）操作条件

① 资料：《诊断学》《内科学》等工具书，案例资料。
② 设施设备：带互联网的计算机系统等。
③ 环境：模拟药房。
④ 常见病判断操作流程。

（二）注意事项

1. 询问病史时，要注意符合患者的基本情况，不做无关情况询问。
2. 询问病史时，注意保护患者隐私。
3. 注意符合自身药事工作人员身份，不做疾病诊断，仅根据所询问后获得的情况做合理判断或评估。
4. 部分疾病需要结合体格检查及实验室检查，需引导患者到医院完善就诊。

（三）操作过程

序号	实施步骤	操作方法及说明	注意事项/操作标准
1	接待患者	礼貌招呼："请问有什么可以帮到您的吗？"	（1）态度真诚、适度 （2）语言简洁、礼貌
2	了解需求	了解基本情况："您需要购买的药物是您自己使用还是为家人购买？""请问方便告诉一下您的年龄吗？"	简单明了，尊重隐私
3	询问病史	（1）询问本次病史："请问您哪里不舒服""是什么时候开始的？""您发现这种情况有多长时间了？""您能详细描述一下具体情况吗？" （2）观察体征：患者是否有焦虑、痛苦面容，是否有特征性体征或异常体征 （3）询问三史："您是否过去有相同或相似情况发生？""是否曾去医院就诊？""这次是否已经用过药物？""您是否有其他慢性病或在长期服用药物？""您是否有药物或者食物等的过敏史？"	（1）询问患者要全面、细致。有多饮多食多尿，体重减轻的，要详细询问饮食情况，体重减轻程度；有肢体疼痛的，要详细询问疼痛部位、发作时间、持续时间、程度、性质、疼痛加重或缓解因素等 （2）注意观察患者的表现，如是否有痛苦面容，疼痛部位是否有红肿热痛的炎症表现，是否有关节肿大变形，不良的行走站立姿势，是否有恶心呕吐、腹痛，以及腹痛的位置、患者的精神状态等 （3）全面清楚地了解患者的主要症状表现及伴随症状、生活习惯、诊疗经过 （4）对于疼痛剧烈、有骨折可能的，应劝导其尽快去医院就诊
4	初步判断	根据询问及观察获得的患者的基本情况、症状表现等，初步判断其所患的疾病。如："您好，根据您的描述及××检查情况来看，您目前症状比较符合××疾病"	（1）作为药学专业人员，注意规范用语，不使用医疗诊断用语 （2）可通过翻阅工具书、专业网站等方式辅助判断 （3）疾病判断要尽可能准确 （4）如初步判断为内分泌系统方面的疾病的，应引导患者及时就医，通过相关检查尽快确诊以及时治疗

044　模块B　药品用药指导

【问题情境一】

某男性患者，半夜突然出现右足第一跖趾关节肿胀疼痛，伴周围皮肤发热发红，因疼痛剧烈难忍，故一早来药房咨询购药。请问药师小李应该如何接待他，并准确判断其所患疾病？

解答： 小李将其引导至药师咨询服务台，经详细询问此次发病情况、疾病史、用药史，该患者此次症状发作诱因明显，当晚在海鲜大排档招待外地来访朋友，把酒叙旧，平常也喜食海鲜火锅类，1年前曾有过类似发作史，但疼痛较轻，隔日即缓解，因此未引起注意。小李初步判断其为痛风，建议去医院就诊，作相关检查明确诊断。

【问题情境二】

某女性患者，35岁，今来药店咨询，两年前开始经常出现莫名烦躁易怒、乏力，夜间失眠多梦，近两个月来胃口增加但体重明显下降，并伴有畏热多汗、腹泻、心悸、手抖等症状。请问药师小王应该如何询问症状并对其所患疾病做出准确判断？

解答： 小王应首先将患者引导到药师咨询服务台，礼貌地询问其具体症状、发病时间、饮食生活情况、疾病三史（用药史、过敏史、家族史）等。根据患者描述其是杂志编辑，长期熬夜且有吸烟史，近2个月虽然食量增加，但体重减轻近10kg，家人自觉地最近脾气暴躁不少，自己也感觉有时候无来由地发怒，记性也差了很多。小王观察其颈部似有肿大、眼部有稍突现象，判断其可能患有甲状腺功能亢进症，建议患者去医院进一步检查明确诊断。

（四）学习结果评价

序号	评价内容	评价标准	评价结果（是/否）
1	接待患者	能使用规范语言礼貌地向患者打招呼	
2	了解需求	了解需求的过程中尊重患者隐私	
3	详细询问病史	能通过详细询问患者，查看其所提供的病历资料等方式，全面了解患者的病史、用药史、过敏史及其他特殊情况	
4	初步判定患者疾病	能根据患者的基本情况、症状表现等，初步判断其所患的疾病	

五、课后作业

1. 简述内分泌系统常见病的诊断标准。

2. 柳大伯今年61岁，自从去年退休以来，就不爱出门，天天坐电视机前，很少运动，又喜食肉食甜食。大约3个月前开始，总是感觉饥饿、口渴，食量倍增，小便增多，但体重从78kg下降到69kg，最近有时还出现头晕、乏力现象。故今日特来药房找药师咨询。请问药师小钱应该如何询问症状并对其所患疾病做出准确判断？

职业能力B-1-5　能判断神经系统常见病

一、核心概念

1. 睡眠障碍

睡眠障碍指睡眠量的异常及睡眠质的异常，或者睡眠时发生某些临床症状，比如睡眠减少和睡眠过多，睡行症等。睡眠障碍主要分失眠、睡眠过度、睡眠-觉醒时程障碍和睡眠有关的功能障碍，其中失眠是比较常见的睡眠障碍。本能力点主要介绍失眠。

2. 焦虑症

焦虑症又称为焦虑性神经症，是神经症中最常见的一种，以焦虑情绪体验为主要特征。可分为慢性焦虑，广泛性焦虑和急性焦虑。女性较男性多。一般来说，女性、病程短、症状轻、病前社会适应能力完好、个性缺陷不明显的患者预后较好。

3. 抑郁症

抑郁症属于心境障碍，因大脑神经递质系统功能失调所致，是情感性精神障碍的一种临床类型，以显著而持久的情绪低落为主要特征，具有高患病率、高复发率、高自杀死亡率等特点。

4. 帕金森病

帕金森病又称震颤麻痹，是发生于黑质和黑质纹状体通路的神经系统变性疾病。多见于 50 岁以后，有家族史者发病年龄相对较轻。

5. 脑梗死

脑梗死又称缺血性脑卒中，指脑部血液供应障碍，缺血缺氧导致局限性脑组织缺血性坏死和软化。脑梗死的临床常见类型有脑血栓形成、腔隙性梗死和脑栓塞，多见于 45 ～ 70 岁中老年人。

二、学习目标

1. 能识别神经系统常见病的临床症状。
2. 能分析神经系统疾病的病因及诱因。
3. 能通过了解患者的症状初步判断疾病。

三、基本知识

1. 病因和发病机制

（1）睡眠障碍与焦虑症　精神因素如精神紧张、焦虑、恐惧、兴奋、神经衰弱、抑郁症等可引起失眠；各种躯体疾病如疼痛、呼吸困难、咳嗽、心悸等都可以引起入眠困难和睡眠不深；生理因素如生活环境、工作环境改变，饮浓茶、咖啡等都可以引起失眠；药物因素如甲状腺素、咖啡因、氨茶碱等；另外，大脑弥散性病变，如慢性中毒、内分泌疾病、营养代谢障碍、脑动脉硬化等，失眠常常作为早期的症状。

焦虑症的病因尚不明确，可能与遗传、个性、认知、不良生活事件、生化、躯体疾病等有关系。

睡眠障碍可能与脑干尾端，被认为是睡眠中枢的部位因各种刺激性病变或破坏性病变而引起，另外睡眠时相有中枢神经递质介入，因此所有影响这些中枢神经递质的原因都可能影响到睡眠。

（2）抑郁症　抑郁症的发生与遗传、生化、心理、社会和环境等多方面因素有关，发病机制尚未完全明确，主要可能是单胺能神经通路信号异常，中枢单胺类神经递质 5-羟色胺（5-HT）、去甲肾上腺素（NE）和多巴胺（DA）绝对或相对缺乏；下丘脑-垂体-肾上腺素轴的功能亢进；海马体积缩小和神经可塑性下降所致。

（3）帕金森病　病因尚不明确，可能是年龄老化、接触环境毒素、遗传易感性共同作用结果，随着年龄的增长，对环境毒素易感的个体出现纹状体黑质病变，黑质多巴胺能神经元渐进性死亡变性，纹状体多巴胺递质显著减少，最终失代偿出现临床症状。另外也可因脑血管病、药物、中毒、脑外伤、脑肿瘤等继发，神经细胞内蛋白质的异常聚集被认为可能是引起帕金森病的关键性因素。

（4）脑梗死　由于动脉狭窄，管腔内逐渐形成血栓，最终堵塞动脉导致脑梗死，或者是血流当中的异常物质即栓子进入脑动脉系统，引起动脉管腔闭塞，该动脉供血区局部脑组织坏死。最常见栓子来源于心脏，心肌梗死、心内膜炎、心房颤动、心脏手术时易诱发疾病，非心源性多见于大动脉粥样硬化斑块脱落、外伤、骨折或气胸、分娩等。

2. 临床表现

（1）睡眠障碍与焦虑症　失眠最多见是难以入睡，其次是睡眠浅和早醒，有些表现为睡眠感觉缺乏。白天精神不振、头痛、注意力不集中、易激惹、身体不适、易疲劳、学习工作效率低下、情绪低落、焦虑等。

焦虑症常表现为广泛性、持续性焦虑及惊恐发作（濒死感、失控感）。伴有自主神经紊乱的症状（头晕、胸闷、心慌、气促、尿频、出汗等）与运动性不安（坐立不安、坐卧不宁），睡眠表现为入睡困难。

（2）抑郁症　临床以情感低落、思维迟缓、精神运动性抑制三大症状为基本特征，表现为情绪低落，对前途悲观失望，思维迟缓；抑郁症患者大多伴有睡眠障碍、食欲减退、便秘、恶心、易疲劳、浑身疼痛等各种躯体不适感。

（3）帕金森病　病情缓慢进行性加重，临床以静止性震颤、肌张力增高、运动迟缓和姿势障碍为主要表现，常伴有汗腺、唾液腺、皮脂腺分泌过多，顽固性便秘等自主神经功能障碍及记忆力减退等智力障碍。

震颤多由一侧上肢开始，呈节律性搓丸样动作，大多在静止状态时出现，随意活动时减轻，情绪紧张时加重，入睡后消失。因肌张力增高，随意运动始动困难，出现动作迟缓、书写过小症、行走慌张步态。

（4）脑梗死　脑梗死的临床症状与脑损害的部位、缺血血管大小、缺血严重程度、发病前有无其他疾病以及有合并其他重要脏器疾病有关。轻者可以完全没有症状，即无症状性脑梗死，也可表现为头痛、头晕、恶心、呕吐、饮水呛咳或吞咽困难、运动型和（或）感觉性失语，反复发作的肢体瘫痪，如病变影响大脑皮质可出现癫痫发作，严重脑梗死可昏迷或死亡。

3.诊断标准

（1）睡眠障碍与焦虑症　睡眠障碍的诊断依据是有失眠症状，因伴有极度关注失眠结果而对睡眠的数量、质量不满引起明显苦恼或社会功能受损，至少每周发生3次，连续1个月，排除其他的躯体疾病如周围神经炎、恶性肿瘤等，也排除精神障碍症状导致的继发性失眠，如焦虑症常见的入睡困难、抑郁症常见的早醒。

根据焦虑症的广泛性焦虑和惊恐发作的临床特点，结合家族史、病程、体格检查、焦虑自评等量表检查可确诊，注意焦虑症的焦虑症状是原发的，继发于躯体疾病和其他精神障碍如妄想、抑郁、强迫等不能诊断为焦虑症。惊恐障碍要求一个月之内至少有3次发作，广泛性焦虑症必须要求六个月病期。

（2）抑郁症　主要是根据临床表现诊断，包括核心症状：心境低落、兴趣减退或愉快感丧失、精力下降、疲劳感。附加症状：注意力集中能力下降、自我评价低、自罪观念和无价值感、认为前途暗淡悲观、自伤或自杀的观念或行为、睡眠障碍、食欲下降。

（3）帕金森病　具备静止性震颤、僵直、运动迟缓中任何两项，排除其他帕金森综合征的临床症状，用左旋多巴制剂后症状明显改善，可在临床上可诊断为帕金森病。脑CT和MRI检查可排除一些导致帕金森综合征的疾病。

（4）脑梗死　根据临床表现（多急性起病，一般意识清楚或有短暂意识障碍、多数无前驱症状、偏瘫、失语等），脑CT检查可显示病灶大小及部位，排除脑出血，MRI可检查示早期缺血性损害，其他如血、尿、大便常规及血生化可辅助诊断，动脉彩超和造影可明确有无颅内动脉狭窄或闭塞。

四、能力训练

（一）操作条件

① 资料：《诊断学》《内科学》等工具书，案例资料。

② 设施设备：带互联网的计算机系统等。

③ 环境：模拟药房。

④ 常见病判断操作流程。

（二）注意事项

1. 询问病史时，要注意符合患者的基本情况，不做无关情况询问。

2. 询问病史时，注意保护患者隐私。

3. 注意符合自身药事工作人员身份，不做疾病诊断，仅根据所询问后获得的情况做合理判断或评估。

4. 部分疾病需要结合体格检查及实验室检查，需引导患者到医院完善就诊。

（三）操作过程

序号	实施步骤	操作方法及说明	注意事项/操作标准
1	接待患者	礼貌招呼："请问有什么可以帮到您的吗？"	（1）态度真诚、适度 （2）语言简洁、礼貌
2	了解需求	了解基本情况："您需要购买的药物是您自己使用还是为家人购买？""请问方便告诉一下年龄吗？"	简单明了，尊重隐私
3	询问病史	（1）询问本次病史："请问是哪里不舒服？""症状是什么时候开始的？""在什么状态下会出现？""在什么情况下可以缓解？""这种情况出现几次了？""发生这样的情况有多长时间了？" （2）详细了解体征：患者是否有痛苦、焦虑面容，是否有异常体征，如何表现 （3）询问三史："您是否过去有相同或相似情况发生？""是否曾去医院就诊？""这次是否已经用过药物了？""您是否有其他慢性病或在长期服用药物？""您是否有药物或者食物等的过敏史？"	（1）询问患者情况要全面、细致。如自述睡眠不佳，要询问是长时间难以入睡、还是睡眠质量不佳，是什么原因导致容易惊醒，有无器质性疾病；情绪低落了解有无对未来失去信心，是否曾有濒死感，是否有心悸、是否曾有晕厥；有手抖情况，询问什么情况下发生，是否有喝水呛咳，走路怎样 （2）注意观察患者的表现，如意识是否清晰，语言逻辑是否缜密，是否有焦虑面容，是否有坐卧不宁，行走步态，写字拿笔姿势，讲话是否流利，伸舌是否有偏向等 （3）全面清楚地了解患者的主要症状表现及伴随症状、生活习惯、诊疗经过 （4）对于情绪低落明显，对生活失去信心，有肢体活动不利等症状明显或病情有进一步发展风险的，应劝导其尽快去医院就诊
4	初步判断	根据询问及观察获得的患者的基本情况、症状表现等，初步判断其所患的疾病。如"您好，根据您的描述及提供的××检查情况来看，您目前症状比较符合××疾病"	（1）作为药学专业人员，注意规范用语，不使用医疗诊断用语 （2）可通过翻阅工具书、专业网站等方式辅助判断 （3）疾病判断要尽可能准确 （4）如初步判断为神经系统方面的疾病的，应引导患者及时就医，通过相关检查尽快确诊以及时治疗

工作任务B-1　常见病的疾病判断　　**049**

【问题情境一】

小宇是大四学生，在准备考研，每天学习至深夜，随着考试时间越来越接近，小宇发现自己近一个月来睡眠质量越来越差，本来倒头就睡，现在总是迷迷糊糊难以入睡，早晨起来感觉很疲倦，白天总是无精打采，注意力不集中，晚上学习的内容白天就忘。他开始担心自己的状况，来药房咨询。请问药师小李应该如何接待他，并初步判断其所患疾病？

解答： 小李详细询问小宇此次症状出现的情况，得知小宇每天为了提神，不是奶茶就是咖啡，总觉得时间不够用，因此每天学习到深夜，早晨强迫自己很早起来，这样睡眠时间被迫缩短有一段时间，小李得知其目前没有心悸、头晕、胸闷等情况，也未出现情绪低落失控，平时身体情况良好，无疾病史、用药史。初步判断其仅为睡眠障碍的失眠，建议调整作息，平稳心情，减少或不喝奶茶和咖啡，如果症状持续，即去医院就诊。

【问题情境二】

苏奶奶，67岁，近一年来，家人发现她喝水多次出现呛咳，走路有时慌慌张张，动作做事和反应越来越慢，前两天女儿发现她安静坐着，突然手会不自觉出现抖动，近来胃口也有些减退。今日其女儿来药房为苏奶奶购买钙片时，特意咨询药师小王，请问药师小王应该如何询问症状并对苏奶奶所患疾病做出准确判断？

解答： 小王在药师咨询服务台礼貌地询问苏奶奶具体症状、症状开始时间、饮食生活情况、疾病三史等。根据苏奶奶女儿的描述其手抖在安静状态下会出现，好像搓东西一样，但在活动时会减轻。平时活动动作有点僵硬，本来苏奶奶是个挺开朗的人，现在常常不开心的样子，奶奶原来有高血压史，小王初步判断苏奶奶可能患了帕金森病，建议其女儿尽快带奶奶去医院进一步检查明确诊断及早治疗。

（四）学习结果评价

序号	评价内容	评价标准	评价结果(是/否)
1	接待患者	能使用规范语言礼貌地向患者打招呼	
2	了解需求	了解需求的过程中尊重患者隐私	
3	详细询问病史	能通过详细询问患者，查看其所提供的病历资料等方式，全面了解患者的病史、用药史、过敏史及其他特殊情况	
4	初步判定患者疾病	能根据患者的基本情况、症状表现等，初步判断其所患的疾病	

五、课后作业

1.简述帕金森病和脑梗死的病因及发病机制。

2. 胡爷爷 78 岁，高血压、高血脂史十余年，一直规律服药治疗。今日早晨，老伴李奶奶去招呼爷爷吃早餐时，爷爷久久不答应，奶奶急忙去房间，看见爷爷在愣神，过了好一会才有反应，且嘴角有些歪斜。奶奶有点担心，自己孙女小艾是大药房药师，因此赶紧打电话问询。请问孙女小艾应该如何询问爷爷的具体情况并对其所患疾病做出准确判断？

职业能力B-1-6 能判断血液系统常见病

一、核心概念

1. 缺铁性贫血

缺铁性贫血指机体对铁的需求和供给失衡，导致储存铁缺乏影响血红蛋白合成引起的贫血。缺铁性贫血是最常见的贫血。可发生于各种年龄，育龄妇女和婴幼儿发病率较高。

2. 巨幼细胞性贫血

巨幼细胞性贫血指一组由于骨髓造血细胞 DNA 合成障碍所致的贫血，属于大细胞性贫血。

3. 白细胞减少症

白细胞减少症指外周血白细胞数持续 $< 4 \times 10^9/L$，多数情况下，白细胞减少症是中性粒细胞减少的结果。本病于任何年龄的男女均可罹患。当中性粒细胞绝对计数 $< (1.8 \sim 2) \times 10^9/L$（儿童 $< 1.5 \times 10^9/L$）称为粒细胞减少症，中性粒细胞绝对计数 $< 0.5 \times 10^9/L$ 为粒细胞缺乏症，常伴有难以控制的严重感染。

二、学习目标

1. 能识别血液系统常见病的临床症状。
2. 能分析血液系统疾病的病因及诱因。
3. 能通过了解患者的症状初步判断疾病。

三、基本知识

1. 病因和发病机制

（1）缺铁性贫血 铁参与人体内血红蛋白、肌红蛋白、某些酶类的合成。正常情况下，铁的吸收和排泄维持动态平衡，一般不会缺铁。

引起机体缺铁的原因主要有：丢失过多，如痔疮、溃疡、月经过多等各种慢性失血；摄入不足，如妇女妊娠哺乳期、婴儿、生长发育期儿童青少年需铁量增加；吸收不良，如偏食、萎缩性胃炎、慢性腹泻等胃肠道疾患，或咖啡、浓茶、制酸剂等药物，影响铁的吸收。

（2）巨幼细胞性贫血　主要原因是叶酸和/或维生素 B_{12} 缺乏。叶酸和维生素 B_{12} 是细胞合成 DNA 过程中的重要辅酶，维生素 B_{12} 还参与神经组织的代谢。

造成叶酸和维生素 B_{12} 缺乏的因素主要有：摄入不足，食物供给不足、素食、女性妊娠哺乳期、婴幼儿、儿童、感染、甲状腺功能亢进症、恶性肿瘤等情况下，吸收不良，慢性腹泻、酗酒、胃炎、小肠手术后、长期服用广谱抗生素等情况下；代谢障碍，某些药物干扰了叶酸、维生素 B_{12} 的代谢，如甲氨蝶呤、异烟肼、对氨基水杨酸、秋水仙碱等。

（3）白细胞减少症　主要病因是白细胞生成障碍、破坏过多或分布异常。一些抗肿瘤药物、免疫抑制药影响细胞代谢造成粒细胞减少；化学毒物、放射线等直接损伤造血干细胞形成急慢性的伤害，出现粒细胞减少；自身免疫因素如风湿病、系统性红斑狼疮等自身免疫疾病、慢性病等一些免疫相关的因素使得白细胞减少；全身感染如结核杆菌、病毒感染引起粒细胞的减少；先天性或继发于一些内毒素血症和异体蛋白反应引起的粒细胞分布异常。

2. 临床表现

（1）缺铁性贫血　贫血主要表现为乏力倦怠、头晕头痛、眼花耳鸣、心悸气促、面色苍白或萎黄、食欲缺乏等。组织缺铁表现为舌炎、口角炎、吞咽困难、皮肤干燥粗糙、毛发脱落无光泽、指甲薄脆易裂、反甲、烦躁易怒、注意力不集中、失眠多梦、记忆力减退、小儿生长发育迟缓、智力低下、异食癖等。

（2）巨幼细胞性贫血　主要表现为面色萎黄、头晕、乏力、气促等症状，部分伴有黄疸。消化道的表现：纳差、腹胀、恶心、呕吐、口腔黏膜炎症、溃疡、俗称"牛肉舌"的舌炎等。神经系统的表现：主要见于维生素 B_{12} 缺乏者，轻者乏力、手足麻木、感觉障碍，重者共济失调、行走困难、精神错乱、嗜睡等。

（3）白细胞减少症　随白细胞减少程度和病因而有差异。

除有原发病的表现外，多数白细胞减少症病程短暂呈自限性，无明显的临床症状，或者仅有头晕、乏力、低热、咽炎等非特异性的表现。粒细胞减少主要症状是容易有反复的感染出现，粒细胞缺乏症起病急剧，短期内大量的粒细胞破坏，出现畏寒、高热、出汗、严重感染，感染迅速扩散，进展为脓毒血症。

可能出现的并发症有各系统的严重感染，如肺炎、严重皮肤感染、泌尿系统感染、消化系感染、脓毒血症等。

3. 诊断标准

（1）缺铁性贫血　根据病史、临床表现及体格检查、实验室检测并排除其他疾病情况下可诊断。

正常成人血常规检测，血红蛋白量男性为 120 ~ 160g/L，女性为 110 ~ 150g/L，红细胞计数男性为（4.0 ~ 5.5）×10^{12}/L，女性为（3.5 ~ 5.0）×10^{12}/L，凡低于以上指标即贫血。血红蛋白 90 ~ 120g/L 为轻度贫血，60 ~ 90g/L 中度贫血，60g/L 以下为重度贫血。

血涂片红细胞大小不等，中心淡染，血生化血清铁、血清铁蛋白降低。

铁剂试验治疗有效。

（2）巨幼细胞性贫血　根据病史、临床表现、典型的血常规、骨髓象特点，结合血清叶酸、维生素 B_{12} 浓度的检测可以诊断，叶酸／维生素 B_{12} 诊断性治疗也是可靠的方法，饮食习惯或饮食史的病史采集有助于判断诱因及基础疾病。

血常规可见较多大卵圆形红细胞，骨髓象存在粒、红、巨核三系细胞的典型巨幼变；血清叶酸 < 6.81nmol/L，红细胞叶酸 < 227mmol/L 或血清维生素 B_{12} < 74pmol；叶酸／维生素 B_{12} 诊断性治疗症状明显改善。以上三条中具备两条即可诊断巨幼细胞性贫血。

（3）白细胞减少症　为避免白细胞生理性波动，应定时、定部位采血，多次检查以确定有无白细胞减少及减少程度。详细询问病史，特别是用药史、化学物质及射线接触史、感染性疾病史等。体格检查可发现相关疾病的阳性体征或感染灶。血常规检查可明确，骨髓检查可确定细胞增生程度，并除外其他血液病。

四、能力训练

（一）操作条件

① 资料：《诊断学》《内科学》等工具书，案例资料。
② 设施设备：带互联网的计算机系统等。
③ 环境：模拟药房。
④ 常见病判断操作流程。

（二）注意事项

1. 询问病史时，要注意符合患者的基本情况，不做无关情况询问。
2. 询问病史时，注意保护患者隐私。
3. 注意符合自身药事工作人员身份，不做疾病诊断，仅根据所询问后获得的情况做合理判断或评估。
4. 血液系统疾病诊断需要结合体格检查及实验室检查，确诊病因及观察疗效对疾病治疗及转归非常重要，大多情况影响到今后生活质量，需引导患者到医院完善就诊。

（三）操作过程

序号	实施步骤	操作方法及说明	注意事项/操作标准
1	接待患者	礼貌招呼："请问有什么可以帮到您的吗？"	（1）态度真诚、适度 （2）语言简洁、礼貌
2	了解需求	了解基本情况："您需要购买的药物是您自己使用还是为家人购买？""请问方便告诉一下您的职业吗？""您需要购买的药物是前期已经使用过吗？"	简单明了，尊重隐私
3	询问病史	（1）询问本次病史："请问您哪里不舒服？""是什么时候开始的？""这样的状况持续了多久？""在什么情况下会发生？""会不会自行缓解？""在什么情况下会好转？" （2）观察体征：患者是否有疾病面容，心率、呼吸、皮肤黏膜、毛发指甲及其他异常体征等 （3）询问三史："您是否过去有相同或相似情况发生？""您是否有去医院就诊？""是否做过一些检查？""这次是否已经用过药物？""您是否有其他慢性病或在长期服用药物吗？""您是否有药物或者食物等的过敏史？""家族成员中是否有类似情况发生？"	（1）询问患者要全面、细致。如详细询问现病史、既往史、家族史、营养史、女性月经生育史及危险因素暴露史等 （2）注意观察患者的面容体态、精神状态，如是否有精神萎靡，面色苍白或萎黄，是否营养不良可能，心率是否增快，脉搏是否细数，呼吸是否急促，皮肤黏膜是否干燥、苍白、黄疸、溃疡、瘀点、紫癜、瘀斑，毛发是否稀疏，指甲是否薄脆有破裂，有无反甲，下肢有无凹陷性水肿等 （3）全面清楚地了解患者的症状表现，症状发生的时间、速度、程度、并发症，可能的诱因 （4）对于未去医院就诊、首次出现晕厥，或有相关血液系统疾病史、危险因素接触史，本次症状较重或病情可能存在较大进展风险的，应劝导其尽快去医院就诊
4	初步判断	根据询问及观察获得的患者的基本情况、症状表现等，初步判断其所患的疾病。如："您好，根据您的描述及××检查情况来看，您目前症状比较符合××疾病"	（1）作为药学专业人员，注意规范用语，不使用医疗诊断用语 （2）可通过翻阅工具书、专业网站等方式辅助判断 （3）疾病判断要尽可能准确 （4）如遇到无法准确判断疾病或疾病存在较大进展风险的，应引导患者及时就医

【问题情境一】

某女性患者，23岁，最近经常出现头晕、心悸，头发脱落较多，口角经常溃疡。今来药房咨询。请问药师小李应该如何接待他，并准确判断其所患疾病？

解答：小李将其引导至药师咨询服务台，详细询问头晕心悸情况，是否有伴随症状，如何缓解，日常生活情况，询问疾病史、用药史、过敏史、月经史。了解到患者最近两年来月经量多，经期延长，头晕时有发作，尤其下蹲起立时，无眩晕，休息及放松状态无明显好转。自觉工作生活压力不大，但掉发较多，小李观察其面色苍白，言谈举止间有气无力，其指甲有断裂现象，此次身体不适以来，未曾在医院就诊，过去无慢性疾病史、药物过敏史、用药史。初步判断其为缺铁性贫血，建议去医院就诊明确诊断。

【问题情境二】

包奶奶，76岁，有风湿性关节炎病史，日常服药治疗，可拄拐自行行走，平时活动较少，近半年来自觉经常头晕、乏力，有不明原因低热，慢性咽炎也经常发作，咽喉不适，干咳。今天来药房购买含片，正好碰上熟悉的药师小王当班，故特来咨询。请问小王应该如何询问症状并对其目前状况做出准确判断？

解答： 小王应首先将患者引导到药师咨询服务台，礼貌地询问其具体症状、发病时间、头晕乏力在什么情况下发生，能不能自行缓解，除了经常发作的咽炎，有没有其他感染迹象，低热发生的时间，有没有其他伴随症状，发病诱因、其他慢性病史、用药史、过敏史等。根据包奶奶的答复描述其经常感觉头晕乏力，但无明显发作和缓解过程，低热也是在无明显诱因情况下发生。一个月前曾去医院就诊，实验室检测除红细胞沉降率稍快，白细胞低于正常值外，其他无殊。小王据此初步判断奶奶为白细胞减少症，可能是免疫功能下降引起，建议服用一些提高免疫力，升白细胞的药物，定期去医院监测白细胞计数，观察效果。

（四）学习结果评价

序号	评价内容	评价标准	评价结果(是/否)
1	接待患者	能使用规范语言礼貌地向患者打招呼	
2	了解需求	能在尊重患者隐私的前提下简单明了地获取患者需求	
3	详细询问病史	能通过详细询问患者，查看其所提供的病历资料等方式，全面了解患者的病史、用药史、过敏史及其他特殊情况	
4	初步判定患者疾病	能根据患者的基本情况、症状表现等，初步判断其所患的疾病	

五、课后作业

1. 简述血液系统常见病的诊断标准。

2. 赫女士，35岁，有胃溃疡病史，长期服用抑酸药。近两年来经常出现头晕乏力、腹泻、消化不良现象，面色萎黄，身材消瘦。今来药房咨询，请问你作为药师应该如何接待患者，询问症状并对其所患疾病做出准确判断？

职业能力B-1-7　能判断泌尿生殖系统常见病

一、核心概念

1. 前列腺增生

前列腺增生又称前列腺良性肥大，指患者尿道周围前列腺组织结节性增生、肿大，导致不同程度的膀胱流出道梗阻，而引发一系列临床症状，是中老年男性排尿障碍原因中最为常见的一种良性疾病，常在 50 岁左右发病，随着年龄的增长，发病率增高。

2. 尿路感染

尿路感染指致病菌入侵尿路引起的感染性炎症，属于临床的常见病、多发病，好发于妇女、女婴、老年男性、免疫力低下、尿路畸形者。可分上尿路感染（输尿管炎、肾盂肾炎）和下尿路感染（膀胱炎、尿道炎），尿路感染也是尿毒症的常见病因之一。

3. 痛经

痛经指妇女在经期前后或行经期间出现的小腹疼痛、坠胀，疼痛可累及腰骶部，伴有全身不适，严重影响日常生活。可分为原发性和继发性两种，原发性又称功能性痛经，多见于青春期少女、未婚及已婚未育者，继发性痛经多是因为生殖器官有器质性病变而引起。

4. 阴道炎

阴道炎指导致外阴阴道出现瘙痒、灼痛、刺激和异常流液等症状的一组病症，即阴道炎症。床上常见有细菌性阴道炎、念珠菌性阴道炎、滴虫性阴道炎、老年性阴道炎、幼女性阴道炎。

二、学习目标

1. 能识别泌尿系统常见病的临床症状。
2. 能分析泌尿系统疾病的病因及诱因。
3. 能通过了解患者的症状初步判断疾病。

三、基本知识

1. 病因和发病机制

（1）前列腺增生　与体内雄激素与雌激素的平衡失调有关。许多因素可能影响前列腺的组织细胞，使其增生肥大，如遗传、吸烟、饮食、饮酒、肥胖、性生活、高血压、糖尿病等。

（2）尿路感染　机体在尿路梗阻、膀胱输尿管反流、肾发育不良、长期应用激素和免疫抑制药、妊娠与分娩、前列腺炎及医源性因素等易感因素下，抵抗力下降，致病菌经上行感染、血行感染、淋巴道感染及直接感染等入侵途径进入尿路，引起感染。致病菌多为会阴部及肠内常见菌种，如大肠埃希菌、变形杆菌、葡萄球菌、粪链球菌、铜绿假单胞菌等。

（3）痛经　原发性痛经主要与月经时子宫内膜前列腺素含量增高有关。前列腺素含量高引起子宫平滑肌过强收缩，血管痉挛，子宫缺血缺氧状态而出现痛经；其次血管升压素、内源性缩宫素以及 β- 内啡肽等物质的增加；精神、神经因素亦可导致。

056　模块B　药品用药指导

继发性痛经常因子宫内膜异位症、子宫腺肌病引起。

（4）阴道炎　细菌性阴道炎是阴道内正常病菌失调，乳杆菌减少，加德纳菌、厌氧菌等病原菌增加所致的混合感染；念珠菌性阴道炎是由于白念珠菌感染引起的炎症，孕妇、糖尿病、长期应用广谱抗生素、大量应用免疫抑制剂的妇女易发生，长期着紧身化纤内裤、肥胖者是易感人群；滴虫性阴道炎主要是阴道毛滴虫感染引起，以性接触传播为主，是最常见的非病毒性性传播疾病，其传播途径一是直接通过性行为传播，二是共用浴池、浴盆、浴巾、坐便器，使用别人的内裤等间接传播；老年性阴道炎是绝经后的妇女卵巢功能衰退，雌激素水平降低，阴道萎缩，黏膜变薄，局部抵抗力下降，导致致病菌过度繁殖或入侵引起，以需氧菌为主；幼女性阴道炎是因婴幼儿外阴发育差，雌激素水平低或有阴道内异物等造成感染，常见致病菌有大肠埃希菌、葡萄球菌、链球菌等。

2. 临床表现

（1）前列腺增生　早期病情较轻时有尿频，夜尿增多，可出现血尿；随着病情加重，则出现排尿无力，尿线变细变慢，有尿不尽之感，长期不能排尿，梗阻严重时出现尿潴留。

（2）尿路感染　可见排尿异常（尿频、尿急、尿痛、尿失禁、尿潴留、多尿、少尿等）、尿液异常（血尿、菌尿、脓尿）、腰痛。

肾盂肾炎表现有泌尿系统症状，包括膀胱刺激征，血尿，患侧或双侧腰痛，患侧脊肋角明显压痛或叩击痛；全身感染症状，如寒战、高热、头痛、恶心、呕吐、食欲不振。

膀胱炎一般无明显的全身症状，表现在尿频、尿急、尿痛的膀胱刺激征，排尿困难，下腹部疼痛，有时可伴有肉眼血尿。

无症状细菌尿一般无尿路刺激症状，或仅有低热、易疲劳、腰痛、细菌尿。多见于老年女性和妊娠期妇女，发病率随年龄增长而增加。

（3）痛经　临床表现是以伴随月经周期规律性发作的小腹疼痛为主要症状。下腹部阵发性绞痛或下坠感，少数可放射到大腿内侧，多在经前 1～2 日开始，经期第一天疼痛剧烈，持续 2～3 日后，逐渐缓解。可有头痛、腰酸、乳胀、便稀、腹泻或便秘、失眠、易激激动等。严重者可面色苍白、冷汗、四肢厥冷、恶心、呕吐至晕厥，精神状态常呈紧张、焦虑、恐惧、抑郁等。

（4）阴道炎　主要临床表现是外阴瘙痒、灼痛，白带增多。其中细菌性阴道炎白带灰白色，稀薄，有鱼腥臭味；霉菌性阴道炎白带凝乳状或豆腐渣样，混合细菌感染时白带脓性，有尿频、尿急、尿痛及性交痛；滴虫性阴道炎白带稀薄脓性泡沫状，有臭味，阴道黏膜上有出血点或宫颈有点状红斑及触痛。

3. 诊断标准

（1）前列腺增生　根据患者年龄，尿频、排尿无力、尿不尽的病史，结合体格检查、辅助检查明确诊断。直肠指检是诊断前列腺增生的重要检查，可以摸到肿大的前列腺，确定表面光滑度及硬度。其他还有膀胱镜检查、膀胱造影、B超等。

（2）尿路感染　有尿路刺激征、感染中毒症状、腰痛等临床表现，结合尿液异常改变和尿细菌学检查可以诊断。上尿路感染常有发热、寒战，明显腰痛，肾区叩击痛，脊肋角压痛；下尿路感染膀胱刺激征明显，很少有全身症状；无菌性菌尿，中段尿培养连续两次尿细菌计数 $> 10^5$（菌落形成单位/mL）。血常规、尿常规、超声、腹部平片、静脉肾盂造影等可辅助检查。

（3）痛经　根据随月经周期规律性发作的下腹绞痛或坠痛，妇科检查无阳性体征，一般临床即可诊断。

（4）阴道炎　根据外阴瘙痒、白带增多临床表现及白带的不同性状，及实验室白带检查可确诊。

四、能力训练

（一）操作条件

① 资料：《诊断学》《内科学》等工具书，案例资料。

② 设施设备：带互联网的计算机系统等。

③ 环境：模拟药房。

④ 常见病判断操作流程。

（二）注意事项

1. 询问病史时，要注意符合患者的基本情况，不做无关情况询问。

2. 询问病史时，注意保护患者隐私。

3. 注意符合自身药事工作人员身份，不做疾病诊断，仅根据所询问后获得的情况做合理判断或评估。

4. 泌尿生殖系统疾病诊断一般需要结合体格检查及实验室检查，确诊病因及观察疗效对疾病治疗及转归非常重要，大多情况影响到今后生活质量，需引导患者到医院完善就诊。

（三）操作过程

序号	实施步骤	操作方法及说明	注意事项/操作标准
1	接待患者	礼貌招呼："请问有什么可以帮到您的吗？"	（1）态度真诚、适度 （2）语言简洁、礼貌
2	了解需求	了解基本情况："您需要购买药物还是做一些咨询？""请问方便告诉一下您的职业吗？"	简单明了，尊重隐私

058　模块B　药品用药指导

续表

序号	实施步骤	操作方法及说明	注意事项/操作标准
3	询问病史	（1）询问本次病史："请问您哪里不舒服？""是什么时候开始的？""疼痛什么情况下发生？""持续多久？""什么情况下会加剧？""什么情况下可以缓解？""有没有伴随症状？" （2）观察体征：患者是否有疾病面容、面色苍白，精神状态怎样，是否有冷汗、寒战；疼痛部位，有无牵涉痛 （3）询问三史："您是否过去有相同或相似情况发生？""这次是否已经用过药物？""您是否有其他慢性病或在长期服用药物？""您是否有药物或者食物等过敏史？""您是否有去医院就诊？""是否做过一些检查？"	（1）询问患者要全面、细致。如本次有腹痛发作，应重点询问疼痛发作时间、部位、性质，发作的诱因及可能缓解的因素，有无周期性发作的特点；发病时伴随的症状，如有无尿频、尿急，有无头晕、晕厥、恶心呕吐、食欲减退、全身酸痛、乏力等症状；询问用药情况；如果女性，询问月经情况，疼痛是否与月经来潮有关 （2）注意观察患者的表现，如是否有寒战、出汗、呕吐，精神状态等 （3）全面清楚地了解症状表现，了解尿液情况、月经及白带性状 （4）对于有感染迹象、未去医院就诊，疼痛剧烈或病情可能存在进展风险的，应劝导其尽快去医院就诊
4	初步判断	根据询问及观察获得的患者的基本情况、症状表现等，初步判断其所患的疾病。如"您好，根据您的描述及××检查情况来看，您目前症状比较符合××疾病"	（1）作为药学专业人员，注意规范用语，不使用医疗诊断用语 （2）可通过翻阅工具书、专业网站等方式辅助判断 （3）疾病判断要尽可能准确 （4）如遇到无法准确判断疾病或疾病存在较大进展风险的，应引导患者及时就医

【问题情境一】

张某，男，70岁，有30余年的高血压史，但用药控制良好。最近半年来半夜经常要起来小便，排尿时感觉无力，尿线变细。今前来药店购高血压药时特来咨询药师小李，作为药师，小李要如何帮助患者准确判断疾病？

解答： 药师小王详细询问患者症状发作情况，以及患者年龄、高血压病史、用药史、家族史，有无吸烟，饮食情况，是否饮酒，帮助测量血压。了解到患者已经70岁，30余年高血压史，日常饮食喜食肉类，很少运动，喜欢静坐看电视，近年来体重慢慢增加。近半年来夜尿增多，有尿无力、尿不尽现象，无腰痛、尿痛，平时观察尿色尚清，测血压145/85mmHg。故初步判断其为良性前列腺增生，建议医院就诊，进行体检及B超检测明确诊断。

【问题情境二】

陶某某，女，30岁，某旅行社导游，因尿频、尿急、尿痛来药店购药，请问药师小王应该如何询问症状并对其所患疾病做出准确判断？

解答： 小王应首先将患者引导到药师咨询服务台，礼貌地询问其具体症状、发病时间、发病诱因，有无伴随症状，有无慢性病史、用药史、过敏史等。根据患者描述其有尿频、尿急、小便刺痛的膀胱刺激征，有下腹部疼痛和排尿困难。尿液浑浊有异味，体温正常，无全身酸痛、腰痛、乏力等症状。因为最近暑假期间旅游旺季，整天在外面跑，为了少上洗手间，水也喝了比较少。没有慢性病史、此次未曾用药，无过敏史。小王据此初步判断患者为尿路感染，建议患者去医院进一步检查，明确诊断。

（四）学习结果评价

序号	评价内容	评价标准	评价结果（是/否）
1	接待患者	能使用规范语言礼貌地向患者打招呼	
2	了解需求	能在尊重患者隐私的前提下简单明了地获取患者需求	
3	详细询问病史	能通过详细询问患者，查看其所提供的病历资料等方式，全面了解患者的病史、用药史、过敏史及其他特殊情况	
4	初步判定患者疾病	能根据患者的基本情况、症状表现等，初步判断其所患的疾病	

五、课后作业

1. 简述前列腺增生和尿路感染的病因与发病机制。

2. 患者张女士，公司文员，诉近半月来感觉外阴瘙痒，白带增多，稠厚呈豆腐渣样。否认慢性疾病史。前来药店购药，请问你作为药师应该如何询问症状并对其所患疾病做出准确判断？

职业能力B-1-8　能判断皮肤、五官科常见病

一、核心概念

1. 荨麻疹

荨麻疹又称风疹，指由于皮肤和黏膜小血管扩张，通透性增加，血浆外渗而引起的一种暂时性红斑和水肿反应，根据发生的频率及时间，分为急性和慢性。慢性荨麻疹每周至少发作两次，持续 ≥ 6 周。

2. 皮炎与湿疹

皮炎与湿疹指各种内外部感染和非感染性因素导致的皮肤炎症性疾患的泛称，目前皮炎与湿疹的区别尚不十分明确。临床上根据病因、发病部位、其他的临床特征将某一特定的皮炎进行定义，如接触性皮炎、神经性皮炎、特应性皮炎等。

3. 痤疮

痤疮指毛囊皮脂腺的慢性炎症性病变，以粉刺、丘疹、脓疱、结节、脓肿及瘢痕为特征。好发于 15 ～ 30 岁男女。

060　模块B　药品用药指导

4. 手足癣

手足癣指由皮肤癣菌侵犯指（趾）间、掌跖部引起的手足部浅表皮肤真菌感染，足癣是最常见的浅表真菌感染，复发率高。

5. 结膜炎

结膜炎指当结膜的防御能力减弱和外界致病因素增加时，其组织发生的炎症，按病程可分为急性和慢性结膜炎，急性结膜炎俗称红眼病。根据病因可分为细菌性、病毒性、衣原体性、真菌性和变态反应性结膜炎等。

6. 干眼症

干眼症又称角结膜干燥症，指各种原因造成的以眼睛干涩为主要症状的泪液分泌障碍性眼病。

7. 口腔溃疡

口腔溃疡指口腔炎症，炎性坏死组织脱落，形成口腔黏膜上皮局限性组织缺损或凹陷，是一种常见的口腔黏膜溃疡性损伤疾病，临床最常见是复发性口腔溃疡、损伤性口腔溃疡。

二、学习目标

1. 能识别皮肤、五官科常见病的临床症状。
2. 能分析皮肤、五官科疾病的病因及诱因。
3. 能通过了解患者的症状初步判断疾病。

三、基本知识

1. 病因和发病机制

（1）荨麻疹　病因复杂，通常分为外源性和内源性，常见的外源性因素有食物及食物添加剂、药物、物理刺激、动植物因素、病原微生物感染等，内源性因素有疾病、遗传、精神因素等。

其发病机制主要是Ⅰ或Ⅲ型超敏反应；某些药物、食物、毒素等进入体内激活补体或者直接刺激肥大细胞释放组胺、激肽等引起非超敏反应。

（2）皮炎与湿疹　常见病因有食物，吸入物，生活环境如冷、热、干燥，动物皮毛，各种理化物质刺激如化妆品、合成纤维衣物，慢性感染如慢性胆囊炎、扁桃体炎，内分泌及代谢改变如月经紊乱、妊娠，血液循环障碍如小腿静脉曲张，神经精神因素，遗传因素等。皮炎与湿疹的发病机制目前尚不明确，可能是在免疫功能异常、皮肤功能障碍等基础上，上述这些病因刺激或损害了皮肤的保护屏障和血管调节功能，或诱导了免疫反应，如迟发型变态反应有关。

（3）痤疮　其发生主要与皮脂分泌过多、毛囊皮脂腺导管堵塞、细菌感染和炎症反应等有关。遗传、雄激素特别是睾酮的水平升高，诱导皮脂腺分泌大量皮脂，同时毛囊皮脂腺导管的角化异常造成导管堵塞，皮脂排出障碍，形成角质栓即微粉刺。毛囊中多种微生物尤其是痤疮丙酸杆菌大量繁殖，同时趋化炎症细胞和介质，诱导并加重炎症反应。另外药物、饮食、胃肠功能障碍、月经、化妆品等因素也可诱发本病。

（4）手足癣　主要是在公共场所密切接触了病原菌以后被感染，也可能是患者的不同部位之间自身传播造成。环境因素如湿热地区、高温季节在皮肤浅表真菌感染的发病中起了一定的作用，手足多汗、穿不透气的鞋子和免疫功能受损也是重要的易感原因。

（5）结膜炎　病因可分为感染性因素和非感染性因素。感染性因素主要是细菌、病毒、真菌、衣原体等病原微生物侵害和物理、化学等因素刺激导致了结膜的炎症，非感染性因素以局部或全身的变态反应引起的过敏性结膜炎最常见，其他如长时间用眼、过度疲劳、屈光不正等均可引起结膜炎。

（6）干眼症　年龄、外伤、感染、长期使用某种眼药水、服用某些药物、长期佩戴角膜接触镜、缺乏维生素A或者是眼睑疾病、手术、其他各种系统疾病等都可影响，导致干眼症的发生。

主要是各种因素使泪液质或量异常或动力学发生异常，泪膜稳定性下降，出现眼部不适或眼表组织病变。

（7）口腔溃疡　是多种因素综合的作用，包括局部创伤、精神紧张、食物、药物、营养不良、激素水平改变及维生素或微量元素缺乏等。系统性疾病、遗传、免疫及微生物在口腔溃疡的发生、发展中可能起重要作用。如缺乏锌、铁、叶酸、B族维生素以及营养不良等，如胃十二指肠溃疡、溃疡性结肠炎、局限性肠炎、肝炎、女性经期、B族维生素吸收障碍、自主神经功能紊乱等疾病均与口腔溃疡的发生可能有关。

2. 临床表现

（1）荨麻疹　皮肤出现瘙痒，有鲜红或苍白色、皮肤色大小形态不一"风团"，散在或成片，持续数分钟、数小时或数天后消退，消退后不留痕迹。皮疹反复成批发生，有时可合并血管性水肿，严重者伴有恶心、呕吐、头痛、胸闷、心悸、血压下降、气促、休克等全身症状。

划痕性荨麻疹是患者在搔抓后，或者在紧束的腰带、袜带等局部部位出现风团瘙痒，延迟性皮肤划痕症是指皮肤划痕在刺激或6～8h后出现；压力性荨麻疹是局部皮肤受压后4～6h出现；胆碱能性荨麻疹大多在运动时或运动后不久发生；寒冷性荨麻疹一般在受凉后0.5～4h发生；日光性荨麻疹是皮肤暴露在日光下数分钟以后迅速出现；接触性荨麻疹是接触某些变应原以后出现。

（2）皮炎与湿疹　皮炎与湿疹的临床表现通常可分为急性期、亚急性期及慢性期三种皮损。急性期出现红斑、水肿，可有丘疹、水疱或糜烂、渗出；亚急性期水疱、红肿、渗出减少，出现结痂及脱屑；慢性期皮肤粗糙肥厚革化，苔藓样变，可伴色素沉着或色素减退。手足部湿疹可伴头发和指甲改变。皮疹一般对称

062　模块B　药品用药指导

分布、常反复发作，自觉症状为瘙痒，甚至剧痒。三期皮损常无明显界限，可同时并存。

特应性皮炎，有本人和家族的遗传过敏史、嗜酸性粒细胞增高、IgE 升高等特点；接触性皮炎，有明确的刺激物或致敏物接触史，皮损大多局限或初发于接触部位，边界清，形态单一，去除接触物并做适当处理以后皮损很快消退；神经性皮炎主要是中青年多见，有剧烈瘙痒，皮损丘疹、苔藓样变、无渗出，好发于颈部、四肢伸侧等，慢性反复发作，有明显的精神紧张、焦虑不安等精神神经因素，胃肠道功能障碍、内分泌异常或者局部的理化刺激。

（3）痤疮　慢性病程，皮损好发于面部及上胸背部。非炎症性皮损表现为开放性和闭合性粉刺，即白头和黑头。粉刺进一步发展成各种炎症性皮损，表现为炎性丘疹、脓疱、结节和囊肿。炎症性皮损消退后常常遗留色素沉着、持久性红斑、凹陷性或肥厚性瘢痕。炎症明显时可有疼痛。

（4）手足癣　在临床上，根据皮损的形态，分为水疱型、间擦糜烂型、鳞屑角化型，可同时存在。水疱型是成群或散在分布的小水泡，壁厚内容物清，干燥后脱屑，常伴瘙痒；间擦糜烂型表现为指（趾）间糜烂、发白，可见红色糜烂面，有少许渗液，多见于手足多汗、长期泡水、长期着不透气鞋者，夏季多发；鳞屑角化型皮肤弥漫性粗糙、增厚、脱屑，冬季易干燥、皲裂、出血。

（5）结膜炎　单眼或双眼同时或先后发病，表现为结膜充血、水肿和分泌物增多。细菌性或衣原体性结膜炎分泌物脓性或卡他性；病毒性结膜炎分泌物通常水样；过敏性结膜炎分泌物白色黏液性。结膜下出血多为点状或小片状，睑结膜或角膜缘有乳头状隆起，有滤泡形成。患眼瘙痒、异物感、烧灼感、眼睑沉重，可有耳前淋巴结肿大，病变累及角膜时可出现畏光、流泪及不同程度的视力下降。

（6）干眼症　眼部干涩、异物感、烧灼感、针刺感、瘙痒、畏光，充血、视物模糊，可有头痛、烦躁、疲劳、注意力不集中，严重者可视力明显下降，甚至失明。

（7）口腔溃疡　好发于唇内侧、舌、颊黏膜、软腭等部位，局部灼痛明显，影响进食、说话，遇酸、咸、辣等食物时疼痛加剧。溃疡单个或数个，大小不一，圆形或椭圆形，表面覆盖灰色或黄色假膜，中央凹陷，边界整齐，周围充血。复发性口腔溃疡有周期性、复发性、自限性，女性发病较多，创伤性溃疡有明显理化刺激、自伤、烫伤史。

3. 诊断标准

（1）荨麻疹　根据发生、消退迅速，风团消退后不留痕迹等临床特点进行诊断，通过详细询问病史、生活史、生活环境的变化，进行体格检查及有关实验室检查来确定病因。

（2）皮炎　主要根据病因、发病部位和临床特点综合考虑，均具有斑疹、丘疹、水疱、斑块、糜烂、结痂或苔藓样变等皮肤原发或继发性皮损的一种或几种皮肤炎症性表现；对于具备上述临床特点又不能进一步归类者可统称为湿疹。

（3）痤疮　根据好发年龄为 15～30 岁，发病部位位于颜面、胸背部等皮脂腺丰富部位，对称性分布，皮损为黑白头粉刺、炎性丘疹、脓疱、结节、囊肿等特点，易于诊断。

（4）手足癣　根据发病部位在手足，典型的水疱、间擦糜烂或鳞屑角化皮损，真菌学检查和培养可明确诊断。

（5）结膜炎　根据单眼或双眼同时或先后发病，结膜充血、水肿，不同性状分泌物增多的临床表现，结合分泌物涂片或结膜刮片培养等检查可明确诊断。

（6）干眼症　目前干眼症的诊断尚无国际公认的统一标准，一般包括疲劳、分泌物增多、异物感、眼睑沉重感、干涩、不适、疼痛、流泪、视物模糊、瘙痒、畏光、眼红等慢性眼部临床症状，可结合泪液功能试验进行诊断。

（7）口腔溃疡　根据患者周期性、复发性、自限性发作，明显的理化刺激等病史，有典型的溃疡形态特性，疼痛遇酸、咸、辣等加剧的特点，即可诊断。

四、能力训练

（一）操作条件

① 资料：《诊断学》《内科学》等工具书，案例资料。
② 设施设备：带互联网的计算机系统等。
③ 环境：模拟药房。
④ 常见病判断操作流程。

（二）注意事项

1. 询问病史时，要注意符合患者的基本情况，不做无关情况询问。
2. 询问病史时，注意保护患者隐私。
3. 注意符合自身药事工作人员身份，不做疾病诊断，仅根据所询问后获得的情况做合理判断或评估。
4. 皮肤、五官科疾病诊断一般需要结合体格检查及实验室检查，确诊病因及观察疗效对疾病治疗及转归非常重要，大多情况影响到今后生活质量，需引导患者到医院完善就诊。

（三）操作过程

序号	实施步骤	操作方法及说明	注意事项/操作标准
1	接待患者	礼貌招呼："请问有什么可以帮到您的吗？"	（1）态度真诚、适度 （2）语言简洁、礼貌

064　模块B　药品用药指导

续表

序号	实施步骤	操作方法及说明	注意事项/操作标准
2	了解需求	了解基本情况:"您需要购买的药物是您自己使用还是为家人购买?""请问方便告诉一下您的职业吗?""您需要购买的药物曾经使用过吗?"	简单明了,尊重隐私
3	询问病史	(1)询问本次病史:"请问您哪里不舒服?""是什么时候开始的?""这样的情况持续了多久?""症状会缓解吗?""什么情况下会缓解?" (2)观察体征:患者是否有疾病面容、是否有发热、皮疹、溃疡、炎症等 (3)询问三史:"您是否过去有相同或相似情况发生?""这次是否已经用过药物?""您是否有其他慢性病或在长期服用药物?""您是否有药物或食物等的过敏史?""您是否有去医院就诊?""是否做过一些检查?"	(1)询问患者要全面、细致。如出现皮疹、溃疡、炎症感染迹象,应重点询问起病时间、发病过程、是否疼痛或瘙痒、发病诱因及加重或缓解的因素,有无其他伴随症状,询问相似疾病史、用药史、过敏史、家族史 (2)注意观察患者的表现,如发病部位大小,有没有红、肿、热、痛,有没有皮肤破损、抓痕,有没有渗血渗液,分泌物性状,有无瘢痕,人的精神状态等 (3)对于感染及过敏症状明显,未去医院就诊或病情可能存在较大进展风险的,应劝导其尽快去医院就诊
4	初步判断	根据询问及观察获得的患者的基本情况、症状表现等,初步判断其所患的疾病。如"您好,根据您的描述及××检查情况来看,您目前症状比较符合××疾病"	(1)作为药学专业人员,注意规范用语,不使用医疗诊断用语 (2)可通过翻阅工具书、专业网站等方式辅助判断 (3)疾病判断要尽可能准确 (4)如遇到无法准确判断疾病或疾病存在较大进展风险的,应引导患者及时就医

【问题情境一】

某男性患者,28岁,自诉最近一个月来经常感到眼部干涩、烧灼、异物感,还有点畏光和视物模糊。现前来药店咨询购药。药师小李接待了他,请问小李要如何通过问询准确判断其所患疾病?

解答: 小李首先将其引导至药师咨询服务台,然后详细询问眼部症状发作情况,了解患者的职业,日常用眼情况,此次发病有无医院就诊,有无自行用药,有无头晕头痛现象,有无视力改变,有无其他伴随症状,询问了疾病史、过敏史。了解到患者是网络公司程序员,每天电脑前工作超过8h,最近在做一个大型项目,晚上工作到比较晚,睡前还习惯性刷一会手机,一个月前出现双眼干涩、有烧灼感、异物感,逐渐有点畏光,看电脑屏时会流泪,字体也逐渐模糊。影响了工作。时间久了还眼酸、头痛。无慢性疾病史、药物过敏史、用药史。故初步判断其为干眼症。

【问题情境二】

女生小黄,3天前开始感觉嘴里有异样,有灼痛感,喝水、吃东西时疼痛加剧。自己照镜子发现左侧颊黏膜上疼痛部位有一个2mm左右的圆形白斑。她有点担心,不知道自己得了什么病,特来药房咨询,请问药师该如何接待她,并对其所患疾病做出准确判断?

解答：药师应首先将患者引导到药师咨询服务台，礼貌地询问其具体症状发病时间、有无明显发病诱因、过去有没有类似发作史、最近身体状况怎样，学习是否紧张，口腔有没有外伤史、饮食有没有过辣、过烫，有无自行用药，有无其他慢性病史、用药史、过敏史等。根据患者描述其最近临近期末，学习确实比较紧张，平时喜欢吃辣，但这样的情况以前未发生过。也不记得有自伤史。观察其疼痛部位，有一个2mm左右圆形白斑，周围充血，中央稍凹，边界整齐，无出血。故初步判断为口腔溃疡，可能是近期精神紧张，免疫力下降，饮食又过于刺激导致。给予相关药物推荐，并进行了健康指导。

（四）学习结果评价

序号	评价内容	评价标准	评价结果（是/否）
1	接待患者	能使用规范语言礼貌地向患者打招呼	
2	了解需求	能在尊重患者隐私的前提下简单明了地获取患者需求	
3	详细询问病史	能通过详细询问患者，查看其所提供的病历资料等方式，全面了解患者的病史、用药史、过敏史及其他特殊情况	
4	初步判定患者疾病	能根据患者的基本情况、症状表现等，初步判断其所患的疾病	

五、课后作业

1. 简述结膜炎、干眼症的临床表现。

2. 患者男，30岁，建筑工人，最近几天在涂刷建筑物外墙，之后出现鼻塞、鼻痒，手、面部开始红、肿、痒，并出现风团。现前来药店购药，请问你作为药师，应如何通过询问病情对其所患疾病做出准确判断以便推荐合适的药物?

工作任务B-2　常见病的合理用药

职业能力B-2-1　能推荐呼吸系统常见病合理用药

一、核心概念

1. 对症治疗

对症治疗指用药物改善疾病症状，但不能消除病因，称为对症治疗。

2. 白三烯

白三烯指白细胞、巨噬细胞及其他细胞和组织在受免疫性及非免疫性刺激时应答而产生的一类生物活性分子，它们引起气管平滑肌的收缩、刺激血管的通透性、吸引及激活白细胞，与哮喘及过敏有关。

3. 用药依从性

用药依服性指患者接受、同意并正确地执行治疗方案，这包括准确的服药时间、剂量以及遵守个别药物的饮食限制等。

二、学习目标

1. 能对普通感冒与流行性感冒推荐合理用药。
2. 能对支气管炎和支气管哮喘推荐合理用药。
3. 能对过敏性鼻炎推荐合理用药。

三、基本知识

1. 感冒的药物治疗

（1）对症治疗　由于感冒症状复杂多样，采用单一用药不可能缓解所有症状，一般多采用复方制剂，主要包括解热镇痛药、减轻鼻黏膜充血药、镇咳药和抗组胺药这四种成分。感冒对症治疗药主要有对乙酰氨基酚、布洛芬、酚麻美敏、美扑伪麻、双扑伪麻、氨酚伪麻、布洛伪麻等。

① 感冒伴有发热、头痛、关节痛、肌肉痛或全身酸痛可选用对乙酰氨基酚、布洛芬等或其复方制剂。

② 以鼻腔黏膜血管充血、打喷嚏、流泪、流涕等卡他症状为主的感冒患者可选服含有盐酸伪麻黄碱或氯苯那敏的制剂，如酚麻美敏、美扑伪麻、氨酚伪麻、伪麻那敏等或其复方制剂。

③ 含有马来酸氯苯那敏的制剂会有嗜睡的不良反应，对于白天需要工作、学习的患者，可以使用氨酚伪麻美芬片/氨麻美敏片Ⅱ、氨酚伪麻美芬片Ⅱ/氨麻苯美片等不含氯苯那敏成分的复方制剂。

④ 对伴有咳嗽者可选服含有右美沙芬的复方制剂，如酚麻美敏、美酚伪麻、美息伪麻、双酚伪麻、伪麻美沙芬等。

⑤ 含有金刚烷胺的制剂具有抗病毒作用，如复方氨酚烷胺咖敏、复方氨酚烷胺等。

（2）抗病毒治疗　临床确诊或高度怀疑流感且有发生并发症高危因素的患者，在医师指导下合理使用抗流感病毒药物。

① M_2离子通道阻滞药：该类药物可阻滞流感病毒M_2蛋白的离子通道，从而抑制病毒复制，减轻临床症状，并防止病毒向下呼吸道蔓延导致肺炎等并发症。如金刚烷胺、金刚乙胺，对亚洲A型流感病毒有抑制活性，但目前全球流行的H_1N_1甲型流感病毒对其有耐药性。

② 神经氨酸酶抑制药：该类药物主要阻止病毒由被感染细胞释放和入侵邻近细胞，减少病毒在体内的复制，对甲型、乙型流感均具有作用，可用于流感的预防和治疗，为一类新型的抗流感药，如扎那米韦、奥司他韦。神经氨酸酶抑制药宜及早用药，在流感症状初始48h内使用较为有效。

③ cap依赖型核酸内切酶抑制剂：通过抑制流感病毒从宿主细胞中夺取宿主mRNA5'端的cap结构用于自身mRNA转录，使病毒失去自我复制能力，达到在早期抑制流感病毒自我繁殖的效果，对甲型和乙型流感均有效，如玛巴洛沙韦。玛巴洛沙韦全病程只需要服药一次，即可控制病情，缩短了传染期并大幅减少流感症状持续时间，且治疗方案简便，患者依从性好，可降低因疗程未完成而导致的病毒耐药性问题。

2. 支气管炎和支气管哮喘的药物治疗

针对支气管炎的药物治疗，主要有对症治疗和抗感染治疗两方面。

（1）对症治疗

① 解痉平喘：伴有支气管痉挛的患者可以选用$β_2$受体激动药，如沙丁胺醇等，舒张支气管、缓解哮喘的症状。

② 去痰止咳：频繁咳嗽，可选用右美沙芬、喷托维林等镇咳药；对于慢性支气管炎患者应避免选择强镇咳药，如可待因等。对痰多、不易咳出者要选用氨溴索、溴己新、标准桃金娘油、桉柠蒎等祛痰药。

③ 气雾疗法：气雾湿化吸入可稀释气管内分泌物，有利于排痰。目前采用抗生素加祛痰药，以加强局部抗炎及稀化痰液的作用。

（2）抗感染治疗　常用的药物主要有 β- 内酰胺类、大环内酯类、氨基糖苷类、喹诺酮类等。轻者可以口服，较重患者用肌内注射或静脉滴注。长期用药的慢性支气管炎患者可根据病原菌药物敏感试验来选择抗菌药物。

针对哮喘的治疗原则主要包括去除病因，控制发作，预防复发。常用药物如下：

① 糖皮质激素：抑制气道炎症形成过程中的诸多环节，是目前控制哮喘最有效的药物，分为吸入、口服、静脉用药。吸入类糖皮质激素由于局部抗炎作用强、全身不良反应少，已成为目前哮喘长期治疗的首选。常用药物有倍氯米松、布地奈德、氟替卡松等。口服糖皮质激素常用于吸入激素无效或需要短期加强治疗的患者，常用泼尼松、泼尼松龙。重度或严重哮喘发作时应及早静脉给予激素，如甲泼尼龙、氢化可的松等。

② β$_2$ 受体激动药：分为短效（维持 4 ～ 6h）和长效（维持 10 ～ 12h），其中长效 β$_2$ 受体激动药又可以分为快速起效（数分钟起效）和缓慢起效（30min 起效）两种。短效 β$_2$ 受体激动药是控制哮喘急性发作的首选药物，有吸入、口服、静脉三种制剂。首选吸入给药，常用的有沙丁胺醇、特布他林，采用按需间歇给药，不宜长期使用、单一使用。长效 β$_2$ 受体激动药常用的有沙美特罗、福莫特罗等。与糖皮质激素联合应用是目前最常用的哮喘控制方案，联合制剂有氟替卡松 - 沙美特罗、布地奈德 - 福莫特罗等。

③ 白三烯受体拮抗药：通过阻断或抑制白三烯类炎症介质，减轻气道炎症和高反应性，是预防和治疗哮喘、减少使用激素的重要治疗药物，也是目前除糖皮质激素外唯一可单独使用的哮喘控制性药物。常用药物有孟鲁司特、扎鲁司特，尤其适用于阿司匹林哮喘、运动性哮喘和伴有过敏性鼻炎哮喘患者的治疗。

④ 磷酸二酯酶抑制药（茶碱类）：此类药物除具有支气管扩张作用，还有抗炎、免疫调节和支气管保护作用。常用药物有氨茶碱、多索茶碱、二羟丙茶碱等。对于常规剂量的吸入性糖皮质激素无法控制的慢性哮喘患者，以及无法服用或吸入药物治疗效果不佳的患者，茶碱类药物仍是一种有用且价格低廉的药物。

⑤ 抗胆碱药：扩张支气管作用较吸入性 β$_2$ 受体激动药弱，起效较缓慢。此类药物包括短效抗胆碱药异丙托溴铵、长效抗胆碱药噻托溴铵。前者多与 β$_2$ 受体激动药联合应用，尤其适用于夜间哮喘及痰多的患者，后者持续时间更久（24h），目前主要用于哮喘合并慢性阻塞性肺疾病（慢阻肺）以及慢阻肺患者的长期治疗。

⑥ 过敏介质阻滞药：主要作用是稳定肥大细胞膜，抑制过敏介质释放。代表药物有色甘酸钠、酮替芬。

⑦ 抗 IgE 类药：抗 IgE 单克隆抗体可应用于血清 IgE 水平增高的哮喘患者。

目前主要用于经过吸入糖皮质激素和长效 β_2 受体激动药联合治疗后症状未控制的严重哮喘患者。

⑧ 其他治疗哮喘药物：如氯雷他定、氮卓斯汀等抗组胺药物。

3. 过敏性鼻炎的药物治疗

（1）抗组胺药　首选第二代抗组胺药，如氯雷他定、西替利嗪等，具有 H_1 受体选择性高、无镇静作用、抗胆碱作用与抗组胺作用相分离的特点。第三代抗组胺药既具备第二代抗组胺药的特点，镇静作用少，同时心脏毒性的发生率低。第三代抗组胺药物有左西替利嗪、地氯雷他定等。

（2）白三烯受体拮抗药　如孟鲁司特钠片，对二氧化硫、运动和冷空气等刺激及各种变应原如花粉、毛屑等引起的速发相和迟发相变态反应均有抑制作用。对于过敏性鼻炎尤其是鼻塞严重的患者有效。孟鲁司特钠联合抗组胺药的疗效比两药单独使用的疗效好。

（3）糖皮质激素　对于任何类型的变态反应性疾病均有效，具有强大的抗炎作用与免疫抑制作用，被广泛用于治疗各种变态反应性疾病包括过敏性鼻炎。要使药物直接到达病灶可以选用糖皮质激素类鼻喷剂，如丙酸倍氯米松喷鼻剂、布地奈德鼻喷雾剂等，此类药物直接到达病灶、疗效显著，迅速缓解症状，是治疗过敏性鼻炎的一线药物。

（4）减充血剂　如麻黄碱滴鼻液、盐酸羟甲唑林喷雾剂，该药连续使用 3～7 天后，可能会造成药物性鼻炎或停药后症状反弹。所以一般都是短期使用（儿童不超过 3 天，成人不超过 7 天）缓解症状。

四、能力训练

（一）操作条件

① 资料：《药理学》等工具书，药品说明书。
② 设施设备：呼吸系统常用药品、带互联网的计算机系统等。
③ 环境：模拟药房。
④ 常见病合理用药推荐操作流程。

（二）安全及注意事项

1. 尊重患者，关爱生命，注重药学服务礼仪规范，不得有不礼貌的表情和语言。注意跟患者之间保持一定的距离，给患者留有空间。

2. 推荐用药及用药指导时不得夸大其词，不使用绝对化的语言，坚守药学职业道德，坚持以患者为中心。

3. 对于一些特殊剂型如气雾剂、喷雾剂、缓控释制剂等，应教会患者正确使用。

4. 可以提供用药指导单，即将药物的具体服药方法和注意事项写在指导单上，提醒患者按时服药。

（三）操作过程

序号	步骤	操作方法及说明	注意事项/操作标准
1	推荐药品	根据前述诊断以及患者的生理特点、既往史、职业特点等，推荐合理的药物	（1）推荐的药品须对症 （2）应介绍药品的通用名称和剂型 （3）避免使用患者忌用的药品
2	介绍药品作用与适应证	（1）介绍所推荐药品的基本作用 （2）介绍药品的适应证	（1）作用介绍应尽量口语化，避免大量的专业术语 （2）作用一般介绍到药理作用如"镇咳""化痰"即可，如果患者有兴趣深入了解的，或者需要与其他药物作优势对比的，也可简单介绍下作用机制 （3）介绍的适应证应与患者所患疾病对应，避免背书式地介绍所有不相关的适应证 （4）可以通过查阅药品说明书、专业网站等了解更多相关药品
3	介绍药品用法用量	详细介绍所推荐药品的使用方法，用药频次，用药时间，用药剂量	（1）用法一般为口服、含服、吸入、外用涂抹、塞入等，除口服外，应详细介绍使用方法 （2）用语言表达不够明了的，可以采用图片、视频或实物实例等方法来辅助介绍 （3）用药频次要明确，如1天2次，避免出现1天2~4次等模棱两可的指导，如果是"必要时"使用的，也要明确"必要时"指哪些情形 （4）用药时间如饭前、饭后、睡前、晨起等，应明确 （5）用药剂量要用患者可以直接感知的量，如1片、1瓶盖、1撮等，或者10mg也就是1片、用量杯量取15mL等，避免简单地只说"每次20mg"等
4	宣教用药依从性	向患者详细告知用药疗程、漏服处理等，并强调不要擅自调整用药	（1）有规定疗程的药品，须明确向患者说明，如一周、半年等 （2）大多数急性病用药，在临床症状消失后即可停药 （3）普通感冒用药7天未缓解或症状加重的，应嘱其去医院就诊 （4）药物漏服是否补服应根据药物作用、体内过程等作专业判断 （5）对于年长者、幼儿等用药依从性较差的患者，应向其监护人强调，并尽量推荐使用简单、频次较少的药品

【问题情境一】

小徐是 ×× 大药房的驻店药师，现在有位中年男子因急性支气管炎引起的咳嗽前来购药，请推荐合理的药品并进行用药指导。

解答：先生您好，根据您的症状描述，以及本身没有其他基础疾病和用药史，

工作任务B-2 常见病的合理用药 **071**

推荐您服用氢溴酸右美沙芬糖浆，这个药主要起到镇咳的作用，可用于缓解您的咳嗽症状。这个药每天服用 3 次，饭后半小时口服，每次 15mL 也就是一瓶盖。

【问题情境二】

小胡是 ×× 大药房的驻店药师，现在有位大伯拿着一瓶倍氯米松气雾剂来，说是医院配的，但药房发药时跟他讲的使用方法忘记了，请你对他进行用药指导。

解答： 大伯您好，倍氯米松气雾剂是个用于控制和预防哮喘发作的药物，每天使用 3 次，您使用的时候注意先将口腔里的食物和水咽下，尽量将痰咳出；用之前把药品摇匀，嘴唇贴近喷嘴，尽量呼尽肺内气体；深吸气同时按压阀门 1～2 下，同时屏住呼吸 10～15s，后用鼻呼气，用完后用清水漱口。

（四）学习结果评价

序号	评价内容	评价标准	评价结果（是/否）
1	推荐药品	根据前述诊断，以及患者的生理特点、既往史、职业特点等，推荐合理的药物	
2	介绍药品作用与适应证	介绍所推荐药品的基本作用，以及该药品的适应证	
3	介绍药品用法用量	详细介绍所推荐药品的使用方法，用药频次，用药时间，用药剂量	
4	宣教用药依从性	向患者详细告知用药疗程、漏服处理等，并强调不要擅自调整用药	

五、课后作业

1. 简述支气管哮喘常用的治疗药物类型。

2. 小王是 ×× 大药房的驻店药师，现有位大伯，有哮喘病史，天气转凉了怕哮喘急性发作，想要来配点药备着，请推荐合理的药品并进行用药指导。

职业能力B-2-2　能推荐消化系统常见病合理用药

一、核心概念

1. 肝药酶

肝药酶指肝细胞内能促进多种药物发生生物转化的微粒体混合功能酶系统。

2. 质子泵

质子泵指生物膜上逆膜两侧氢离子电化学势差主动运输氢离子的蛋白质。

二、学习目标

1. 能对慢性胃炎推荐合理用药。
2. 能对消化性溃疡推荐合理用药。
3. 能对腹泻推荐合理用药。
4. 能对消化不良和便秘推荐合理用药。

三、基本知识

1. 慢性胃炎的药物治疗

（1）根除幽门螺杆菌治疗　2016 年《第五次全国幽门螺杆菌感染处理共识报告》推荐质子泵抑制剂＋铋剂＋两种抗菌药物组成的四联疗法为一线治疗方案，疗程为 14 天，具体用药方案如下。

① 标准剂量质子泵抑制药：埃索美拉唑 20mg、雷贝拉唑 10mg、奥美拉唑 20mg、兰索拉唑 30mg、泮托拉唑 40mg、艾普拉唑 5mg，2 次 / 天。

② 标准剂量铋剂：枸橼酸铋钾 220mg，2 次 / 天。

③ 有效抗生素：甲硝唑 400mg 或替硝唑 500mg（国内大部分地区耐药），克拉霉素 250 ～ 500mg，呋喃唑酮 100mg；四环素 750mg，阿莫西林 1000mg，左氧氟沙星 200mg；2 次 / 天。

抗生素的选择需要考虑耐药率，甲硝唑、克拉霉素、左氧氟沙星的耐药率超过 15%，选择时应避免联用。无过敏的情况下优先选择阿莫西林，甲硝唑高耐药地区避免使用，克拉霉素耐药率超过 20% 的地区避免使用，老年患者合并冠心病时应用低剂量克拉霉素。

任何一种方案初次治疗失败后，可通过调整抗生素进行补救治疗。治疗无效的患者可结合抗生素敏感试验选择药物。

（2）对症治疗　无症状可以随访；反酸、腹痛，内镜可见糜烂灶者可给予抑酸治疗。上腹饱胀、恶心或呕吐可选用促动力药物；与进食相关的腹胀、胃纳减退可应用消化酶。存在胆汁反流可给予结合胆酸作用的胃黏膜保护剂，如吉法酯、替普瑞酮、铝碳酸镁、瑞巴派特等。萎缩性胃炎伴恶性贫血者可给予维生素 B_{12} 和叶酸；存在明显精神心理因素者可以考虑采取心理干预、抗抑郁药物或抗焦虑药物治疗。

2. 消化性溃疡的药物治疗

（1）抗酸药　又称中和胃酸药，是一类弱碱性药物，口服后能中和胃酸，从而降低胃酸浓度和胃蛋白酶的活性，减弱胃酸对溃疡面的刺激和腐蚀作用，缓解疼痛，有利于溃疡愈合。临床上常采用复方制剂，既能增强中和胃酸的能力，又能减轻或对抗铝盐、钙盐引起的便秘，以及镁盐引起的轻泻不良反应。主要药物有氢氧化铝、铝碳酸镁等。

（2）抑酸药　本类药物能有效抑制基础胃酸和各种刺激（如食物、组胺等）引起的胃酸分泌，主要用于治疗消化性溃疡、反流性食管炎、上消化道出血等。常用药物有 H_2 受体拮抗药（如西咪替丁、雷尼替丁）；质子泵抑制药，如奥美拉唑、雷贝拉唑等。质子泵抑制药是目前最常用治疗消化性溃疡的药物，也是抑制胃酸分泌作用最强的药物，主要通过抑制胃壁细胞的 H^+-K^+-ATP 酶，阻断了胃酸形成的最后步骤，使胃壁细胞的 H^+ 不能转运到胃腔形成胃酸，使胃液中的胃酸大量减少，促进溃疡愈合。由于强烈改变了细菌原来生存的最佳 pH，可以抑制幽门螺杆菌生长，质子泵抑制药与阿莫西林、克拉霉素等抗生素联合应用可用于杀灭幽门螺杆菌，明显降低复发率。

（3）胃黏膜保护剂　如枸橼酸铋钾、硫糖铝。本类药物口服难吸收，在胃内酸性环境下形成凝胶，附着于溃疡表面形成保护膜，从而防止胃酸、胃蛋白酶、食物对溃疡面的损伤。

（4）抗幽门螺杆菌药　如阿莫西林、克拉霉素、庆大霉素、甲硝唑、呋喃唑酮等。幽门螺杆菌感染与消化性溃疡的发生和复发有密切联系，杀灭幽门螺杆菌不仅有助于溃疡愈合，且能减少复发。

3. 腹泻的药物治疗

（1）止泻药　主要通过减少肠蠕动或保护肠道免受刺激而达到止泻效果，是治疗腹泻的对症治疗药。止泻药适用于剧烈腹泻或长期慢性腹泻，以防止机体过度脱水、水盐代谢失调、消化或营养障碍。按药理作用可分为阿片及其衍生物、肠黏膜保护药和收敛保护药。

阿片及其衍生物为改变肠道运动功能药，能提高胃肠张力，抑制肠蠕动，阻止推进性收缩，因而减缓食物的推进速度，使水分有充分的时间吸收而止泻。代表药物有复方樟脑酊、地芬诺酯、盐酸洛哌丁胺等。

肠黏膜保护药也称吸附剂，是通过药物表面的吸附作用，吸附肠道中水、气体、细菌、病毒、外毒素，阻止它们被肠黏膜吸收或损害肠黏膜而止泻。这类药口服后吸收不进入血液，孕妇、哺乳期妇女也可放心使用。代表药物有药用炭、蒙脱石散（思密达）等。

收敛保护药是指药物在肠黏膜上形成保护膜，使其免受刺激。代表药物有鞣酸蛋白，碱式碳酸铋等。

（2）抗菌药物　通过抑菌或杀菌而止泻，如盐酸小檗碱（黄连素）和肠道杀菌药（诺氟沙星）。中重度腹泻伴发热者怀疑细菌感染时经验性选用抗生素，如喹诺酮类、阿奇霉素或利福昔明。

（3）微生态制剂　这类药物可调整肠道正常菌群的生长和组成，是通过补充肠道正常寄生菌竞争性对抗致病菌来治疗腹泻，常用药物如乳酸菌素片、双歧三联活菌制剂（培菲康、金双歧）、地衣芽孢杆菌活菌制剂（整肠生）、复方嗜酸乳杆菌片、复合乳酸菌胶囊、口服双歧杆菌活菌制剂等。

（4）口服补液盐　防止腹泻引起的机体脱水、电解质紊乱，最符合人体脱水后的补液成分，比腹泻后单纯喝水更容易被人体吸收。临床口服补液盐常用第三代。

（5）解痉药　腹痛剧烈者可服用消旋山莨菪碱片，或口服颠茄浸膏片等。

（6）中成药　代表药物有附子理中丸、加味香连丸、参苓白术散、补中益气丸、健脾丸、四味脾胃舒颗粒等。

4. 便秘的药物治疗

（1）泻药

① 容积性泻药：通过滞留粪便中的水分、增加粪便含水量和粪便体积起到通便作用。因其安全性较高常作为治疗的首选药物，主要包括可溶性纤维素（果胶、车前草、燕麦麸等）和不可溶纤维（植物纤维、木质素等）。

② 润滑性泻药：能润滑肠壁，软化大便，使粪便易于排出，使用方便，如开塞露、矿物油或液状石蜡，每次应用 10 ～ 30mL。但不推荐长期使用。

③ 渗透性泻药：在肠内形成高渗状态，吸收水分，增加粪便体积，刺激肠道蠕动。常用的药物有乳果糖（15 ～ 30mL，2 次 / 天）、山梨醇（5 ～ 10g，3次 / 天），聚乙二醇 4000 散等。后者适用于粪块嵌塞或作为慢性便秘者的临时治疗措施。每日摄入 20g 聚乙二醇 4000 散，即可产生有效的导泻作用，是对容积性轻泻剂疗效差的便秘患者的较好选择。

④ 刺激性泻剂：药物或其代谢物能够减少肠道对水分的吸收、刺激肠壁，增强肠蠕动，促进排便。长期使用可出现依赖，造成结肠黑变病，产生不可逆的肠神经系统损害。常用药物包括含蒽醌类的植物性泻药（大黄、弗朗鼠李皮、番泻叶、芦荟）、二苯基甲烷衍生物（如比沙可啶）、酚酞、蓖麻油等。作为补救措施，刺激性泻剂可以短期、间隙使用。

（2）促肠分泌药　氯离子通道活化剂鲁比前列酮（24μg/d，与食物同服）可以增加排便次数、改善粪便性状，减少排便困难。利那洛肽（290μg/d，餐前30min 口服）是鸟苷酸环化酶激动剂，其具有促分泌作用，可以增加小肠内氯化物和碳酸氢盐分泌，增加小肠液，增快结肠转运速度。

（3）促动力药　用于慢传输型便秘，有莫沙必利、伊托必利。高选择性 5-羟色胺受体激动剂普芦卡必利可与肠肌间神经丛 5- 羟色胺受体结合，增加胆碱能神经递质的释放，刺激结肠产生高幅推进性收缩，加快小肠和结肠传输。用量为成人 2mg/d，老年人 1mg/d。可显著缓解便秘症状。

（4）微生态制剂　能调节肠道微生态环境，可作为治疗药物的选择之一。

（5）清洁灌肠　对有粪便嵌塞或严重排出道阻滞性便秘的患者，可采用清洁灌肠，或采用栓剂（甘油栓）。

5. 消化不良的药物治疗

（1）根除幽门螺杆菌治疗　对幽门螺杆菌阳性患者进行根除治疗可使慢性消化不良者受益。

（2）抑酸药　质子泵抑制剂和 H_2 受体拮抗剂适用于非进餐相关消化不良中以上腹痛、烧灼感为主要症状者。对减轻餐后不适综合征无效。

（3）促胃肠动力药　可改善与进餐相关的上腹部症状，以上腹饱胀、早饱、嗳气为主要症状的患者常优先选用，常用药有多潘立酮（10mg/次，3次/天）、莫沙必利（5mg/次，3次/天）或伊托必利（50mg/次，3次/天），均在餐前 15～30min 服用，疗程 2～8 周。少部分患者有肠鸣、稀便或腹泻、腹痛不良反应，减量或使用一段时间后这些不良反应可减轻。

（4）精神心理治疗　抗抑郁药可作为二线治疗药物，常用的有三环类药物如阿米替林等。此外，心理治疗、中药等也可试用。

四、能力训练

（一）操作条件

① 资料：《药理学》等工具书，药品说明书。
② 设施设备：消化系统常用药品、带互联网的计算机系统等。
③ 环境：模拟药房。
④ 常见病合理用药推荐操作流程。

（二）安全及注意事项

1. 尊重患者，关爱生命，注重药学服务礼仪规范，不得有不礼貌的表情和语言。注意跟患者之间保持一定的距离，给患者留有空间。

2. 推荐用药及用药指导时不得夸大其词，不使用绝对化的语言，坚守药学职业道德，坚持以患者为中心。

3. 对于一些特殊剂型如栓剂，应教会患者正确使用的方法。

4. 可以提供用药指导单，即将药物的具体服药方法和注意事项写在指导单上，提醒患者按时服药。

（三）操作过程

序号	步骤	操作方法及说明	注意事项/操作标准
1	推荐药品	根据前述诊断，以及患者的生理特点、既往史、职业特点等，推荐合理的药物	（1）推荐的药品须对症 （2）应介绍药品的通用名称和剂型 （3）避免使用患者忌用的药品
2	介绍药品作用与适应证	（1）介绍所推荐药品的基本作用 （2）介绍药品的适应证	（1）作用介绍应尽量口语化，避免大量的专业术语 （2）作用一般介绍到药理作用如"止痛""消炎"即可，如果患者有兴趣深入了解的，或者需要与其他药物作优势对比的，也可简单介绍下药理作用或作用机制 （3）介绍的适应证应与患者所患疾病对应，避免背书式地介绍所有不相关的适应证 （4）可以通过查阅药品说明书、专业网站等了解更多相关药品

076　模块B　药品用药指导

续表

序号	步骤	操作方法及说明	注意事项/操作标准
3	介绍药品用法用量	详细介绍所推荐药品的使用方法、用药频次、用药时间、用药剂量	（1）用法一般为口服、塞入等，除口服外，应详细介绍使用方法 （2）用语言表达不够明了的，可以采用图片、视频或实物实例等方法来辅助介绍 （3）用药频次要明确，如1天2次，避免出现1天2~4次等模棱两可的指导，如果是"必要时"使用的，也要明确"必要时"指哪些情形 （4）用药时间如饭前、饭后、睡前、晨起等，应明确 （5）用药剂量要用患者可以直接感知的量，如1片、1枚等
4	宣教用药依从性	向患者详细告知用药疗程、漏服处理等，并强调不要擅自调整用药	（1）有规定疗程的药品，须明确向患者说明，如一周、半年等 （2）大多数急性病用药，在临床症状消失后即可停药 （3）腹泻用药未缓解或症状加重的，应嘱其去医院就诊 （4）药物漏服是否补服应根据药物作用、体内过程等作专业判断 （5）对于年长者、幼儿等用药依从性较差的患者，应向其监护人强调，并尽量推荐使用简单、频次较少的药品

【问题情境一】

小吴是××大药房的执业药师，现在有位老年男子因便秘前来购药，请推荐合理的药品并进行用药指导。

解答：先生您好，根据您的症状描述，及本身没有其他基础疾病和用药史，推荐您服用甘油栓，这个药主要起到润肠通便的作用，可用于缓解您的便秘症状。这个药从直肠给药，洗净双手，带上指套，将甘油栓从肛门塞入，一次一枚，每日一次。

【问题情境二】

小李是××大药房的驻店药师，现有一位女士，经常暴饮暴食，出现烧心、疼痛，经常反酸水，现在女士拿着医师给开的雷贝拉唑，自诉已经吃了一个月了，每日1~2次口服。请小李帮忙回答该女士还要服用多久。

解答：您好，雷贝拉唑常规治疗8周后，多数患者症状完全缓解，胃食管反流病得到愈合。您再服用1个月看一下症状是否缓解，如未缓解建议及时就医。

（四）学习结果评价

序号	评价内容	评价标准	评价结果（是/否）
1	推荐药品	根据前述诊断，以及患者的生理特点、既往史、职业特点等，推荐合理的药物	
2	介绍药品作用与适应证	介绍所推荐药品的基本作用，以及该药品的适应证	
3	介绍药品用法用量	详细介绍所推荐药品的使用方法，用药频次，用药时间，用药剂量	
4	宣教用药依从性	向患者详细告知用药疗程、漏服处理等，并强调不要擅自调整用药	

五、课后作业

1. 简述消化性溃疡常用的药物类型。

2. 小胡是 ×× 大药房的驻店药师，现有位程序员，经常不按点吃饭，有慢性胃炎，经常胃痛，想要来配点药备着，请推荐合理的药品并进行用药指导。

职业能力B-2-3 能推荐循环系统常见病合理用药

一、核心概念

1. 心悸

心悸指自觉心脏跳动的不适感觉或心慌感。当心率加快时感心脏跳动不适，心率缓慢时则感搏动有力，心悸时心率可快、可慢，也可有心律失常。心悸发生的机制认为与心动过速、每次心搏出量大小和心律失常类型等有关。

2. 血管紧张素转换酶

血管紧张素转换酶（ACE）指可催化血管紧张素Ⅰ（十肽）水解成八肽的血管紧张素Ⅱ的血管内皮细胞膜结合酶，是一种糖蛋白，可使血管进一步收缩，血压升高。

二、学习目标

1. 能对原发性高血压推荐合理用药。
2. 能对冠状动脉粥样硬化性心脏病推荐合理用药。
3. 能对心力衰竭推荐合理用药。
4. 能对心律失常推荐合理用药。
5. 能对高脂血症推荐合理用药。

三、基本知识

1. 原发性高血压的药物治疗

（1）钙通道阻滞药（CCB） CCB通过选择性阻断细胞膜钙离子通道，抑制细胞外钙离子内流、降低细胞内钙离子浓度而松弛血管平滑肌，使血压下降。作为一线抗高血压药。CCB可与其他四类一线降压药合用。尤其适用于以下情况：老年高血压、单纯收缩期高血压、左心室肥厚、稳定型冠心病、冠状动脉或颈动脉粥样硬化、脑血管疾病及周围血管病。常见的药物有二氢吡啶类：苯磺酸氨氯地平、硝苯地平、非洛地平、拉西地平、乐卡地平、尼群地平、尼卡地平。非二

078　模块B　药品用药指导

氢吡啶类：地尔硫䓬、维拉帕米。

（2）血管紧张素转化酶抑制药（ACEI） ACEI能抑制血管紧张素Ⅰ转化酶（ACE）的活性，减少血管紧张素Ⅱ（AngⅡ）生成及醛固酮分泌，同时抑制缓激肽的降解，扩张血管，降低血压。ACEI属于一线抗高血压药，可与利尿药、CCB合用，尤其适用于以下情况：伴慢性心力衰竭、冠心病、心肌梗死、颈动脉粥样硬化、糖尿病或非糖尿病肾病、代谢综合征、蛋白尿或微量白蛋白尿患者。卡托普利口服后15min起效，1～1.5h降压作用达高峰，持续6～12h。连续给药数周达最大降压作用。依那普利、贝那普利、赖诺普利、福辛普利、西拉普利、雷米普利口服1h后起效，降压作用可维持24h。

（3）血管紧张素Ⅱ受体阻滞药（ARB） 血管紧张素Ⅱ受体阻滞剂也叫血管紧张素Ⅱ受体拮抗剂，是临床常用的抗高血压药，它和利尿药、β受体阻滞药、钙离子拮抗药、血管紧张素转化酶抑制药都是临床主要的五大类抗高血压药之一。血管紧张素Ⅱ受体阻滞药包括以下几种常见的抗高血压药：厄贝沙坦片、缬沙坦片、奥美沙坦酯片、厄贝沙坦氢氯噻嗪片以及替米沙坦等。血管紧张素Ⅱ是人体非常强烈的收缩血管物质，是人体内非常强大的内源性的升压物质。而血管紧张素Ⅱ受体阻滞药就可以有效地抑制血管紧张素Ⅱ的作用通道，从而达到降低血压的目的，因此血管紧张素Ⅱ受体阻滞药是临床常用的主流降压药物。

（4）利尿药 利尿药早期通过排钠利尿作用降低血容量、减少心排血量，产生降压作用，对于老年人、单纯收缩期高血压或伴有心力衰竭者选用噻嗪类利尿药，如氢氯噻嗪、吲达帕胺等，

对于不能耐受螺内酯的醛固酮增多症患者的高血压患者选用保钾利尿药阿米洛利。

盐皮质激素受体拮抗药螺内酯、依普利酮可用于难治性高血压。对于低血浆肾素和醛固酮水平较高的患者降压作用更强，依普利酮能有效降低轻中度高血压患者血压，尤其适用于高血压合并心功能不全者。

呋塞米适用于高血压伴有心力衰竭、其他原因引起的水肿及肾功能不全等，托拉塞米作用维持时间较长，可达12h。

（5）β受体阻滞药 阻断心肌β受体，能减慢心率、减弱心肌收缩力和减少心排血量。常用的药物有美托洛尔、阿替洛尔、普萘洛尔、倍他洛尔，单用或与其他抗高血压药合用，均能有效降压。尤其适用于伴有冠心病、慢性心力衰竭、交感神经活性增高及高动力状态的高血压患者。

2.冠状动脉粥样硬化性心脏病的药物治疗

（1）硝酸酯类药物 为内皮依赖性血管扩张药，能减少心肌需氧和改善心肌灌注，从而改善心绞痛症状。硝酸异山梨酯包括硝酸异山梨酯、单硝酸异山梨酯。长效硝酸酯类仅适用于慢性长期治疗；用2%硝酸甘油油膏或皮肤贴片（含5～10mg）涂或贴在胸前或上臂皮肤而缓慢吸收，适于预防夜间心绞痛发作。

（2）β受体阻滞药　通过选择性抑制β肾上腺素能受体可减慢心率、降低心肌收缩力、降低血压以减少心肌耗氧量，还可通过延长舒张期以增加缺血心肌灌注，因而可以减少心绞痛发作和提高运动耐量。

（3）钙通道阻滞药　主要通过扩张血管而降低外周血管阻力，能减慢心率。尚有抑制心肌收缩力、扩张冠状动脉、解除冠状动脉痉挛及降低血液黏稠度、抗血小板聚集、改善心肌微循环的作用。非二氢吡啶类CCB（维拉帕米及地尔硫䓬）具有对窦房结的抑制作用。短效二氢吡啶类CCB会增加严重的不良心脏事件，不推荐使用。若β受体阻滞药禁忌或不能耐受或达到最大耐受剂量效果仍不理想时，可选用CCB与长效硝酸酯类药物或联合应用。但β受体阻滞药和非二氢吡啶类CCB合用时应谨慎；硝苯地平控释制剂，同类制剂有拉西地平、乐卡地平、贝尼地平、尼卡地平、非洛地平、氨氯地平等。

（4）代谢类药物　曲美他嗪通过抑制脂肪酸氧化、增加葡萄糖代谢而改善心肌对缺血的耐受性及左心功能，在传统治疗不能耐受时，可将曲美他嗪作为补充或替代治疗。

3. 心力衰竭的药物治疗

（1）正性肌力药　强心苷对心脏有高度的选择性，能加强衰竭心肌的收缩力，强心苷类正性肌力药有地高辛、洋地黄毒苷及毒毛花苷K等；洋地黄的适应证是伴有室上性快速心律失常（尤其是心房颤动）的中、重度收缩性心力衰竭。非强心苷类正性肌力药如氨力农、米力农、扎莫特罗等，对慢性心力衰竭患者均不宜长期应用。

沙库巴曲缬沙坦是一个由沙库巴曲和缬沙坦两种成分构成、具有脑啡肽酶抑制和血管紧张素Ⅱ的AT_1受体阻断作用的药物。在慢性收缩性心力衰竭和急性心力衰竭经治疗血流动力学稳定的患者，沙库巴曲缬沙坦能较ACEI（如依那普利）更好改善心力衰竭预后，已成为治疗收缩性心力衰竭的优先选择。

（2）血管扩张药　常用的血管扩张药为硝酸酯类，如硝酸甘油、硝酸异山梨酯、硝普钠等。

（3）钙通道阻滞药（CCB）　如氨氯地平、非洛地平等。

（4）血管紧张素转化酶抑制剂（ACEI）　用于慢性心力衰竭（轻、中、重度）的长期治疗，不能用于抢救急性心力衰竭或难治性心力衰竭正在静脉用药者。需注意疗效常在数周或数月后才出现，即使症状未改善，仍可降低疾病进展的危险性。

（5）血管紧张素受体阻滞药（ARB）　耐受ACEI的患者不宜换用ARB代替。但因其他原因已使用ARB且心力衰竭控制良好者不必改用ACEI。ARB适用于因为血管性水肿或顽固性咳嗽而不能耐受ACEI的患者。

（6）β受体阻滞药　对心力衰竭治疗有效，包括选择性β_1受体阻断药（例如美托洛尔和比索洛尔）和全面阻滞肾上腺素能α_1、β_1和β_2受体的β受体阻滞药

（例如卡维地洛）。适用于所有慢性收缩性心力衰竭。

4. 心律失常的药物治疗

（1）β受体阻滞药　可减慢心率、降低心肌收缩力而降低外周动脉血压，其中普萘洛尔可用于治疗快速性心律失常、心绞痛、高血压等。比索洛尔可用于治疗快速性心律失常、心绞痛、慢性心力衰竭等。艾司洛尔用于控制快速性心律失常、高血压，常用于急症和围手术期。阿罗洛尔可用于高血压、快速性心律失常、原发性震颤。

（2）钙通道阻滞药　抑制多种钙通道依赖的心血管功能，抑制血管平滑肌细胞收缩，促进外周血管和冠脉扩张，适用于高血压、心绞痛和室上性快速心律失常。常见的药物二氢吡啶类药物有氨氯地平、非洛地平、乐卡地平、拉西地平、贝尼地平、硝苯地平；非二氢吡啶类有地尔硫䓬和维拉帕米。

（3）钠通道阻滞剂　通过阻滞心肌细胞膜钠离子通道，降低自律性。适用于室上性心律失常，常见药物有奎尼丁、普鲁卡因胺、利多卡因、美西律等。

5. 高脂血症的药物治疗

（1）降低低密度脂蛋白、胆固醇水平的药物

① 他汀类药物是肝细胞胆固醇合成中羟甲基戊二酰辅酶A（HMG-CoA）还原酶抑制剂，并通过上调肝细胞表面的低密度脂蛋白受体，因而能显著降低血低密度脂蛋白胆固醇（LDL-C），同时对中间密度脂蛋白胆固醇（IDL-C）和极低密度脂蛋白胆固醇（VLDL-C）也有降低作用。获得预期疗效后应继续长期应用，常见的药物辛伐他汀、氟伐他汀、匹伐他汀、普伐他汀、洛伐他汀、瑞舒伐他汀、阿托伐他汀等。

② 胆固醇吸收抑制药是选择性肠道胆固醇吸收抑制剂。依折麦布常用剂量为10mg/d，能降低LDL-C约20%，它可作为不能耐受他汀类药物患者的替代选择。普罗布考主要适用于高胆固醇血症，尤其是纯合子型家族性高胆固醇血症（HoFH）及黄色瘤患者，常用剂量为0.5g/次，2次/天。

③ 胆酸螯合剂为碱性阴离子交换树脂，可阻断肠道内胆汁酸中胆固醇的重吸收。临床用法：考来烯胺5g/次、3次/天，考来替泊5g/次、3次/天，考来维仑1.875g/次、2次/天。与他汀类联用，可明显提高降脂疗效。

（2）降低甘油三酯与低密度脂蛋白的药物

① 烟酸类药物是一种可溶性的B族维生素，它能改善血脂中的各成分，具有降低血总胆固醇（TC）、LDL-C和甘油三酯（TG）以及升高高密度脂蛋白胆固醇（HDL-C）的作用，主要用于严重高甘油三酯血症。

② 贝特类药物促进胆固醇的逆向转运，并使LDL亚型由小而密颗粒向大而疏松颗粒转变，也有一定的降低LDL-C作用，对高TG伴低HDL-C人群能使心血管事件风险降低。可供选择的贝特类药物有：非诺贝特（片剂0.1g，3次/天；微粒化胶囊0.2g，1次/天）；苯扎贝特0.2g，3次/天；吉非罗齐0.6g，2次/天。

（3）高纯度鱼油制剂　鱼油主要成分为 ω- 脂肪酸。常用剂量为 0.5 ～ 1.0g/次，3 次 / 天，主要用于治疗严重高甘油三酯血症。

四、能力训练

（一）操作条件

① 资料：《药理学》等工具书，药品说明书。
② 设施设备：循环系统常用药品、带互联网的计算机系统等。
③ 环境：模拟药房。
④ 常见病合理用药推荐操作流程。

（二）安全及注意事项

1. 尊重患者，关爱生命，注重药学服务礼仪规范，不得有不礼貌的表情和语言。注意跟患者之间保持一定的距离，给患者留有空间。

2. 推荐用药及用药指导时不得夸大其词，不使用绝对化的语言，坚守药学职业道德，坚持以患者为中心。

3. 对于一些特殊剂型如口崩片、缓控释制剂等，应教会患者正确使用。

4. 可以提供用药指导单，即将药物的具体服药方法和注意事项写在指导单上，提醒患者按时服药。

（三）操作过程

序号	步骤	操作方法及说明	注意事项 / 操作标准
1	推荐药品	根据前述诊断，以及患者的生理特点、既往史、职业特点等，推荐合理的药物	（1）推荐的药品须对症 （2）应介绍药品的通用名称和剂型 （3）避免使用患者忌用的药品
2	介绍药品作用与适应证	（1）介绍所推荐药品的基本作用 （2）介绍药品的适应证	（1）作用介绍应尽量口语化，避免大量的专业术语 （2）作用一般介绍到药理作用如"降血脂""缓解心绞痛"即可，如果患者有兴趣深入了解的，或者需要与其他药物作优势对比的，也可简单介绍下作用机制 （3）介绍的适应证应与患者所患疾病对应，避免背书式地介绍所有不相关的适应证 （4）可以通过查阅药品说明书、专业网站等了解更多相关药品
3	介绍药品用法用量	详细介绍所推荐药品的使用方法，用药频次，用药时间，用药剂量	（1）用法一般为口服、含服、吸入等，除口服外，应详细介绍使用方法 （2）用语言表达不够明了的，可以采用图片、视频或实物实例等方法来辅助介绍 （3）用药频次要明确，如 1 天 2 次，避免出现 1 天 2～4 次等模棱两可的指导，如果是"必要时"使用的，也要明确"必要时"指哪些情形 （4）用药时间如饭前、饭后、睡前、晨起等，应明确 （5）用药剂量要用患者可以直接感知的量，如 1 片，或者 10mg 也就是 1 片、用量杯量取 15mL 等，避免简单地只说"每次 20mg"等

续表

序号	步骤	操作方法及说明	注意事项/操作标准
4	宣教用药依从性	向患者详细告知用药疗程、漏服处理等,并强调不要擅自调整用药	（1）有规定疗程的药品,须明确向患者说明,如一周、半年等 （2）大多数急性病用药,在临床症状消失后即可停药 （3）循环系统用药应嘱其去医院就诊,并根据医嘱调整用药量 （4）药物漏服是否补服应根据药物作用、体内过程等作专业判断 （5）对于年长者、幼儿等用药依从性较差的患者,应向其监护人强调,并尽量推荐使用简单、频次较少的药品

【问题情境一】

刘女士,45 岁,身高 165cm,体重 77kg,患有心律失常,医师开具了普萘洛尔片,因为忘记了使用方法前来药店咨询。

解答：您好,刘女士,普萘洛尔是心血管疾病的常用药,医师给您开具的主要是用于治疗心律失常,普萘洛尔片应饭前、睡前服用,每次一片,每日三次。

【问题情境二】

小胡是 ×× 大药房的驻店药师,现在有位老奶奶患有心脏病,拿着处方来配曲美他嗪,请你对他进行用药指导。

解答：奶奶您好,曲美他嗪是用于治疗心脏病的一种药物,曲美他嗪片的服用方法为口服,以温水送服为佳。每次用药的剂量是 3 粒,一日 3 次,按照处方上的用法是这样用。为了避免药物对胃肠道的刺激,您可以在饭后用药,时间间隔为 2h 最好。

（四）学习结果评价

序号	评价内容	评价标准	评价结果(是/否)
1	推荐药品	根据前述诊断,以及患者的生理特点、既往史、职业特点等,推荐合理的药物	
2	介绍药品作用与适应证	介绍所推荐药品的基本作用,以及该药品的适应证	
3	介绍药品用法用量	详细介绍所推荐药品的使用方法,用药频次,用药时间,用药剂量	
4	宣教用药依从性	向患者详细告知用药疗程、漏服处理等,并强调不要擅自调整用药	

五、课后作业

1. 简述高脂血症的常用药物。

2. 小王是 ×× 大药房的驻店药师,现有位大伯,有冠心病,之前的药吃完了,想要来配点药备着,请推荐合理的药品并进行用药指导。

职业能力B-2-4 能推荐内分泌系统常见病合理用药

一、核心概念

1. 激素

激素指由体内的某一个或者某一类细胞、腺体或者器官产生对机体其他细胞生命活动的化学物质，很少的剂量产生很大的影响，是一种化学信使，与相应的受体蛋白结合后发生相应的作用。

2. 胰岛素抵抗

胰岛素抵抗指由于各种原因导致胰岛素对葡萄糖的摄取和利用率下降，机体产生了代偿性分泌过多的胰岛素即高胰岛素血症，来维持血糖的稳定，容易导致代谢综合征和2型糖尿病。

3. 尿酸

尿酸指体内嘌呤代谢的最终产物，其中外源性尿酸约占20%，内源性尿酸约占80%。

二、学习目标

1. 能对糖尿病推荐合理用药。
2. 能对甲状腺功能亢进症推荐合理用药。
3. 能对高尿酸血症与痛风推荐合理用药。
4. 能对骨质疏松症推荐合理用药。

三、基本知识

1. 糖尿病的药物治疗

（1）双胍类 主要改善胰岛素敏感性，减少肝葡萄糖的生成，抑制葡萄糖在肠道的吸收，轻度改善外周组织对葡萄糖的利用等多种作用，降低空腹和餐后血糖，减轻胰岛素抵抗，改善血脂谱及适当地减轻体重，但对胰岛素分泌并无刺激作用，故不引起高胰岛素血症，被公认为胰岛素增敏剂之一。二甲双胍餐时服用，从小剂量开始，初始剂量为500mg/d，每日1次或2次，每1～3周增加500mg，2～3次/天，最有效的剂量是2000mg/d，最大剂量是2550mg/d。二甲双胍适用于经单纯饮食治疗和体育锻炼不能满意控制的2型糖尿病，尤其是肥胖患者疗效更佳；用磺酰脲类药物，效果不理想者，可联合此药物；胰岛素治疗的1型糖尿病（T1DM）、2型糖尿病（T2DM）患者，加服双胍类药物可减少胰岛

084　模块B　药品用药指导

素用量。临床用药证实二甲双胍不仅降血糖、体重，改善脂肪肝，而且减少心血管事件的危险性，提示二甲双胍具有防治代谢性炎症综合征的作用。

（2）磺酰脲类　是通过与胰岛 B 细胞膜上的磺酰脲受体结合，关闭 B 细胞 ATP-K$^+$ 通道，导致 B 细胞去极化，促进钙离子内流增加，促进胰岛素释放，发挥降糖作用。磺酰脲类适用于饮食治疗和体育锻炼不能获得良好控制的非肥胖 T2DM 患者；肥胖 T2DM 患者应用双胍类降糖药血糖控制仍不满意，或因胃肠道反应不能耐受，可加用或改用磺酰脲类抗糖尿病药；磺酰脲类继发性失效后可与胰岛素联合用药。磺酰脲类继发性失效者宜联合应用其他类型的抗糖尿病药或改用胰岛素治疗。第二代磺酰脲类有格列本脲、格列吡嗪、格列齐特、格列喹酮及格列美脲等药。格列本脲的降糖作用在口服降糖药中最强，故老年糖尿病、肝、肾功能不全和有心脑血管并发症的患者，应慎用或禁用。肾功能减退者优先选用格列吡嗪，剂量大于 15mg 时，应分次服用。格列齐特比较适用于老年糖尿病患者。格列喹酮适用于老年糖尿病、糖尿病伴轻、中度肾功能减退及服用其他磺酰脲类药物反复发生低血糖的患者。

（3）格列奈类　一种非磺酰脲类的促胰岛素分泌剂，主要降低餐后血糖。因其起效快，作用时间较短，通常应在进餐当时服用。格列奈类还能保护胰岛 B 细胞数量，不诱导胰岛 B 细胞凋亡。目前应用于临床的有瑞格列奈和那格列奈。适用于饮食控制、降低体重及运动治疗尚不能有效控制的 2 型糖尿病患者。

（4）噻唑烷二酮类　增加胰岛素敏感性，同时降低空腹和餐后血糖，防治糖尿病血管并发症。单一药物治疗糖尿病时，罗格列酮比二甲双胍或格列本脲在延缓药物失效方面的效果更加显著，罗格列酮能延缓进行性高血糖优于二甲双胍或格列本脲。因此，此类药物适用于 T2DM 的胰岛素抵抗及糖耐量减低的治疗，此外，肥胖、高血压、血脂异常、多囊卵巢综合征等常伴有胰岛素抵抗，也可使用本类药。罗格列酮适用于其他降糖药物无法达到血糖控制目标的 T2DM 患者。

（5）α- 葡萄糖苷酶抑制剂　通过抑制小肠绒毛中分解寡糖为单糖的葡萄糖苷酶活性，延缓复杂碳水化合物和双糖的分解和消化，延迟并减少肠腔对葡萄糖的吸收，主要降低餐后血糖的作用，而不影响葡萄糖利用和胰岛素分泌。本类药物常用有阿卡波糖、伏格列波糖（长期应用可以降低空腹血糖）、米格列醇等。适用于单纯饮食治疗和体育锻炼不能满意控制的 T2DM，尤其是肥胖者更优，可单独使用，也可与双胍类、磺酰脲类、胰岛素联合用药；也适用于糖耐量减低（IGT）的干预治疗；T1DM 患者的餐后高血糖，不能单独用 α- 葡萄糖苷酶抑制剂，应与胰岛素联合应用。该类药要和第一口糖类食物同时服用，饮食成分中有一定碳水化合物时才能发挥效果。因此，比较适合于传统中国饮食结构的人群。

（6）胰岛素治疗　1 型糖尿病患者需外源性胰岛素控制血糖，并依赖胰岛素而生存。对 2 型糖尿病而言，胰岛素抵抗和胰岛素分泌不足均存在。胰岛素治疗几乎是所有类型糖尿病控制血糖的重要手段。常见的胰岛素制剂按照作用时间分为超短效（门冬胰岛素）、短效（常规精蛋白锌重组人胰岛素混合注射液）、中效（精蛋白锌重组人胰岛素混合注射液）和长效（甘精胰岛素）。2 型糖尿病患者口服降糖药失效后可与胰岛素联合治疗是首选方案，胰岛素全天用量在 20 ～ 30U 者，可改用口服药物治疗。注射部位可短期轮流选择上臂、臀部、大腿或腹部皮下。各次注射量的分配原则：早餐前 30% ～ 45%，中餐前 20% ～ 25%，晚餐前 25% ～ 30%，睡前中效胰岛素 20%。各部位吸收速率如下：腹部＞上臂＞大腿＞臀部。

2. 甲状腺功能亢进症的药物治疗

（1）抗甲状腺药物治疗　抑制甲状腺的过氧化物酶，抑制碘有机化和碘 - 酪氨酸偶联，从而抑制甲状腺激素的合成。常用的抗甲状腺药物有硫脲类丙硫氧嘧啶、甲巯咪唑和卡比马唑。除了在妊娠前 3 个月、甲状腺危象、对甲巯咪唑治疗反应小且拒绝行放射碘或手术治疗的患者应考虑使用丙硫氧嘧啶外，其不作为一线用药。抗甲状腺药物适用于预期药物治疗缓解可能比较大的患者；老年患者有并发症时手术风险较大或预期寿命较短者；既往颈部手术或外照射者；无法行手术治疗者；中到重度活性性眼病；手术前准备或放射性 ^{131}I：治疗前后的辅助治疗。常用甲巯咪唑 30 ～ 40mg，可以单次或分 2 ～ 3 次服用；丙硫氧嘧啶的初始剂量为每日 300 ～ 400mg，常分 3 次使用。某些特别严重、疗效较差、甲状腺增大明显的患者，可以增加剂量。

（2）碘和碘化物　常用的有碘化钾、碘化钠和复方碘溶液，主要用于甲状腺危象和甲亢术前准备。

（3）β 受体阻滞药　甲亢患者的交感神经活动增强，对心率加快者可选用 β 受体阻滞药，如普萘洛尔。

3. 高尿酸血症与痛风的药物治疗

（1）秋水仙碱　秋水仙碱能稳定溶酶体膜，通过抑制白细胞趋化、吞噬作用及减轻炎症反应而起到止痛作用。推荐在痛风发作 36h 内尽早使用。起始负荷剂量为 1.0mg 口服，1h 后追加 0.5mg，12h 后按照 0.5mg 每天 2 ～ 3 次服用。适用于痛风性关节炎的急性发作或预防复发性痛风性关节炎的急性发作。

（2）降血尿酸药物　别嘌醇适于原发性和继发性高尿酸血症，反复发作或慢性痛风者，痛风石，尿酸性肾结石和（或）尿酸性肾病，有肾功能不全的高尿酸血症。苯溴马隆用于单纯原发性高尿酸血症以及非发作期痛风性关节炎。非布司他为新型黄嘌呤氧化酶选择性抑制剂，初始剂量 40mg/d，2 周后血尿酸不达标者，加量至 80mg/d。

（3）非甾体抗炎药（NSAIDs）　具有抗炎、止痛和解热作用，并可迅速起效，使用方便，并在 24 ～ 72h 控制症状，疗程 1 周左右。对于有胃肠道禁忌及不耐受非选择性环氧酶（COX）抑制剂的患者可选用 COX-2 抑制剂。

（4）糖皮质激素　作为二线药物，主要用于严重的急性痛风发作伴有较重全身症状，且秋水仙碱或 NSAIDs 治疗无效的患者。口服剂量泼尼松 0.5mg/kg，连续用药 5 ～ 10 天停药。急性痛风累及一个或两个大关节可关节内给药，并可与口服糖皮质激素、NSAIDs 或秋水仙碱联合应用。一般关节腔内注射糖皮质激素

1年不超过4次。全身应用糖皮质激素者应注意预防和治疗高血压、糖尿病、水钠潴留、感染等。

（5）白细胞介素1（IL-1）阻断剂　阿那白滞素、利纳西普、卡那单抗在急性痛风治疗中获得很好疗效。

（6）新型药物　尿酸酶制剂可将尿酸分解为可溶性产物排出。包括拉布立酶和普瑞凯希，适用于放化疗所致高尿酸血症和难治性痛风。

4. 骨质疏松症的药物治疗

（1）骨吸收抑制药

① 双膦酸钙盐类：目前常用的双膦酸盐为阿仑膦酸钠70mg，每周1次；利塞膦酸钠35mg，每周1次，建议晨起空腹用200～300mL水送服，并保持坐位或立位至少半小时，之后可以进餐；唑来膦酸5mg，每年1次静脉滴注。

② 降钙素：可抑制破骨细胞活性，减少破骨细胞数量，从而抑制骨吸收，减慢骨量丢失的速度，对骨质疏松性骨折或骨骼变形所致的慢性疼痛以及骨肿瘤等疾病引起的骨痛均有效。鲑鱼降钙素，注射剂量为50IU/次，皮下或肌内注射，根据病情每周2～7次；鼻喷制剂为200IU/d，宜双鼻孔交替使用；鳗鱼降钙素，注射剂量为10～20IU/次，肌内注射，每周2次，或根据病情酌情增减。因其长期应用有致肿瘤风险，故建议短期使用，时间一般不超过4周。

③ 雌激素类：能抑制骨转换，阻止骨丢失。绝经激素治疗包括雌激素补充疗法和雌、孕激素补充疗法，能阻止骨丢失，降低骨质疏松性椎体、非椎体骨折风险。主要适应证为＜60岁或绝经10年内伴有绝经期症状（如潮热、出汗等）或泌尿生殖道萎缩症状的围绝经和绝经后妇女。

④ 选择性雌激素受体调节剂：选择性作用于雌激素的靶器官，与不同形式的雌激素受体结合后，发生不同的生物效应。如雷洛昔芬在骨骼上与雌激素受体结合，表现出类雌激素活性，抑制骨吸收，降低椎体骨折风险；而在乳腺和子宫上则表现为抗雌激素的活性，因而不刺激乳腺和子宫。

（2）骨形成刺激剂　甲状旁腺激素类似物：特立帕肽有促进骨形成作用。特立帕肽能有效治疗绝经后严重骨质疏松，提高骨密度、降低椎体和非椎体骨折风险。阿巴帕肽用于治疗绝经后骨质疏松症，每天80μg，皮下注射。上述两药治疗时间均不宜超过2年。

促进骨的形成起作用有钙剂、维生素D及其活性代谢物（骨化三醇、阿尔法骨化醇），维生素D及其活性代谢物主要用于治疗骨质疏松症、肾性骨病和甲状旁腺功能减退症及其伴有的维生素D代谢异常。

四、能力训练

（一）操作条件

① 资料：《药理学》等工具书，药品说明书。

② 设施设备：内分泌系统常用药品、带互联网的计算机系统等。

③ 环境：模拟药房。

④ 常见病合理用药推荐操作流程。

（二）安全及注意事项

1. 尊重患者，关爱生命，注重药学服务礼仪规范，不得有不礼貌的表情和语言。注意跟患者之间保持一定的距离，给患者留有空间。

2. 推荐用药及用药指导时不得夸大其词，不使用绝对化的语言，坚守药学职业道德，坚持以患者为中心。

3. 对于一些特殊剂型如气雾剂、喷雾剂、缓控释制剂等，应教会患者正确使用。

4. 可以提供用药指导单，即将药物的具体服药方法和注意事项写在指导单上，提醒患者按时服药。

（三）操作过程

序号	步骤	操作方法及说明	注意事项/操作标准
1	推荐药品	根据前述诊断，以及患者的生理特点、既往史、职业特点等，推荐合理的药物	（1）推荐的药品须对症 （2）应介绍药品的通用名称和剂型 （3）避免使用患者忌用的药品
2	介绍药品作用与适应证	（1）介绍所推荐药品的基本作用 （2）介绍药品的适应证	（1）作用介绍应尽量口语化，避免大量的专业术语 （2）作用一般介绍到药理作用如"补钙""降尿酸"即可，如果患者有兴趣深入了解的，或者需要与其他药物作优势对比的，也可简单介绍下作用机制 （3）介绍的适应证应与患者所患疾病对应，避免背书式地介绍所有不相关的适应证 （4）可以通过查阅药品说明书、专业网站等了解更多相关药品
3	介绍药品用法用量	详细介绍所推荐药品的使用方法，用药频次，用药时间，用药剂量	（1）用法一般为口服、含服、吸入、外用涂抹、塞入等，除口服外，应详细介绍使用方法 （2）用语言表达不够明了的，可以采用图片、视频或实物实例等方法来辅助介绍 （3）用药频次要明确，如1天2次，避免出现1天2~4次等模棱两可的指导，如果是"必要时"使用的，也要明确"必要时"指哪些情形 （4）用药时间如饭前、饭后、睡前、晨起等，应明确 （5）用药剂量要用患者可以直接感知的量，如1片、1瓶盖、1撮等，或者10mg也就是1片、用量杯量取15mL等，避免简单地只说"每次20mg"等

续表

序号	步骤	操作方法及说明	注意事项/操作标准
4	宣教用药依从性	向患者详细告知用药疗程、漏服处理等，并强调不要擅自调整用药	（1）有规定疗程的药品，须明确向患者说明，如一周、半年等 （2）大多数急性病用药，在临床症状消失后即可停药 （3）降钙素制剂不宜长期使用，应及时去医院监测情况 （4）药物漏服是否补服应根据药物作用、体内过程等作专业判断 （5）对于年长者、幼儿等用药依从性较差的患者，应向其监护人强调，并尽量推荐使用简单、频次较少的药品

【问题情境一】

小王是 ×× 大药房的驻店药师，现在有位老奶奶因骨质疏松医院给开具了鲑鱼降钙素鼻喷雾剂，但老奶奶不知道如何用？请你对他进行用药指导。

解答： 奶奶您好，鲑鱼降钙素鼻喷雾剂用于治疗老年性骨质疏松症，在首次使用鼻喷瓶前，按压驱动装置3次，以启动喷药泵（直到鼻喷瓶颈边缺口的计数窗显示绿色）。无论何时若喷药嘴阻塞，请用力按压驱动装置以排除阻塞。千万不要用针或其它尖锐的物体来排除阻塞，因为这样可能会损坏喷药装置。鼻喷瓶一旦开启使用，必须在室温放置，最长可使用4周。鼻喷瓶的详细操作方法如下。

（1）取下瓶盖。

（2）初次使用，手持喷鼻瓶，用力按压瓶帽，至出现"咔嗒"声，然后放松，重复操作3次，瓶帽缺口显示绿色，鼻喷瓶已准备好可使用了。

（3）将头略向前倾，将鼻喷瓶口插入1侧鼻孔，确保瓶口与鼻腔成直线，以便鼻喷剂充分扩散。按压瓶帽1次然后松开，瓶帽缺口计数窗显示1。

（4）喷药1个剂量后，用鼻子深吸气几次，以免药液流出鼻孔。不要立即用鼻孔呼气。

（5）如果1次用药2喷，在另一个鼻孔重复操作1次。

（6）每次用完后盖好瓶盖，以免瓶口阻塞。

（7）喷药16次后，瓶帽缺口显示红色标记，并且按压瓶帽会感到明显的阻力（警告停止）。小部分药液（技术余量）残留在瓶中。

（8）不要拆开装置。为保证药量充足，在贮存和运输的过程中应直立放置。

【问题情境二】

小胡是 ×× 大药房的驻店药师，现在有位大伯因一天前开始出现脚趾疼痛、红肿，且有痛风史，请你对他推荐合理用药并进行用药指导。

解答： 大伯您好，根据您的症状，及您没有其他疾病史，推荐您用秋水仙碱片，此药主要用于治疗痛风性关节炎的急性发作，每次口服 0.5 ～ 1.5mg，一片，每 1 ～ 2h 口服一次，直到疼痛缓解为止，但是 24h 口服量不得超过 6mg，症状控制的 72h 候，每日服用 0.5 ～ 1.5mg，连用 7 天。

（四）学习结果评价

序号	评价内容	评价标准	评价结果（是 / 否）
1	推荐药品	根据前述诊断，以及患者的生理特点、既往史、职业特点等，推荐合理的药物	
2	介绍药品作用与适应证	介绍所推荐药品的基本作用，以及该药品的适应证	
3	介绍药品用法用量	详细介绍所推荐药品的使用方法，用药频次，用药时间，用药剂量	
4	宣教用药依从性	向患者详细告知用药疗程、漏服处理等，并强调不要擅自调整用药	

五、课后作业

1. 简述糖尿病的常用药物类型。

2. 小宫是 ×× 大药房的驻店药师，现有位大伯，有甲亢史，想要来配点常用药，请推荐合理的药品并进行用药指导。

职业能力B-2-5　能推荐神经系统常见病合理用药

一、核心概念

1. 5- 羟色胺（5-HT）

5-HT 由色氨酸衍生。色氨酸经色氨酸羟化酶作用形成 5- 羟色氨酸，再经脱羧酶成为 5-HT。5-HT 是中枢神经系统的传递物质，其活性部分是吲哚胺。它广泛存在于脑、血小板、胃等组织中，以脑中的含量最大，是较强的平滑肌刺激和血管收缩剂。

2. 多巴胺

多巴胺（DA）是去甲肾上腺素的前体物质，是下丘脑和脑垂体腺中的一种关键神经递质，中枢神经系统中多巴胺的浓度受精神因素的影响。

二、学习目标

1. 能对睡眠障碍与焦虑症推荐合理用药。

2. 能对抑郁症推荐合理用药。

3. 能对帕金森病推荐合理用药。

4. 能对脑梗死推荐合理用药。

三、基本知识

1. 睡眠障碍与焦虑症的药物治疗

（1）苯二氮䓬类药　通过激动 γ 氨基丁酸受体上的亚基发挥作用，有催眠作用，目前临床上治疗失眠的药物可选用非苯二氮䓬类药物，如唑吡坦 5 ～ 10mg 睡前服用、佐匹克隆 7.5mg 睡前服用、右佐匹克隆 1 ～ 3mg 睡前服用。苯二氮䓬类药物中，艾司唑仑、替马西泮、氟西泮等可以选用，但因不良反应较多，不作为一线用药。

（2）褪黑素受体激动剂　可以改善时差症状，雷美替胺用于治疗入睡困难的失眠以及昼夜节律失调性睡眠障碍；阿戈美拉汀具有抗抑郁和催眠的双重作用，可改善抑制障碍相关的失眠，缩短睡眠潜伏期。

（3）其他　具有催眠效果的抗抑郁药物，如曲唑酮、米氮平和氟伏沙明等也可选择性使用。新型药物苏沃雷生主要用于治疗失眠。

2. 抑郁症的药物治疗

（1）三环类　三环类是临床上治疗抑郁症最常用的药物之一，该类药物主要通过抑制突触前膜对 5-羟色胺（5-HT）及去甲肾上腺素（NA）的再摄取，使突触间隙的 5-HT、NA 浓度升高，促进突触传递而发挥抗抑郁作用。常用药物有氯米帕明、阿米替林、丙米嗪、多塞平、度硫平、普罗替林等。

（2）NA 再摄取抑制药　本类药物主要通过抑制突触前膜 NA 的再摄取，从而增强中枢 NA 能神经功能而发挥抗抑郁作用。常用药物有地昔帕明、马普替林。

（3）选择性 5-羟色胺再摄取抑制药　本类药物主要通过选择性抑制 5-HT 的再摄取，增加突触间隙 5-HT 的浓度，从而增强中枢 5-HT 能神经功能而发挥抗抑郁作用。常用药物有帕罗西汀、氟西汀、舍曲林、西酞普兰、艾司西酞普兰等。

（4）单胺氧化酶抑制剂　本类药物主要抑制 A 型单胺氧化酶，减少 NA、5-HT、DA 的降解，增强 NA、5-HT、DA 能神经作用而发挥抗抑郁作用。代表药物有吗氯贝胺。

（5）其他　其他抗抑郁药有安非拉酮、文拉法辛、度洛西汀、曲唑酮等。

3. 帕金森病的药物治疗

（1）中枢多巴胺能神经增强药　通过增强中枢多巴胺神经功能，控制帕金森的临床表现，药物有左旋多巴、多巴丝肼、卡比多巴、金刚烷胺、溴隐亭、司来吉兰、恩他卡朋。左旋多巴对于轻症、年轻和治疗初期的患者疗效明显，对肌肉僵直及运动困难疗效较好，对肌肉震颤疗效差。金刚烷胺用于不能耐受左旋多巴的患者，恩他卡朋用于以上药物治疗无效的患者。

（2）中枢胆碱受体阻断药　可阻断中枢胆碱受体，拮抗纹状体内乙酰胆碱的作用，恢复胆碱能神经与多巴胺能神经的功能平衡。常用药物有苯海索、丙环定等。这一支药用于轻症患者，不能耐受左旋多巴、禁用左旋多巴的患者以及抗精神分裂症药引起的锥体外系反应。

4.脑梗死的药物治疗

（1）溶栓治疗　常用的药物有链激酶、尿激酶和阿替普酶。

（2）抗血小板治疗　急性缺血性卒中后48h内口服阿司匹林能显著降低患者的死亡或残疾率，减少复发。症状性颅内出血的风险与空白对照组相似。因此，对于不符合溶栓适应证且无禁忌证的缺血性脑卒中患者应在发病后尽早给予口服阿司匹林150～300mg/d。急性期后可改为预防剂量50～325mg/d。溶栓治疗者，溶栓24h后开始使用阿司匹林等抗血小板药物。对不能耐受阿司匹林者或存在阿司匹林抵抗的患者，可考虑选用氯吡格雷75mg/d，西洛他唑100mg/次、2次/天等抗血小板治疗。

（3）抗凝治疗　药物主要有普通肝素、低分子量肝素和华法林。心房颤动患者卒中的二级预防首选口服抗凝剂，其次是阿司匹林。其他的抗凝药物还有阿哌沙班、达比加群、利伐沙班、依度沙班。

四、能力训练

（一）操作条件

① 资料：《药理学》等工具书，药品说明书。
② 设施设备：神经系统常用药品、带互联网的计算机系统等。
③ 环境：模拟药房。
④ 常见病合理用药推荐操作流程。

（二）安全及注意事项

1. 尊重患者，关爱生命，注重药学服务礼仪规范，不得有不礼貌的表情和语言。注意跟患者之间保持一定的距离，给患者留有空间。

2. 推荐用药及用药指导时应严格审核患者的处方，谨慎用语，不使用绝对化的语言，坚守药学职业道德，坚持以患者为中心。

3. 对于一些特殊剂型如缓控释制剂等，应教会患者正确使用，不得擅自停药。

4. 可以提供用药指导单，即将药物的具体服药方法和注意事项写在指导单上，提醒患者按时服药。

（三）操作过程

序号	步骤	操作方法及说明	注意事项/操作标准
1	推荐药品	根据前述诊断，以及患者的生理特点、既往史、职业特点等，推荐合理的药物	（1）推荐的药品须对症 （2）应介绍药品的通用名称和剂型 （3）避免使用患者忌用的药品
2	介绍药品作用与适应证	（1）介绍所推荐药品的基本作用 （2）介绍药品的适应证	（1）作用介绍应尽量口语化，避免大量的专业术语 （2）作用一般介绍到药理作用如"治疗失眠"即可，如果患者有兴趣深入了解的，或者需要与其他药物作优势对比的，也可简单介绍下作用机制 （3）介绍的适应证应与患者所患疾病对应，避免背书式地介绍所有不相关的适应证 （4）可以通过查阅药品说明书、专业网站等了解更多相关药品
3	介绍药品用法用量	详细介绍所推荐药品的使用方法，用药频次，用药时间，用药剂量	（1）用法一般为口服，除口服外，应详细介绍使用方法 （2）用语言表达不够明了的，可以采用图片、视频或实物实例等方法来辅助介绍 （3）用药频次要明确，如1天2次，避免出现1天2~4次等模棱两可的指导，如果是"必要时"使用的，也要明确"必要时"指哪些情形 （4）用药时间如饭前、饭后、睡前、晨起等，应明确 （5）用药剂量要用患者可以直接感知的量，如1片，避免简单地只说"每次20mg"等
4	宣教用药依从性	向患者详细告知用药疗程、漏服处理等，并强调不要擅自调整用药	（1）有规定疗程的药品，须明确向患者说明，如一周、半年等 （2）大多数急性病用药，在临床症状消失后即可停药 （3）神经系统的疾病应及时去医院就诊 （4）药物漏服是否补服应根据药物作用、体内过程等作专业判断 （5）对于年长者、幼儿等用药依从性较差的患者，应向其监护人强调，并尽量推荐使用简单，频次较少的药品

【问题情境一】

王大爷今年60岁，5年前患上了帕金森病，服用复方卡比多巴片治疗3个月后，走路不稳的症状有改善，但对双手震颤效果较差，医师建议加用苯海索，请你对他进行用药指导。

解答： 大伯您好，左旋多巴和卡比多巴联合治疗帕金森病疗效较好，是目前的主要药物治疗手段，但对改善肌肉震颤效果不理想。苯海索作为中枢胆碱受体阻断药，疗效不如前者，但对改善肌肉震颤效果好。苯海索的抗胆碱作用可导致尿潴留，使用时宜从小剂量开始。

【问题情境二】

小胡是××大药房的驻店药师。王某，男，39岁，自媒体行业创业初期，因严重失眠、情绪躁动，严重影响了正常生活，遂去医院就诊，诊断为抑郁症，医师开具了盐酸舍曲林分散片。来药店咨询如何正确用药。

解答：舍曲林是选择性的5-羟色胺再摄取抑制剂，用于治疗抑郁症相关症状，包括伴随焦虑、有或无躁狂史的抑郁症。盐酸舍曲林分散片可吮服或吞服，也可将其加入适量水中，搅拌均匀后服用。每日一次，每次一片，早或晚服均可，可与食物同时服用，也可单独服用。服药7日内可见疗效，长期服用此药要遵医嘱。

（四）学习结果评价

序号	评价内容	评价标准	评价结果（是/否）
1	推荐药品	根据前述诊断，以及患者的生理特点、既往史、职业特点等，推荐合理的药物	
2	介绍药品作用与适应证	介绍所推荐药品的基本作用，以及该药品的适应证	
3	介绍药品用法用量	详细介绍所推荐药品的使用方法，用药频次，用药时间，用药剂量	
4	宣教用药依从性	能够告知患者持续用药的时间，发生漏服时的处理方法，并告知患者停药、调整用药需咨询医师，不可擅自停药和调整用药	

五、课后作业

1. 简述抗抑郁症的常用药物类型。

2. 小王是××大药房的驻店药师，现有位大伯，半年前脑梗死，经治疗后好转，医师让他长期服用阿司匹林肠溶片，最近王大伯又出现了胃溃疡症状，想来咨询一下，是否继续服用阿司匹林肠溶片。

职业能力B-2-6　能推荐血液系统常见病合理用药

一、核心概念

1. 血红蛋白

红细胞的主要组成部分，能与氧结合，运输氧和二氧化碳。血红蛋白含量能很好地反映贫血程度。

094　模块B　药品用药指导

2. 白细胞

白细胞指血液中的一类细胞，分为中性粒细胞、嗜酸性粒细胞、嗜碱性粒细胞、单核细胞、淋巴细胞。前三种因其胞质内含有嗜色颗粒，故称为粒细胞。白细胞具有细胞核，其主要作用是吞噬细菌、防御疾病。

二、学习目标

1. 能对缺铁性贫血推荐合理用药。
2. 能对巨幼细胞性贫血推荐合理用药。
3. 能对白细胞减少症推荐合理用药。

三、基本知识

1. 缺铁性贫血的药物治疗

铁离子参与血红蛋白、肌红蛋白和多种组织酶的合成。口服铁剂是治疗缺铁性贫血的首选方法。口服铁剂有硫酸亚铁、枸橼酸铁铵、富马酸亚铁、葡萄糖酸亚铁、琥珀酸亚铁、多糖铁复合物、右旋糖酐铁等，用于缺铁性或各种原因引起的贫血。多糖铁复合物不适用于便秘者。琥珀酸亚铁宜在餐后服用。较大剂量维生素 C（每 30mg 铁剂至少口服 200mg）或琥珀酸可增加铁剂的吸收。

2. 巨幼细胞性贫血的药物治疗

（1）叶酸　叶酸进入体内后转化为二氢叶酸，后者被二氢叶酸还原酶活化成四氢叶酸，参与一碳单位的传递，进而参与核酸和蛋白质的生成。叶酸缺乏可引起红细胞成熟障碍，引起巨幼细胞贫血。主要用于治疗巨幼细胞贫血、预防胎儿先天性神经管畸形。

（2）维生素 B_{12}　维生素 B_{12} 是生物体内多种生化反应的辅酶，主要参与机体的两种代谢过程。用于恶性贫血、巨幼细胞贫血。

（3）人红细胞生成素　主要用于肾衰竭合并的贫血，艾滋病、恶性肿瘤伴发的贫血；也可用于择期手术储存自体血需要反复采血的患者。

3. 白细胞减少症的药物治疗

（1）粒细胞集落刺激因子　代表药物如非格司亭，促进中性粒细胞成熟和促进骨髓释放成熟的粒细胞入血，增强粒细胞的功能。用于各种原因引起的白细胞减少症和粒细胞减少症。

（2）重组人粒细胞 - 巨噬细胞集落刺激因子　主要刺激粒细胞、淋巴细胞和单核细胞增殖、分化和活化，使粒细胞、巨噬细胞、单核细胞的功能增加。常见的药物有莫拉司亭和沙格司亭，用于各种原因引起的白细胞减少症，预防白细胞减少造成的感染并发症。非格司亭和重组人粒细胞 - 巨噬细胞集落刺激因子均为粉针剂，皮下注射或用 5% 葡萄糖注射稀释后静脉滴注。

（3）兴奋骨髓造血功能药　小檗胺可促进造血功能，增加末梢白细胞数量，用于防治肿瘤化疗、放疗引起的白细胞减少症等。

四、能力训练

（一）操作条件

① 资料：《药理学》等工具书，药品说明书。
② 设施设备：血液系统常用药品、带互联网的计算机系统等。
③ 环境：模拟药房。
④ 常见病合理用药推荐操作流程。

（二）安全及注意事项

1. 尊重患者，关爱生命，注重药学服务礼仪规范，不得有不礼貌的表情和语言。注意跟患者之间保持一定的距离，给患者留有空间。

2. 推荐用药及用药指导时不得夸大其词，不使用绝对化的语言，坚守药学职业道德，坚持以患者为中心。

3. 对于一些特殊剂型如粉针剂、注射剂，应提醒患者去有资质的医疗机构注射。

4. 可以提供用药指导单，即将药物的具体服药方法和注意事项写在指导单上，提醒患者按时服药。

（三）操作过程

序号	步骤	操作方法及说明	注意事项/操作标准
1	推荐药品	根据前述诊断，以及患者的生理特点、既往史、职业特点等，推荐合理的药物	（1）推荐的药品须对症 （2）应介绍药品的通用名称和剂型 （3）避免使用患者忌用的药品
2	介绍药品作用与适应证	（1）介绍所推荐药品的基本作用 （2）介绍药品的适应证	（1）作用介绍应尽量口语化，避免大量的专业术语 （2）作用一般介绍到药理作用如"治疗贫血"即可，如果患者有兴趣深入了解的，或者需要与其他药物作优势对比的，也可简单介绍下作用机制 （3）介绍的适应证应与患者所患疾病对应，避免背书式地介绍所有不相关的适应证 （4）可以通过查阅药品说明书、专业网站等了解更多相关药品
3	介绍药品用法用量	详细介绍所推荐药品的使用方法，用药频次，用药时间，用药剂量	（1）用法一般为口服、皮下注射、肌内注射等，除口服外，应详细介绍使用方法； （2）用语言表达不够明了的，可以采用图片、视频或实物实例等方法来辅助介绍 （3）用药频次要明确，如1天2次，避免出现1天2～4次等模棱两可的指导，如果是"必要时"使用的，也要明确"必要时"指哪些情形 （4）用药时间如饭前、饭后、睡前、晨起等，应明确

续表

序号	步骤	操作方法及说明	注意事项/操作标准
4	宣教用药依从性	向患者详细告知用药疗程、漏服处理等，并强调不要擅自调整用药	（1）有规定疗程的药品，须明确向患者说明，如一周、半年等 （2）大多数急性病用药，在临床症状消失后即可停药 （3）缺铁性贫血补铁应及时监测血红蛋白指标 （4）药物漏服是否补服应根据药物作用、体内过程等作专业判断 （5）对早产儿、妊娠期妇女、胃切除者及反复献血者，应预防性口服铁剂。对于用药依从性较差的患者，应向其监护人强调，并尽量推荐使用简单、频次较少的药品

【问题情境一】

小孟是××大药房的驻店药师，有位女士，27岁，因月经量过多引起乏力、面色苍白，去医院检查被诊断为缺铁性贫血，请推荐合理的药品并进行用药指导。

解答：女士您好，根据您的症状描述，推荐您服用右旋糖酐铁分散片，这个药主要有补铁作用，可用于缓解您的乏力症状。这个药餐后直接用水冲服，或将右旋糖酐铁分散片放入适量的温开水中溶解后口服，每次2～4片，每日1～3次。

【问题情境二】

小金是××大药房的驻店药师，现有位大伯来问，他因结肠癌化疗后，白细胞一直偏低，医师开了小檗胺片，他想来问问这个药应该怎么吃？跟平常拉肚子吃的小檗碱有什么区别？

解答：大伯您好，小檗胺可促进造血功能，增加末梢白细胞数量，用于防治肿瘤化疗、放疗引起的白细胞减少症等。这个药每日3次，每次4片，饭后服用。盐酸小檗碱又名黄连素，与小檗胺是完全两个药品，不可混淆。

（四）学习结果评价

序号	评价内容	评价标准	评价结果（是/否）
1	推荐药品	能够结合每一位患者自身的特点，包括既往史、职业特点、生理特点等，推荐合适的药品	
2	介绍药品作用与适应证	介绍所推荐药品的基本作用，以及该药品的适应证	
3	介绍药品用法用量	详细介绍所推荐药品的使用方法，用药频次，用药时间，用药剂量	
4	宣教用药依从性	向患者详细告知用药疗程、漏服处理等，并强调不要擅自调整用药	

工作任务B-2　常见病的合理用药　　097

五、课后作业

1. 白细胞减少症常用的药有哪些？
2. 吴大爷因慢性胃炎长期服用抑酸药，最近因为头晕、乏力等，医院诊断为巨幼红细胞性贫血，他来药店咨询，请推荐合理的药品并进行用药指导。

职业能力B-2-7　能推荐泌尿生殖系统常见病合理用药

一、核心概念

1. 5α- 还原酶

5α- 还原酶是依赖还原型辅酶Ⅱ的膜蛋白酶，其功能为催化睾酮转化为二氢睾酮，在前列腺和皮肤内积累到高水平后会引起许多病理变化，如良性前列腺增生（BHP）、痤疮、男性秃发、女性多毛等。已知人的 5α- 还原酶有Ⅰ型和Ⅱ型两种同工酶，Ⅰ型酶主要分布于皮肤，Ⅱ型酶主要分布于前列腺。

2. α_1 受体

α_1 受体是传出神经系统的受体的一个亚型，主要分布在血管平滑肌（如皮肤、黏膜血管，以及部分内脏血管），激动时引起血管收缩；也分布于瞳孔开大肌，激动时瞳孔开大肌收缩，瞳孔扩大。

二、学习目标

1. 能推荐前列腺增生对症治疗药物。
2. 能对尿路感染推荐合理用药。
3. 能对痛经推荐合理用药。
4. 能对阴道炎推荐合理用药。

三、基本知识

1. 前列腺增生的药物治疗

（1）α_1 受体阻滞药　可使前列腺平滑肌松弛，尿道闭合压降低，尿道梗阻症状改善，尿流通畅。该类药物主要有特拉唑嗪、阿夫唑嗪、多沙唑嗪、坦索罗辛等。特拉唑嗪适用于改善良性前列腺增生患者的排尿症状，如尿频、尿急、尿线变细、排尿困难、夜尿增多、排尿不尽等

（2）5α- 还原酶抑制药　可有效地缩小前列腺的体积，提高尿流率，改善排

尿症状而不降低睾酮在血浆中的水平，很少影响性功能。特别适用于前列腺体积较大的患者。该类药物主要有非那雄胺、依立雄胺、度他雄胺等。

（3）雄激素受体拮抗药　氟他胺是一种非甾体抗雄激素制剂，用于前列腺癌的姑息治疗，也用于前列腺增生的治疗，有缩小前列腺体积、改善症状的作用；萘哌地尔适用于治疗良性前列腺增生引起的排尿障碍。

2. 尿路感染的药物治疗

对于急性膀胱炎短疗程疗法可选用磺胺类、喹诺酮类、半合成青霉素类或头孢菌素类等抗菌药物，任选一种药物连用 3 天，约 90% 的患者可治愈。对于肾盂肾炎病情较轻者，可口服药物治疗 10 ～ 14 日，通常 90% 可治愈，常用药物有喹诺酮类、半合成青霉素类、头孢菌素类等。严重感染全身中毒症状明显者需住院治疗静脉给药；对于妊娠期尿路感染宜选用毒性小的抗菌药物（阿莫西林、头孢菌素类、呋喃妥因等），妊娠期急性膀胱炎治疗时间为 3 ～ 7 日。黄酮哌酯用于治疗各种原因引起的尿频、尿急、尿痛、排尿困难及尿失禁等症状，非那吡啶用于缓解尿路感染或刺激引起的泌尿道疼痛、尿道口灼烧感、尿急、尿频等不适症状。

3. 痛经的药物治疗

（1）非甾体抗炎药　如对乙酰氨基酚、布洛芬、双氯芬酸等。本类药物通过抑制前列腺素合成酶的活性，减少前列腺素的产生，防止子宫过强收缩和痉挛，降低子宫压力，从而达到治疗的目的。

（2）子宫平滑肌松弛药　如氢溴酸山莨菪碱、颠茄浸膏片等。本类药物通过缓解子宫平滑肌痉挛而止痛。氢溴酸山莨菪碱片又名 654-2，为 M 受体阻断药，具有松弛平滑肌、解除血管痉挛、改善微循环以及镇痛作用，但扩瞳和抑制腺体分泌的作用较弱且极少引起中枢兴奋症状。

（3）调节自主神经功能药　如谷维素，对伴有精神紧张者可以用此类药物。

（4）甾体激素避孕药　如雌、孕激素复合避孕药，可通过调节体内激素水平和抑制排卵而缓解痛经，常用于对应用非甾体抗炎药治疗无效或有避孕要求的患者。

4. 阴道炎的药物治疗

（1）细菌性阴道炎　首选甲硝唑 500mg，每日 2 次，连用 7 日；替硝唑 1g，每日 1 次，连用 5 日，或 2g，每日 1 次，连用 2 日；克林霉素 300mg，每日 2 次，连服 7 日。克林霉素适合于甲硝唑治疗失败者或甲硝唑过敏、不能耐受者，特别适用于妊娠妇女。如有复发症状，可继续使用甲硝唑或克林霉素口服及经阴道给药，用药 7 日。

（2）霉菌性阴道炎　选用咪康唑栓每晚 1 粒，连用 7 日，也可采用 3 日疗法，第 1 日晚 1 枚，随后 3 日早、晚各 1 枚；克霉唑栓每晚 1 粒，连用 7 日；制霉菌素阴道泡腾片 1 次 1 片，一日 1 ～ 2 次，疗程一般 14 天。对于不愿采用局部用药者或顽固反复发作者，应予以全身用药，如伊曲康唑、氟康唑等。氟康唑

150mg，顿服，治疗期间服用 1 次即可；伊曲康唑 200mg，每日 2 次，疗程为 1 天，或每次 200mg，每日 1 次，疗程为 3 日。

（3）滴虫性阴道炎　首选甲硝唑 500mg，每日 2 次，连用 7 日；替硝唑 1g，每日 1 次，连用 5 日，或 2g，每日 1 次，连用 2 日；克林霉素 300mg，每日 2 次，连服 7 日。甲硝唑阴道泡腾片或替硝唑阴道泡腾片 200mg，阴道给药，每晚 1 次，连用 7 日。

四、能力训练

（一）操作条件

① 资料：《药理学》等工具书，药品说明书。
② 设施设备：泌尿生殖系统常用药品、带互联网的计算机系统等。
③ 环境：模拟药房。
④ 常见病合理用药推荐操作流程。

（二）安全及注意事项

1. 尊重患者，关爱生命，注重药学服务礼仪规范，不得有不礼貌的表情和语言。注意跟患者之间保持一定的距离，给患者留有空间。

2. 推荐用药及用药指导时不得夸大其词，不使用绝对化的语言，坚守药学职业道德，坚持以患者为中心。

3. 对于一些特殊剂型如气雾剂、喷雾剂、缓控释制剂等，应教会患者正确使用。

4. 可以提供用药指导单，即将药物的具体服药方法和注意事项写在指导单上，提醒患者按时服药。

（三）操作过程

序号	步骤	操作方法及说明	注意事项/操作标准
1	推荐药品	根据前述诊断，以及患者的生理特点、既往史、职业特点等，推荐合理的药物	（1）推荐的药品须对症 （2）应介绍药品的通用名称和剂型 （3）避免使用患者忌用的药品
2	介绍药品作用与适应证	（1）介绍所推荐药品的基本作用 （2）介绍药品的适应证	（1）作用介绍应尽量口语化，避免大量的专业术语 （2）作用一般介绍到药理作用如"止痛""杀菌"即可，如果患者有兴趣深入了解的，或者需要与其他药物作优势对比的，也可简单介绍下作用机制 （3）介绍的适应证应与患者所患疾病对应，避免背书式地介绍所有不相关的适应证 （4）可以通过查阅药品说明书、专业网站等了解更多相关药品

100　模块B　药品用药指导

续表

序号	步骤	操作方法及说明	注意事项/操作标准
3	介绍药品用法用量	详细介绍所推荐药品的使用方法,用药频次,用药时间,用药剂量	（1）用法一般为口服、含服、吸入、外用涂抹、塞入等,除口服外,应详细介绍使用方法 （2）用语言表达不够明了的,可以采用图片、视频或实物实例等方法来辅助介绍 （3）用药频次要明确,如1天2次,避免出现1天2～4次等模棱两可的指导,如果是"必要时"使用的,也要明确"必要时"指哪些情形 （4）用药时间如饭前、饭后、睡前、晨起等,应明确 （5）用药剂量要用患者可以直接感知的量,如1枚、1粒、1片等,避免简单地只说"每次150mg"等
4	宣教用药依从性	向患者详细告知用药疗程、漏服处理等,并强调不要擅自调整用药	（1）有规定疗程的药品,须明确向患者说明,如一周、半年等 （2）大多数急性病用药,在临床症状消失后即可停药 （3）阴道炎用药7天未缓解或症状加重的,应嘱其去医院就诊 （4）药物漏服是否补服应根据药物作用、体内过程等作专业判断 （5）对于年长者、幼儿等用药依从性较差的患者,应向其监护人强调,并尽量推荐使用简单、频次较少的药品

【问题情境一】

小吴是××大药房的驻店药师,现在有位年轻女子因痛经前来购药,请推荐合理的药品并进行用药指导。

解答: 女士您好,根据您的症状描述,本身没有其他基础疾病和用药史,推荐您服用布洛芬缓释胶囊,这个药主要起到镇痛的作用,可用于缓解您的痛经症状。这个药一次服用1粒,一日2次,早晚各一次。要求在服药的时候必须整个胶囊吞下,而不能够嚼碎服用,以免影响药物的吸收。

【问题情境二】

小刘是××大药房的驻店药师,现在有位老奶奶拿着一盒咪康唑栓来,说是医院配的,但药房发药时跟他讲的使用方法忘记了,请你对他进行用药指导。

解答: 奶奶您好,咪康唑栓是个用于治疗霉菌性阴道炎的药物,塞药之前先清洗外阴,之后,撕开咪康唑栓的包装,戴上一次性的无菌指套,然后将咪康唑栓从阴道口缓慢塞进阴道内,用手指轻轻推入阴道深处。一般需要每天塞药一次,连续塞药一周即可。

工作任务B-2 常见病的合理用药 **101**

（四）学习结果评价

序号	评价内容	评价标准	评价结果（是/否）
1	推荐药品	能够结合每一位患者自身的特点，包括既往史、职业特点、生理特点等，推荐合适的药品	
2	介绍药品作用与适应证	介绍所推荐药品的基本作用，以及该药品的适应证	
3	介绍药品用法用量	详细介绍所推荐药品的使用方法，用药频次、用药时间，用药剂量	
4	宣教用药依从性	向患者详细告知用药疗程、漏服处理等，并强调不要擅自调整用药	

五、课后作业

1. 痛经常用的药有哪些？

2. 小王是××大药房的驻店药师，现有位老大爷，体检发现有前列腺增生，平时也有尿频尿急等症状，请推荐合理的药品并进行用药指导。

职业能力B-2-8　能推荐皮肤、五官科常见病合理用药

一、核心概念

1. 皮肤

皮肤指身体表面包在肌肉外面的组织，是人体最大的器官，主要承担着保护身体、排汗、感觉冷热和压力等功能。皮肤覆盖全身，它使体内各种组织和器官免受物理性、机械性、化学性和病原微生物性的侵袭。

2. 五官

五官指眼、耳、口、鼻、喉这五个器官。

二、学习目标

1. 能对荨麻疹推荐合理用药。

2. 能对皮炎推荐合理用药。

3. 能对痤疮推荐合理用药。

4. 能对手足癣推荐合理用药。

5. 能对结膜炎推荐合理用药。

6. 能对干眼症推荐合理用药。

7. 能对口腔溃疡推荐合理用药。

三、基本知识

1. 荨麻疹的药物治疗

局部治疗常外涂炉甘石洗剂、氧化锌洗剂。口服药物首选第二、三代非镇静或低镇静抗组胺药，包括西替利嗪、左西替利嗪、氯雷他定、地氯雷他定、非索非那定、阿伐斯汀、依巴斯汀等。

常规剂量使用 1 ～ 2 周后不能有效控制症状，考虑到不同个体或荨麻疹类型对治疗反应的差异，可更换品种或在获得患者知情同意情况下增加 2 ～ 4 倍剂量；也可联合第一代抗组胺药，包括异丙嗪、氯苯那敏、苯海拉明、赛庚啶、酮替芬等。

2. 皮炎的药物治疗

急性期有红斑、水肿、小水疱、无糜烂渗出时，选用炉甘石洗剂或哈西奈德溶液；有渗出时则选用 0.1% 乳酸依沙吖啶溶液或 3% 酮酸溶液、复方锌铜溶液湿敷；亚急性期皮损红肿减轻，渗出减少，可选用氧化锌软膏、复方醋酸地塞米松乳膏、醋酸氟轻松乳膏等；慢性期皮肤有浸润、肥厚时，选用醋酸曲安奈德尿素乳膏、布地奈德乳膏、丙酸倍氯米松乳膏、丙酸氯倍他索软膏、曲安奈德新霉素贴膏等。抗组胺药如赛庚啶、特非那定、阿司咪唑、氯雷他定、地氯雷他定、西替利嗪、咪唑斯汀等，以上药物任选 1 ～ 2 种可有效控制特异性皮炎的瘙痒。皮损较重或广泛时可选用泼尼松或地塞米松，继发细菌感染者应加用抗生素。

3. 痤疮的药物治疗

（1）维 A 酸类药物　是轻度痤疮的单独一线用药，中度痤疮的联合用药以及痤疮维持治疗的首选药物。目前常用的外用维 A 酸类药物包括第一代维 A 酸类药物如 0.025% ～ 0.1% 全反式维 A 酸霜（凝胶）和异维 A 酸凝胶，第三代维 A 酸类药物如 0.1% 阿达帕林凝胶。口服异维 A 酸具有显著抑制皮脂腺脂质分泌、调节毛囊皮脂腺导管角化、改善毛囊厌氧环境并减少痤疮丙酸杆菌的繁殖、抗炎和预防瘢痕形成等作用，是目前最有效的抗痤疮药物，有明确适应证如重度痤疮、结节囊肿型痤疮的患者宜尽早服用。

（2）过氧化苯甲酰　可以减少痤疮丙酸杆菌耐药的发生，如患者能耐受，可作为炎性痤疮的首选外用抗菌药物之一，本药可以单独使用，也可联合外用维 A 酸类药物或外用抗生素。

（3）抗生素　常用的外用抗生素包括红霉素、氯霉素、林可霉素及其衍生物克林霉素等。夫西地酸乳膏对痤疮丙酸杆菌有较好的杀灭作用及抗炎活性，且与其他抗生素无交叉耐药性，可作为外用抗生素用于痤疮的治疗。由于外用抗生素易诱导痤疮丙酸杆菌耐药，故不推荐单独使用，建议和过氧化苯甲酰或外用维A酸类药物联合应用。中重度痤疮首选四环素类如多西环素、米诺环素等。

（4）2.5% 二硫化硒洗剂　具有抑制真菌、寄生虫及细菌的作用，可降低皮肤游离脂肪酸含量。洁净皮肤后，将药液略加稀释均匀地涂布于脂溢显著的部位，3～5min 后用清水清洗。

4. 手足癣的药物治疗

（1）抗真菌药　常用咪唑类抗真菌药物包括克霉唑、益康唑、咪康唑、酮康唑、联苯苄唑等，一般每日外用 1～2 次，一般疗程需要 4 周；丙烯胺类抗真菌药物包括萘替芬、特比萘芬和布替萘芬，在体外对皮肤癣菌的抗菌活性较强，每日 1～2 次外用，一般疗程 2～4 周。

（2）角质剥脱剂　水杨酸等角质剥脱剂可联合抗真菌药物，主要用于鳞屑角化型手足癣患者。对于局部治疗无效或者顽固病例，如顽固鳞屑角化型损害，可口服特比萘芬、伊曲康唑、氟康唑。

5. 结膜炎的药物治疗

治疗结膜炎的制剂有磺胺醋酰钠、红霉素、庆大霉素等制剂，白天宜用滴眼液，可反复多次应用，睡前用眼膏剂。对由细菌感染引起的急性卡他性结膜炎可选用四环素、金霉素、红霉素、利福平、酞丁安、磺胺醋酰钠滴眼液；滴眼，一次 1～2 滴，一日 3～5 次。对流行结膜炎局部给予抗病毒药，可选用 0.1% 酞丁安或阿昔洛韦滴眼液、0.1% 碘苷滴眼液，一次 1～2 滴，每隔 2h 给予 1 次。对过敏性结膜炎宜选用醋酸可的松、醋酸氢化可的松或色甘酸钠滴眼液和眼膏；滴眼，一次 1～2 滴，一日 3～4 次，用前摇匀，眼膏涂敷于眼睑内，每晚睡前 1 次，连续应用不得超过 2 周。春季卡他性结膜炎可应用 2% 色甘酸钠滴眼液，一次 1～2 滴，一日 4 次，重症可适当增加到一日 6 次，或者用 1% 泼尼松滴眼液滴眼。由于环境（灰尘、风沙、屈光不正）所致的非细菌性结膜炎治疗以对症为主，应用 0.5% 硫酸锌滴眼液。

6. 干眼症的药物治疗

（1）人工泪液治疗　是目前治疗中度水液缺乏型干眼症最主要的治疗方式，常用的有羟糖甘滴眼液、聚乙二醇滴眼液、右旋糖酐 70 滴眼液、羧甲基纤维素滴眼液、玻璃酸钠滴眼液、维生素 A 棕榈酸酯眼用凝胶、卡波姆眼用凝胶等。重症干眼可使用眼用凝胶制剂，出现暴露性角膜溃疡时可使用眼膏。复方氯化钠滴眼液可提高泪膜的稳定性，缓解干眼症状。

（2）抗炎药物　抗炎和免疫抑制治疗适用于有眼表面炎性反应的干眼症患者。常用药物为糖皮质激素、非甾体抗炎药及免疫抑制药环孢素等。糖皮质激素用于中重度干眼伴有眼部炎症反应的患者。常用的有地塞米松、氯替泼诺混悬滴眼液等。常用的 NSAIDs 外用滴眼液成分包括双氯芬酸钠、普拉洛芬、溴芬酸钠等。

7. 口腔溃疡的药物治疗

口腔溃疡的治疗以局部用药为主，治疗口腔溃疡的药物有氯己定含漱液、甲硝唑含漱液、西地碘含片、溶菌酶含片、甲硝唑口腔粘贴片、地塞米松粘贴片等。应用 0.5% 甲硝唑含漱液或氯己定含漱液含漱，于早晚刷牙后含漱，一次 15～20mL，一日 2～3 次，连续 5～10 天为 1 个疗程。西地碘含片可直接卤化细菌的体蛋白，杀菌力强，对细菌繁殖体、芽孢和真菌也有较强的杀菌作用，含服，一次 1.9～3mg，一日 3～5 次。溶菌酶含片有抗菌抗病毒和消肿止血作用，含服，每次 20mg，一日 4～6 次。甲硝唑口腔粘贴片黏附于黏膜患处，一次 1 片，一日 3 次，饭后用，临睡前加用 1 片。地塞米松粘贴片具有很强的抗炎作用，降低毛细血管的通透性，减少炎症的渗出，贴片用量较小而作用直接、持久，可促进溃疡愈合，外用贴敷于溃疡处，每处 1 片，一日总量不得超过 3 片，连续使用不得过 1 周。冰硼咽喉散、青黛散等是中医传统治疗口腔溃疡的主要用药，应用时取少量，吹敷患处，一日 2～3 次。用 0.5%～1% 达克罗宁液，用时涂于溃疡加重的疡面上，连续 2 次，用于进食前暂时止痛。溃疡数目少、面积小且间歇期长者可采用烧灼法，用 10% 硝酸银液放于溃疡面上，至表面发白为度，硝酸银可使溃疡面上蛋白质沉淀而形成薄膜保护溃疡面，促进愈合。对反复发作的口腔溃疡推荐口服泼尼松，一次 10mg，一日 3 次；或左旋咪唑一次 50mg，一日 3 次，每周服用 2 次。

四、能力训练

（一）操作条件

① 资料：《药理学》等工具书，药品说明书。
② 设施设备：皮肤、五官科常用药品，带互联网的计算机系统等。
③ 环境：模拟药房。
④ 常见病合理用药推荐操作流程。

（二）安全及注意事项

1. 尊重患者，关爱生命，注重药学服务礼仪规范，不得有不礼貌的表情和语言。注意跟患者之间保持一定的距离，给患者留有空间。

2. 推荐用药及用药指导时不得夸大其词，不使用绝对化的语言，坚守药学职业道德，坚持以患者为中心。

3. 对于一些特殊剂型如涂剂、喷雾剂、缓控释制剂等，应教会患者正确使用。

4. 可以提供用药指导单，即将药物的具体服药方法和注意事项写在指导单上，提醒患者按时服药。

工作任务B-2　常见病的合理用药　　**105**

（三）操作过程

序号	步骤	操作方法及说明	注意事项/操作标准
1	推荐药品	根据前述诊断，以及患者的生理特点、既往史、职业特点等，推荐合理的药物	（1）推荐的药品须对症 （2）应介绍药品的通用名称和剂型 （3）避免使用患者忌用的药品
2	介绍药品作用与适应证	（1）介绍所推荐药品的基本作用 （2）介绍药品的适应证	（1）作用介绍应尽量口语化，避免大量的专业术语 （2）作用一般介绍到药理作用如"止痒""消炎""消肿"即可，如果患者有兴趣深入了解的，或者需要与其他药物作优势对比的，也可简单介绍下作用机制 （3）介绍的适应证应与患者所患疾病对应，避免背书式地介绍所有不相关的适应证 （4）可以通过查阅药品说明书、专业网站等了解更多相关药品
3	介绍药品用法用量	详细介绍所推荐药品的使用方法，用药频次，用药时间，用药剂量	（1）用法一般为外用、口服等，除口服外，应详细介绍使用方法 （2）用语言表达不够明了的，可以采用图片、视频或实物实例等方法来辅助介绍 （3）用药频次要明确，如1天2次，避免出现1天2~4次等模棱两可的指导，如果是"必要时"使用的，也要明确"必要时"指哪些情形 （4）用药时间如饭前、饭后、睡前、晨起等，应明确 （5）用药剂量要用患者可以直接感知的量，如1滴，避免简单地只说"每次20mg"等
4	宣教用药依从性	向患者详细告知用药疗程、漏服处理等，并强调不要擅自调整用药	（1）有规定疗程的药品，须明确向患者说明，如一周、半年等 （2）大多数急性病用药，在临床症状消失后即可停药 （3）荨麻疹1~2周未缓解或症状加重的，应嘱其去医院就诊 （4）药物漏服是否补服应根据药物作用、体内过程等作专业判断 （5）对于年长者、幼儿等用药依从性较差的患者，应向其监护人强调，并尽量推荐使用简单、频次较少的药品

【问题情境一】

小俞是××大药房的驻店药师，现有一位女士，20岁，因口腔溃疡前来购药，请推荐合理的药品并进行用药指导。

解答： 女士您好，根据您的症状描述，及本身没有其他基础疾病和用药史，推荐您服用甲硝唑口腔粘贴片，这个药主要起到作用是杀菌止疼。使用方法是将甲硝唑口腔粘贴片在口腔黏膜的患处进行贴敷，通过黏膜吸收起作用。作为局部含服药物，药物可以直接作用于患病处，使药物的局部浓度更高，药效更好。需要注意的是在使用口腔粘贴片的时候，最好不要喝水、吃东西。使用这个药物期间不建议喝酒或者含有酒精的饮料。

【问题情境二】

小沈是××药店的执业药师，现有一位中年男性来买药，主诉一周前在家里装修刷涂料，之后出现手部皮肤红斑、丘疹、水疱和瘙痒等现象，社区医院诊断是接触性皮炎，来药店买药，请你推荐合理用药。

解答： 您好，根据您的症状，可能是接触性皮炎，推荐使用炉甘石洗剂，涂三天情况就会好转，每天使用三次，用前摇匀，用棉签蘸取，涂抹在患处。

（四）学习结果评价

序号	评价内容	评价标准	评价结果(是/否)
1	推荐药品	能够结合每一位患者自身的特点，包括既往史、职业特点、生理特点等，推荐合适的药品	
2	介绍药品作用与适应证	介绍所推荐药品的基本作用，以及该药品的适应证	
3	介绍药品用法用量	详细介绍所推荐药品的使用方法，用药频次，用药时间，用药剂量	
4	宣教用药依从性	向患者详细告知用药疗程、漏服处理等，并强调不要擅自调整用药	

五、课后作业

1. 简述口腔溃疡的药物治疗方法。

2. 患者孙某，女，52岁，因脚上长出数个小水疱，水疱破了流出澄清液体，干燥吸收后出现脱屑，并伴有瘙痒，社区医院诊断是足癣，来药店买药，请你推荐合理用药。

工作任务B-3 用药安全与健康指导

职业能力B-3-1 能对呼吸系统常见病进行用药安全与健康指导

一、核心概念

1. 药品不良反应

药品不良反应指合格药品在正常用法用量下出现的与用药目的无关的有害反应。常见的药品不良反应有副作用、毒性反应、后遗效应、过敏反应（变态反应）、特异质反应、停药反应、继发性反应、依赖性、"三致"作用等。

2. 病毒感染

病毒感染指能在人体寄生繁殖，并能致病的病毒引起的传染病。主要表现有发热、头痛、全身不适等全身中毒症状及病毒寄主和侵袭组织器官导致炎症损伤而引起的局部症状。

3. 细菌感染

细菌感染指致病菌或条件致病菌侵入血液循环中生长繁殖，产生毒素和其他代谢产物所引起的急性全身性感染，临床上以寒战、高热、皮疹、关节痛及肝脾肿大为特征，部分可有感染性休克和迁徙性病灶。

二、学习目标

1. 能对普通感冒和流行性感冒进行用药安全指导与健康指导。
2. 能对支气管炎和支气管哮喘进行用药安全指导与健康指导。
3. 能对过敏性鼻炎进行用药安全指导与健康指导。

三、基本知识

1. 普通感冒和流行性感冒的用药安全与健康指导事项

（1）不良反应 常见的抗感冒药多采用复方制剂，主要包括解热镇痛药、减轻鼻黏膜充血药、镇咳药和抗组胺药这四种成分。因此不良反应也较多，但大多较轻微，详见表 B-3-1-1。

表 B-3-1-1　复方感冒药的常见不良反应

复方感冒药类型	代表药物	常见不良反应
抗组胺+解热镇痛药	氨咖黄敏胶囊、复方氨酚烷胺	轻度嗜睡、乏力等
抗组胺药+减轻鼻黏膜充血药（鼻黏膜血管收缩药）	复方盐酸伪麻黄碱缓释胶囊、复方氯雷他定	困倦、乏力、头晕、口干、大便干燥等
抗组胺药+解热镇痛药+增强免疫药	复方氨酚葡锌片	轻度嗜睡、头晕、乏力、恶心、上腹不适、口干和食欲减退等
抗组胺药+减轻鼻黏膜充血药+解热镇痛药+止咳药	美息伪麻片、酚麻美敏片	轻度嗜睡、头晕、乏力、恶心、上腹不适、口干和食欲减退等
抗病毒药	金刚烷胺、金刚乙胺、奥司他韦、玛巴洛沙韦	恶心、呕吐、腹泻等，奥司他韦偶有神经精神异常，金刚烷胺、金刚乙胺临床资料显示耐药，因此不建议使用

（2）用药注意事项　抗生素对导致感冒和流感的病毒无作用。在没有合并细菌感染迹象的情况下不得使用抗生素，否则易引起二重感染或耐药菌的产生。联合应用抗生素的指征应当严格控制，必须凭执业医师处方，在医师的指导下使用。

注意各种药物成分的影响，如服用含有抗过敏药制剂者，不宜从事驾驶、高空作业或操作精密仪器等工作；含有鼻黏膜血管收缩药（盐酸伪麻黄碱）的制剂，对伴有心脏病、高血压、甲状腺功能亢进症、肺气肿、青光眼患者需慎用；含有右美沙芬的制剂对妊娠初期及哺乳期妇女禁用；服用含有解热镇痛药的制剂时应禁酒，同时注意对老年人、肝肾功能不全者、有出血倾向者或上消化道出血和（或）穿孔病史者，应慎用或禁用。

无严重症状者尽可能不用药或少用药，抗感冒药连续服用一般不得超过1周，服用剂量不能超过推荐剂量，在连续服用1周后症状仍未缓解者，应向医师或药师咨询；服药期间多喝水，以利于药物的排泄，减少药物对身体的损害；退热药不应和碱性药同时服用，如碳酸氢钠、氨茶碱等，否则会降低退热效果；流感时，尽早应用抗病毒治疗，在发病36～48h内尽早开始抗流感病毒药物治疗；加强预防接种，流感疫苗是其他方法不可替代的有效预防流感及其并发症的手段。

（3）健康指导　感冒期间应注意保证休息时间，确保休息质量。感冒的主因是机体免疫力低下，所以应注意休息，每天至少保证8h的睡眠时间，减少外出活动，防止交叉感染。

多饮温开水。多饮温开水是治疗感冒的一种最好的辅助手段，多饮水可以补充体内水分，加速体内毒素及药物代谢成分的排出，只要身体未出现不适，宜多饮水。当然，有肾病的患者应注意遵从医嘱，适量饮水。

养成良好的生活习惯，避免过度疲劳和受凉。平时要积极参加体育锻炼，增强身体的御寒能力。依据气候变化增减衣服。常开窗户，保持室内通风和清洁。应勤洗手，流感流行期间，应减少出入公共场所。

感冒患者宜清淡饮食，进食易消化、富含维生素的食物，特别是多进食富含维生素 C 的水果，如橙子、猕猴桃、橘子、柚子等，能起到缓解感冒症状的作用。少吃过咸、过甜及油腻食物等，禁食辛辣食物，忌烟酒。

2. 支气管炎和支气管哮喘用药安全和健康指导事项

（1）不良反应 针对支气管炎的药物治疗，主要有对症治疗和抗感染治疗两方面。因此不良反应也较多，但大多较轻微，详见表 B-3-1-2。

表 B-3-1-2 支气管炎药的常见不良反应

支气管炎药物类型	代表药物	常见不良反应
解痉平喘	沙丁胺醇气雾剂、马来酸氯苯那敏等	震颤、恶心、心率增快或心搏异常强烈、头晕、目眩等
去痰止咳	右美沙芬、可待因、氨溴索等	偶有头晕、轻度嗜睡、恶心、胃部不适、皮疹等轻微反应等
抗感染	阿莫西林、罗红霉素、阿米卡星等	恶心、呕吐、头晕、过敏、抗生素相关性腹泻等

针对哮喘的治疗原则主要包括去除病因，控制发作，预防复发。因此不良反应也较多，但大多较轻微，详见表 B-3-1-3

表 B-3-1-3 哮喘药的常见不良反应

支气管哮喘药物类型	代表药物	常见不良反应
糖皮质激素	倍氯米松、泼尼松、甲泼尼龙等	声音嘶哑、咽部不适和念珠菌感染等
β_2 受体激动剂	沙丁胺醇、沙美特罗等	心悸、骨骼肌震颤和低钾血症等
白三烯受体拮抗药	孟鲁司特、扎鲁司特等	主要是胃肠道症状，少数有皮疹、血管性水肿、转氨酶升高等
磷酸二酯酶抑制药（茶碱类）	氨茶碱、多索茶碱、二羟丙茶碱等	恶心、呕吐、失眠、心律失常、血压下降及尿多，偶可兴奋呼吸中枢，严重者可引起抽搐乃至死亡等
抗胆碱药	异丙托溴铵、噻托溴铵等	口苦、口干、口中有金属味等

（2）用药注意事项 支气管炎通常是由于病毒感染引起，细菌感染并不常见，因此，除非有抗菌药物使用指征，否则不建议常规使用抗菌药物。

注意各种药物成分的影响，如在镇咳时，可待因具有成瘾性，应避免使用可待因；含有右美沙芬的制剂，妊娠三个月内的妇女及有精神病史者忌用，三个月后的孕妇及痰多的患者慎用；含有苯佐那酯的制剂，多痰患者禁用；含有溴己新的制剂，胃溃疡及肝病患者慎用；含有氨茶碱的制剂，哮喘持续状态及急性支气管痉挛发作者不宜使用；含有沙丁胺醇的制剂，高血压、冠状动脉供血不足、糖尿病、甲亢、心功能不全患者慎用；异丙托溴铵气雾剂，青光眼、前列腺肥大、尿潴留患者禁用；含有色甘酸钠的制剂，肝肾功能不全、孕妇及哺乳期妇女慎用。

不推荐长期单独使用长效 β_2 受体激动药，会增加哮喘患者死亡的风险。

激素对于解除支气管痉挛效果比较明显，但激素有降低免疫力、造成依赖等副作用，只有当重度发作，用一般抗菌药物效果不理想时，才能在医师指导下规范使用。另外不能长期用抗菌药物，口服抗菌药物的疗程为 5～7 天。

（3）健康指导　避免食用辛辣刺激性食物，忌暴饮暴食，忌食生冷、寒冷、肥腻及辛辣燥热的食物。饮食宜清淡，不宜过酸过咸，给予营养丰富易消化吸收的食物，进食要规律，有节制，少食多餐，有过敏史者忌食海腥发物及致敏性食物。

保持居室空气清新，忌烟戒酒，避免烟尘、异味及油烟等理化因素刺激。预防感冒，加强耐寒锻炼，缓解期要注意劳逸适度，适当锻炼身体以增强体质。

哮喘发作时取半卧位或坐位，可在床上放一小桌，以便患者伏桌休息，减少疲劳。非发作期，应积极锻炼，如游泳、快走、慢跑等，尽可能改善肺功能，最大程度恢复劳动力。

呼吸道病毒感染，室内滋生于床铺、地毯、沙发、绒制品等处的尘螨，动物的皮毛，情绪波动，精神创伤，接触冷空气，剧烈运动，及食用易过敏食物等都会诱发哮喘。哮喘患者应注意针对性寻找和避免接触敏感因素，以免诱发哮喘。

禁止吸烟，避免接触烟雾及刺激性气体。

多补充水分，急性发作期要多饮水，并进半流质食物，以利于痰液湿化和排出。

随身携带止喘药，学会疾病发作时进行简单的紧急自我处理方法。要认识哮喘的发作先兆，如打喷嚏、鼻痒等。

3. 过敏性鼻炎用药安全和健康指导事项

（1）不良反应　针对过敏性鼻炎治疗的代表药物以及常见不良反应详见表 B-3-1-4。

表 B-3-1-4　过敏性鼻炎药的常见不良反应

过敏性鼻炎药物类型	代表药物	常见不良反应
抗组胺药	氯雷他定、西替利嗪等	罕见发生心脏毒性，如 Q-T 间期延长、尖端扭转型室性心动过速等

续表

过敏性鼻炎药物类型	代表药物	常见不良反应
白三烯受体阻断剂	孟鲁司特钠片等	可能带来严重神经精神事件风险，包括抑郁、自残、自杀倾向等
糖皮质激素	丙酸倍氯米松喷鼻剂、布地奈德鼻喷雾剂等	鼻腔干燥、刺激感、鼻出血、红血丝、咽炎、咳嗽等
减充血剂	黄碱滴鼻液、盐酸羟甲唑林喷雾剂等	鼻腔干燥、烧灼感和针刺感，疗程过长或用药过频可导致反跳性鼻黏膜充血等

（2）用药注意事项　应用鼻用糖皮质激素，应指导患者避免朝向鼻中隔喷药，减少鼻出血的发生。

减充血剂对于鼻腔干燥、萎缩性鼻炎、正在接受单胺氧化酶抑制剂治疗的患者以及2岁以内患儿禁用；伴有高血压的患者慎用。

（3）健康指导　合理均衡饮食，多吃新鲜蔬菜水果，少吃辛辣食物、鱼虾蟹等海鲜，及烧烤油腻食物；禁烟酒、生冷食物，及一切能引起过敏性鼻炎发作的食物。加强体育锻炼，选择长跑、游泳等耐力训练，增强机体抵抗力。鼻腔冲洗，把鼻腔内的细菌、过敏原、垢痂和分泌物从鼻腔内冲出来，使鼻腔恢复正常的生理环境。

四、能力训练

（一）操作条件

① 资料：《药理学》等工具书、药品说明书。
② 设施设备：呼吸系统常用药品、带互联网的计算机系统等。
③ 环境：模拟药房。
④ 呼吸系统常见病的用药安全与健康指导操作流程。

（二）注意事项

1. 尊重患者，关爱生命，注重药学服务礼仪规范，不得有不礼貌的表情和语言。注意跟患者之间保持一定的距离，给患者留有空间。

2. 在提供用药安全与健康指导时不得夸大其词，不使用绝对化的语言，坚守药学职业道德，坚持以患者为中心。

3. 对于重要的药品不良反应，应教会患者正确识别。

4. 对于容易被忽略的药品安全储藏方法，应反复叮嘱患者。

5. 对呼吸系统疾病患者进行健康生活教育指导，引导患者养成良好的健康生活习惯。

112　模块B　药品用药指导

（三）操作过程

序号	实施步骤	操作方法及说明	注意事项/操作标准
1	讲解用药不良反应及其处理	（1）指导患者阅读药品说明书 （2）向患者适当介绍药品的作用和不良反应 （3）向患者展示讲解一些常见的药品不良反应以及相应的处理措施 （4）预防或避免患者发生不必要的困扰与危险	（1）语言清晰，礼貌用语，通俗易懂 （2）帮助患者正确阅读药品说明书 （3）告知患者药品发挥作用的原理，以及可能出现的药品不良反应(最重要的)和原因 （4）用图片或者视频等方式帮助患者学习识别这些药品不良反应，告诉患者药品不良反应的持续时间、严重程度，以及可以采取的相应措施 （5）对于多疑者，可能还需要强调不良反应的发生是一个统计学概率事件，是整体人群的反应，对于个人来说不一定发生。提醒的目的是万一发生不良反应时，可采取相应措施，例如停药或者就医，减轻患者的疑虑和担心 （6）告诫患者，什么情况下不应再服用此药、不要超过的最大剂量以及必须全程服药的原因，提高患者用药安全和依从性
2	告知用药注意事项	（1）帮助患者适当了解病因 （2）告知患者一些重要的用药注意事项、禁忌证	（1）语言清晰，礼貌用语，通俗易懂 （2）告诉患者一些引起疾病的病因和与病因相关的用药注意事项以及禁忌证。比如支气管炎通常是由于病毒感染引起，细菌感染并不常见，因此，不建议常规使用抗菌药物，除非是出现了肺炎；抗生素是针对细菌感染的，因此，对导致感冒和流感的病毒无作用 （3）告知患者与用药方法相关的用药注意事项以及禁忌证。比如服用抗感冒药时，无严重症状者尽可能不用药或少用药，连续服用一般不得超过1周，服用剂量不能超过推荐剂量，在连续服用1周后症状仍未缓解者，应向医师或药师咨询
3	指导患者安全储存药品	（1）引导患者找到说明书中药品的成分、药品储存条件，并指导患者学习查看药品有效期 （2）指导患者科学储存，分类管理药品	（1）语言清晰，通俗易懂 （2）查看药品说明书中药品的成分和药品储存条件，从药品储存的温湿度、儿童防护、有效期等方面指导患者安全储存药品。如微生态制剂里含有活菌，因此一般需要冷藏(2～8℃)保存；有些成分遇光易分解，则需要避光保存；有些成分易潮解，则需要放在干燥通风处保存。对父母进行有关药品安全的教育，还应对儿童可能拿到药物的地方进行讨论，甚至包括手提袋、汽车等非常规地方，把药品放在儿童够不着和看不见的地方，即使是每天服用的药物。任何年龄段的孩子都可能发生意想不到的事情，在手机中保存中毒求助电话，并张贴在家里显眼的地方。提醒患者查看药品生产日期和有效期，避免使用过期药物 （3）科学储存，分类管理。如内服药与外用药分开存放，成人药和儿童药分开存放，以免混用；要经常对家里的小药箱进行清理，最好一两个月一次，以及时发现过期药；老人如果习惯将药放在小盒子里随身携带，一定记得写清药名和有效期，并保证适宜的存储条件，同时注意检查

续表

序号	实施步骤	操作方法及说明	注意事项/操作标准
4	帮助患者恢复健康生活	（1）确认沟通效果 （2）根据疾病情况，对患者进行相关健康教育	（1）询问患者对上述各项是否都能明白，让患者复述最重要的信息，比如不良反应、药品安全储存、用药注意事项，并询问患者是否还有其他问题 （2）针对呼吸系统常见疾病做出健康教育指导，比如感冒了一定要多休息、多喝水、多食用富含维生素的蔬菜；哮喘发作时取半卧位或坐位，可在床上放一小桌，以便患者伏桌休息，减少疲劳；非发作期，应积极锻炼；哮喘患者室内不种花草，不养宠物，经常打扫卫生，清洗床上用品，在打扫时患者最好离开现场

【问题情境一】

王某，女，28岁。患者自述：孩子半岁，还在哺乳期，昨日寒流，开始打喷嚏，随后出现鼻塞、流清涕症状，遇寒则剧，但去买药，好多药店都说没有哺乳期妇女用的感冒药。患者来我店咨询，请问你该提示其哪些用药安全和健康指导事项？

解答： 王女士您好，根据您的情况描述，您的感冒症状明显，但并没有发热，考虑您还在哺乳期和用药安全，建议您尽量先不要用药，多喝热水，加快病毒排出，一般7天就可自愈。如果症状加剧或发热，推荐您再服用对乙酰氨基酚，这个药大于等于2月龄的婴儿可用，可以解热镇痛，缓解您的发热症状。

【问题情境二】

李某，男，35岁。患者自述有支气管哮喘，且经过治疗现在已经一个月没有复发，但对哮喘患者的健康生活方式不是特别了解，为了防止哮喘复发，前来我店咨询指导。请问你该提示其哪些用药安全和健康指导事项？

解答： 李先生您好，根据您的情况描述，您的支气管哮喘现在已经属于临床缓解期，除了要继续服用药物之外，您还要注意养成健康的生活方式。饮食上，避免食用辛辣刺激性食物，忌暴饮暴食，忌食生冷、寒冷、肥腻的食物；生活习惯上，室内不种花草，不养宠物，经常打扫卫生，清洗床上用品，禁止吸烟，避免接触烟雾及刺激性气体；注意避免接触冷空气、尘螨、易过敏食物等敏感因素，以免诱发哮喘；随身携带止喘药，学会疾病发作时进行简单的紧急自我处理方法。

（四）学习结果评价

序号	评价内容	评价标准	评价结果（是/否）
1	讲解用药不良反应及其处理	能够根据患者病情特点介绍药品的不良反应、注意事项和禁忌，具有质量安全意识和药学服务意识	
2	告知用药注意事项	能够向患者告知呼吸系统常见病的用药原理、用药注意事项，具备一定的观察力，可以根据患者具体情况做出灵活调整	

续表

序号	评价内容	评价标准	评价结果(是/否)
3	指导患者安全储存药品	能够介绍呼吸系统常见病的常规药品的安全储存方法，并根据患者自身特点指导安全储存药品方法，提供细致的药学服务，具备一定的观察力和药学服务意识	
4	帮助患者恢复健康生活	能够改善患者对疾病和健康的认知，针对性地给出健康指导，具有针对常见疾病进行健康教育指导的能力	

五、课后作业

1. 简述特殊人群感冒用药的注意事项。

2. 2023 年 7 月 1 日，有患者来店咨询：自述之前买的感冒药没有用完，生产日期是 2020 年 6 月 30 日，保质期三年，请问这个感冒药是否过期？还可以使用吗？请给患者做出用药安全指导。

职业能力B-3-2 能对消化系统常见病进行用药安全与健康指导

一、核心概念

1. 锥体外系反应

锥体外系反应指锥体外系在外界原因影响下产生兴奋作用，并导致其受中枢神经系统等控制失调，使锥体外系兴奋性增强，而引发一系列与肌力和肌张力相关等症状及体征。主要临床表现是静坐不能、急性肌张力障碍、迟发性运动障碍、帕金森综合征。

2. 益生菌

益生菌指能对人体产生有益作用的活菌群，主要来自生殖道、皮肤和肠道，对这三大系统相关的微生态平衡起到至关重要的作用。

二、学习目标

1. 能对腹泻进行用药安全指导与健康指导。
2. 能对急性胃炎和慢性胃炎进行用药安全指导与健康指导。
3. 能对消化性溃疡进行用药安全指导与健康指导。
4. 能对消化不良和便秘进行用药安全指导与健康指导。

工作任务B-3　用药安全与健康指导　**115**

三、基本知识

1. 腹泻用药安全与健康指导事项

（1）不良反应　腹泻的药物治疗包括对症治疗和对因治疗两类。对症治疗和对因治疗同样重要。治疗腹泻的药物其不良反应相对较少，详见表 B-3-2-1。

表 B-3-2-1　腹泻药的常见不良反应

腹泻药类型	代表药物	常见不良反应
止泻药	盐酸洛哌丁胺、药用炭、蒙脱石散（思密达）、鞣酸蛋白等	胃肠胀气、便秘、恶心、嗜睡、抑制肠蠕动、头晕、严重心脏不良反应等
抗菌药物	盐酸小檗碱（黄连素）、诺氟沙星、阿奇霉素等	胃肠道反应较为常见，如腹部不适或疼痛、腹泻、恶心、呕吐，其他有皮疹和药热等
微生态制剂	乳酸菌素片、双歧三联活菌制剂、地衣芽孢杆菌活菌制剂（整肠生）等	个别患者便秘
解痉药	消旋山莨菪碱片、颠茄浸膏片等	口干、面红、视近物模糊等

（2）用药注意事项　注意各种药物成分的影响，如含有洛哌丁胺、地芬诺酯的制剂，伴发热、明显腹痛、脓血便的患者避免使用，2 岁以下患儿禁用，哺乳期妇女不宜使用；在服用蒙脱石散时，如需服用其他药物，需与蒙脱石散间隔一段时间；颠茄浸膏制剂，青光眼患者忌服；微生态制剂尽可能避免与抗生素、蒙脱石散、小檗碱和鞣酸蛋白同时应用，以避免效价的降低，如需合用，至少应间隔 2～3h。

腹泻需补液治疗时，有重度脱水、严重呕吐者，以静脉补液为主。

（3）健康指导　严重腹泻患者应卧床休息，腹部保暖，可用热敷以减少肠道运动，减少排便次数，有利于腹痛等症状的减轻。慢性轻症者可适当活动。

及时补充水和电解质，有心血管系统基础病的患者需特别注意补钾。

饮食原则上要求营养丰富的高热量、低脂肪、易消化、少渣的流质、半流质食物，可以食用适量新鲜水果，必要时可喝新鲜果汁如苹果汁等。避免食用生冷、辛辣、多纤维（韭菜、菠菜）和油腻食物。香蕉等具有润肠作用，不要食用。急性腹泻应根据病情和医嘱，给予禁食、流食、半流食或软食。在家中治疗的患者，可吃稀饭、鸡蛋、面条等。鼓励饮水，并加适量盐和糖。

2. 急性胃炎和慢性胃炎用药安全和健康指导事项

（1）不良反应　针对急慢性胃炎的药物治疗，主要有对症治疗和抗菌治疗两方面。药物不良反应大多较轻微，详见表 B-3-2-2。

表 B-3-2-2　急慢性胃炎药的常见不良反应

急慢性胃炎药物类型	代表药物	常见不良反应
H_2 受体拮抗剂	西咪替丁、雷尼替丁、法莫替丁、尼扎替丁、乙溴替丁、米昉替丁等	可透过血脑屏障，产生头疼、头晕、乏力、幻觉、失眠、轻度抗雄性激素作用等
质子泵抑制剂（PPI）	奥美拉唑、泮托拉唑、兰索拉唑、雷贝拉唑、艾司奥美拉唑等	胃肠道反应、呼吸道吸入性肺炎、高胃泌素血症、骨折、低镁血症等

续表

急慢性胃炎药物类型	代表药物	常见不良反应
抗菌药	阿莫西林、甲硝唑、克拉霉素等	药物热、荨麻疹、皮疹、哮喘、腹泻、恶心、呕吐、肝肾功能紊乱、焦虑、失眠、头晕等
解痉药	阿托品、颠茄片、山莨菪碱、普鲁本辛等	口鼻咽喉干燥、便秘、出汗减少、瞳孔散大、视物模糊、心悸、排尿困难、胃肠动力低下、皮肤潮红等
胃黏膜保护剂	枸橼酸铋钾、吉法酯、硫糖铝、铝碳酸镁、瑞巴派特等	便秘、口中可能带有氨味、舌苔及大便呈灰黑色、骨关节病、齿龈炎、口腔炎和结肠炎、肾毒性等

（2）用药注意事项　联用 PPI、H_2 受体拮抗药，可使硫糖铝的疗效降低。

注意各种药物成分的影响，如含有吉法酯的制剂，孕妇和哺乳期的妇女不宜使用，有前列腺素类药物禁忌者和青光眼患者慎用；含有奥美拉唑的制剂，可使检测是否有幽门螺杆菌感染的 ^{13}C 或 ^{14}C 尿素呼气试验（UBT）结果出现假阴性，应在 PPI 治疗后至少 4 周才能进行 UBT 试验；糖尿病患者应避免同时使用雷尼替丁和磺酰脲类抗糖尿病药，以免影响抗糖尿病药作用，引起严重低血糖的危险。

对于含有阿托品的制剂，青光眼及前列腺增生、高热者禁用；孕妇静脉注射阿托品可使胎儿心动过速；阿托品可进入乳汁，并有抑制泌乳作用；婴幼儿对本品的毒性反应极为敏感，尤其是痉挛性麻痹与脑损伤的小儿反应更强，环境温度较高时，因闭汗有体温急骤升高的危险，应用时要严密观察；对老年人尤易致汗液分泌减少，影响散热，故夏天慎用；脑损害、心脏病者慎用。

（3）健康指导　饮食节制规律，定时定量，少食多餐，细嚼慢咽，避免暴饮暴食。急性期患者因常有呕吐、腹泻等症状，失水较多，在饮食上应注意补充液体，可供给鲜果汁、藕粉、米汤、鸡蛋汤等流质食物，并应适量饮水，以缓解脱水并加快毒素的排泄。病情缓解后，可给少渣半流食，并逐渐过渡到少渣软饭，如大米粥、面片汤，并可适量选用馒头干等。食物宜含丰富的蛋白质、多种维生素，忌食过硬过辣、过咸、过热、过分粗糙和刺激性强的食物。

保持心情舒畅，尽可能地避免情绪上的应激反应。精神紧张是慢性胃炎的促进因素，心情上的不安和急躁，容易引起胃黏膜障碍和胃功能障碍。

忌烟酒。烟酒能刺激胃黏膜引起胃酸分泌增加，对胃黏膜产生有害刺激，导致幽门括约肌功能紊乱，引起胆汁反流，使胃黏膜受损，并影响胃黏膜血液供应及胃黏膜细胞修复与再生。酒精可直接破坏胃黏膜屏障，使胃腔内 H^+ 侵入胃黏膜引起黏膜充血、水肿、糜烂。

忌生活无规律及过度劳累。注意适当的休息、锻炼。体育锻炼能促进肠蠕动和排空，使胃肠分泌功能增强，消化力提高，有助于胃炎的康复。

3. 消化性溃疡用药安全和健康指导

（1）不良反应　针对消化性溃疡的代表药物主要有抗菌药、抑酸药、抗酸药、胃黏膜保护药等，抗酸药的常见不良反应详见表 B-3-2-3。

表 B-3-2-3　抗酸药的常见不良反应

消化性溃疡药物类型	代表药物	常见不良反应
抗酸药	碳酸氢钠、氢氧化铝、铝碳酸镁等	便秘、肠梗阻、骨质疏松等

（2）用药注意事项　应用抑酸药时，PPI 的肠溶片或肠溶胶囊不可咀嚼或压碎，以免造成药物失效；长期使用较高剂量 PPI 可使骨折风险升高，尤其是老年患者；对于需要维持用药的患者，应采用最低有效剂量，根据病情采用长期维持或按需给药；同时服用地高辛或其他可能导致低镁血症药物（如利尿药）的患者需要长期服用 PPI 时，可考虑在开始用药前测定血镁浓度，并在治疗期间定期监测。

应用抗酸药时，避免长期大量使用，通常作为症状发作时的按需治疗；含铝的抗酸药可导致便秘，用药期间足量饮水以避免；出现便秘症状的患者可同时服用缓泻药；为了减少对其他药物吸收的影响，抗酸药与其他药物合用时通常需要间隔 2h。

HP 根除效果通常采用尿素呼气试验进行评估，时间在根除治疗结束后 4～8 周。如为补救治疗，建议两次根除治疗间隔 3～6 个月。为了确保检测结果的准确性和较高的根除率，尿素呼气试验和四联方案实施前，必须停用 PPI 至少 2 周，停用抗菌药物、铋剂和某些具有抗菌作用的中药至少 4 周。H_2 受体阻断药对尿素呼气试验的检测结果有轻微影响，抗酸药则无影响。

含有甲硝唑和呋喃唑酮的制剂，可引起尿液变色，与酒精可发生"双硫仑样反应"。

注意各种药物成分的影响，如克拉霉素为细胞色素 P4503A4 酶（CYP3A4）强抑制剂，不与他汀类同服；米索前列醇三餐前或睡前服用，可避免食物延迟其吸收，但是，与食物同服可减少腹泻的发生率；硫糖铝和铋剂，三餐前 1h 或睡前服用；吉法酯和替普瑞酮，餐后 0.5h 服用生物利用度高；瑞巴派特可于早、晚餐前及睡前服用；硫糖铝可降低四环素、喹诺酮类药物、华法林、地高辛、甲状腺素等药物的吸收，如需合用应间隔至少 2h。

不建议随意停药，如果中途停药会导致根除失败，还有可能造成幽门螺杆菌对抗菌药物产生耐药，出现药物不良反应可咨询医师或药师。

（3）健康指导　生活上，避免过度紧张与劳累，缓解精神压力，保持愉快的心态，禁烟、戒酒，规律饮食，避免过饱、过饥及刺激性大的食物。

避免再感染，避免共用餐具，提倡分餐制，使用公筷，不共用水杯、牙刷等。

建议患者其他家庭成员同时进行检查，对检查阳性者进行根除治疗。

4. 消化不良和便秘用药安全和健康指导

（1）不良反应　针对消化不良的代表药物主要有抑酸剂、促胃肠动力药等，促胃肠动力药的常见不良反应详见表 B-3-2-4。

表 B-3-2-4　促胃肠动力药的常见不良反应

消化性溃疡药物类型	代表药物	常见不良反应
促胃肠动力药	多潘立酮、莫沙必利、伊托必利等	头晕、头痛、震颤、锥体外系反应、腹泻、腹痛、口干等

针对便秘的代表药物以及常见不良反应详见表 B-3-2-5。

表 B-3-2-5　便秘药的常见不良反应

便秘药物类型	代表药物	常见不良反应
泻药	果胶、车前草、燕麦麸、植物纤维、木质素、开塞露、乳果糖、聚乙二醇 4000、大黄、弗朗鼠李皮、番泻叶、硫酸镁、酚酞、比沙可啶、液体石蜡等	腹胀、食管梗阻、结肠梗阻、肠道水电解质失衡和维生素吸收障碍、损害肠神经系统等
促肠分泌药	鲁比前列酮、利那洛肽等	腹泻

（2）用药注意事项　使用泻药时，找准病因，尽量少用或不用泻药；连续使用不宜超过 7 天；伴有阑尾炎、肠梗阻、不明原因的腹痛、腹胀患者禁用；妊娠期妇女慎用。

注意药物的合理使用，如含有乳果糖的制剂，糖尿病患者慎用，高乳酸血症患者禁用；含有聚乙二醇 4000 的制剂，小肠或结肠疾病患者、果糖不耐受患儿禁用；含有比沙可啶的制剂，有较强刺激性，应避免吸入或与眼睛、皮肤黏膜接触，在服药时不得嚼碎，服药前后 2h 不要喝牛奶、口服抗酸剂或刺激性药；含有硫酸镁的制剂，宜在清晨空腹时服用，并大量饮水，若排便反射减弱引起腹胀时，应禁止使用硫酸镁，以免突然增加肠内容物而不能引起排便，老年人慎用硫酸镁；含有利那洛肽的制剂，6 岁以下儿童禁用；长期服用蒽醌类泻药，会发生结肠黑变病（结肠镜下大肠黏膜色素沉着，呈蛇皮或豹斑样改变）；长期服用刺激性泻药，可能引起泻药性结肠（钡灌肠显示结肠袋的形状消失、末端回肠和结肠扩张），产生泻药依赖。

（3）健康指导　饮食上尽量食用高纤维素、高植物脂肪的食物，如五谷杂粮、萝卜、核桃、苹果、香蕉、芝麻等；摄取足够水分；为防止便秘，可适当食用蜂蜜、酸奶等，有助润肠；少吃强烈刺激性助热食物；忌饮酒或浓茶。

生活要有规律，养成定时、集中精力排便的习惯；不能忽视便意，经常忽视便意或强忍不便，粪便在肠道滞留时间过久，大便容易干燥，从而引起或加重便秘。

保持心情舒畅，适当参加体力劳动或体育锻炼，尤其注意腹肌的锻炼，如仰卧起坐、跑步、跳绳等活动，避免久坐、久卧、久站。可以学习自我腹部按摩，简单的方法为仰卧位，以腹部为中心，用自己的手掌，适当加压顺时针方向按摩腹部。每天早晚各 1 次，每次约 10min。可促进消化道的活动，保持大便通畅。

四、能力训练

（一）操作条件

① 资料：《药理学》等工具书，药品说明书。
② 设施设备：消化系统常用药品、带互联网的计算机系统等。
③ 环境：模拟药房。
④ 消化系统常见病的用药安全与健康指导操作流程。

（二）注意事项

1. 尊重患者，关爱生命，注重药学服务礼仪规范，不得有不礼貌的表情和语言。注意跟患者之间保持一定的距离，给患者留有空间。
2. 在用药安全与健康指导时不得夸大其词，不使用绝对化的语言，坚守药学职业道德，坚持以患者为中心。
3. 对于重要的药品不良反应，应教会患者正确识别。
4. 对于容易被忽略的药品安全储藏方法，应反复叮嘱患者。
5. 对消化系统疾病患者进行健康生活教育指导，引导患者养成良好的健康生活习惯。

（三）操作过程

序号	实施步骤	操作方法及说明	注意事项/操作标准
1	讲解用药不良反应及其处理	参见职业能力 B-3-1 相关内容	参见职业能力 B-3-1 相关内容
2	告知用药注意事项	（1）帮助患者适当了解病因 （2）告知患者一些重要的用药注意事项、禁忌证	（1）语言清晰，礼貌用语，通俗易懂 （2）告诉患者一些引起疾病的病因和与病因相关的用药注意事项以及禁忌证。比如止泻治标（对症治疗）的同时，对因治疗也不可忽视；含铝的抗酸药可导致便秘，用药期间足量饮水以避免 （3）告知患者与用药方法相关的用药注意事项以及禁忌证。比如口服缓泻药仅是临时措施，一旦便秘缓解，就应停用，缓泻药连续使用不宜超过 7 天；米索前列醇在三餐前或睡前服用，可避免食物延迟其吸收
3	指导患者安全储存药品	参见职业能力 B-3-1 相关内容	参见职业能力 B-3-1 相关内容

120　模块B　药品用药指导

续表

序号	实施步骤	操作方法及说明	注意事项/操作标准
4	帮助患者恢复健康生活	(1)确认沟通效果 (2)根据疾病情况,做相关健康教育	(1)询问患者对上述各项是否都能明白,让患者复述最重要的信息,比如:不良反应、药品安全储存、用药注意事项,并询问患者是否还有其他问题 (2)针对消化系统常见疾病做出健康教育指导,比如严重腹泻患者应卧床休息,腹部保暖,可用热敷以减少肠道运动,减少排便次数,并有利于腹痛等症状的减轻。慢性轻症者可适当活动 (3)腹泻时,及时补充水和电解质。有心血管系统基础病的患者需特别注意补钾

【问题情境一】

王某,女,38岁。患者自述最近一段时间老是胃不舒服,吃一点就饱了,吃过饭后还感觉腹胀的难受,老是打嗝,有时会出现恶心的现象。有高血压病史,一直在服用雷米普利,血压控制良好,且家中其他人没有这种情况,无药物过敏史。请问可以吃吗丁啉吗?

解答: 王女士您好,根据您的症状,判断您可能是消化不良,建议先吃点药,控制症状,之后可以到医院做个详细检查,确诊一下。目前尚未发现雷米普利与吗丁啉一起使用会出现不良反应,因此您可以服用吗丁啉,但一旦出现任何不适,请及时咨询药师。您说的吗丁啉其实就是多潘立酮片,它能增加胃肠平滑肌张力及蠕动,使胃排空速度加快,胃部得以畅通、消化和推进食物,促进食物及肠道气体排泄,从而消除消化不良的各种症状。这个药品也会出现轻微不良反应,长期服用多潘立酮片,偶见轻度腹部痉挛、口干、皮疹、头痛、腹泻、神经过敏、倦怠、嗜睡、头晕等。服药前请认真阅读药品说明书,按照说明书服用;药品要放到阴凉干燥处保存,在有效期内使用;药品要远离儿童。

【问题情境二】

患者家属来店购药,自诉妈妈今年57岁了,以前家里开饭店,一直过忙忙碌碌的生活,胃口很好,精神也很好。近期,家里转行做别的事情了,妈妈一下子闲了下来,她却总是吃不下饭,没有食欲,而且觉得一吃饭就不消化,好像食物堵在胃里。去医院诊断为慢性胃炎,已经拿过药,现来店咨询关于胃炎患者的健康指导事项。请问你该如何解答?

解答: 先生您好,根据您的情况描述,您母亲的慢性胃炎除了遵医嘱吃药外,在生活中还应该注意,精神紧张是慢性胃炎的促进因素,应予避免。心情上的不安和急躁,容易引起胃黏膜障碍和胃功能障碍。所以应尽可能地避免情绪上的应激反应,解除紧张的情绪。平时做到遇事不怒,事中不急,急中不愁,保持心情舒畅,这对胃炎的康复极有好处。此外,还应该忌生活无规律及过度劳累。注意适当的休息、锻炼。体育锻炼能促进肠蠕动和排空,使胃肠分泌功能增强,消化力提高，这些都有助于胃炎的康复。

（四）学习结果评价

序号	评价内容	评价标准	评价结果（是/否）
1	讲解用药不良反应及其处理	能够根据患者病情特点介绍药品的不良反应、注意事项和禁忌，具有质量安全意识和药学服务意识	
2	告知用药注意事项	能够掌握一些常见病的用药原理、用药注意事项，具备一定的观察力，可以根据患者具体体况做出灵活调整	
3	指导患者安全储存药品	能够掌握一些常见病药品的安全储存方法，能够根据患者自身特点指导安全储存药品方法，提供细致的药学服务，具备一定的观察力和药学服务意识	
4	帮助患者恢复健康生活	能够改善患者对疾病和健康的认知，针对性地给出健康指导，具有针对常见疾病进行健康教育指导的能力	

五、课后作业

1. 简述腹泻的用药安全注意事项。

2. 今日，患者甲因连续一周未解大便来店欲购买乳果糖。请你向其指导用药安全及健康指导事项。

职业能力B-3-3 能对循环系统常见病进行用药安全与健康指导

一、核心概念

1. 体重指数

体重指数（BMI）指体重公斤数除以身高米数平方得出的数字，是目前国际上常用的衡量人体胖瘦程度以及是否健康的一个标准。体重指数（BMI）＝体重（kg）/ 身高^2（m^2）。

2. 不宁腿综合征

不宁腿综合征（RLS）指受累的患肢深部酸、麻、痛、灼热、虫爬样、瘙痒样等多种痛苦感觉为主要表现的发作性疾病。症状主要发生在两下肢，但亦可累及大腿和足部，可以一侧为重，或仅限于一侧下肢，上肢和手部则很少受累。症状在休息时出现，而在白天工作、劳动或运动时不出现。

二、学习目标

1. 能对原发性高血压进行用药安全指导与健康指导。

2. 能对冠状动脉粥样硬化性心脏病进行用药安全指导与健康指导。

3. 能对心力衰竭进行用药安全指导与健康指导。

4. 能对心律失常进行用药安全指导与健康指导。

5. 能对高脂血症进行用药安全指导与健康指导。

三、基本知识

1. 原发性高血压的用药安全与健康指导

（1）不良反应　针对原发性高血压治疗的代表药物以及常见不良反应详见表 B-3-3-1。

表 B-3-3-1　抗原发性高血压的代表药物以及常见不良反应

抗原发性高血压药常见类型	代表药物	常见不良反应
钙通道阻滞药（CCB）	苯磺酸氨氯地平、硝苯地平、非洛地平、地尔硫䓬、维拉帕米等	心脏停搏、心跳加快、面部潮红、脚踝部水肿、牙龈增生等
血管紧张素转化酶抑制剂（ACEI）	依那普利、贝那普利、赖诺普利、福辛普利等	干咳、血管神经性水肿（皮疹）、低血压、高钾血症等
血管紧张素Ⅱ受体阻滞药（ARB）	氯沙坦、缬沙坦、替米沙坦、厄贝沙坦、坎地沙坦、奥美沙坦等	血钾升高、偶有心悸、发热、恶心、胃部不适、腹部不适等
利尿剂	氢氯噻嗪，吲达帕胺、阿米洛利、螺内酯、呋塞米等	水及电解质紊乱（如低钾血症、高尿酸血症、血氨升高等）、血糖升高、眩晕、头痛、皮疹等
β受体阻滞药	美托洛尔、阿替洛尔、普萘洛尔、倍他洛尔等	心律过慢、腹泻、倦怠、眼干、恶心、反跳现象、疲乏、眩晕等

（2）用药注意事项　注意各种药物成分的影响，如含有氯沙坦的制剂，妊娠中末期及哺乳期妇女禁用；血管紧张素转化酶抑制药（ACEI）和血管紧张素Ⅱ受体阻滞药（ARB），双侧肾动脉狭窄、高钾血症及妊娠期妇女禁用；ACEI 和 ARB 降压过快过猛可能引起急性肾衰竭，需监测肾功能；β受体阻滞药，二至三度房室传导阻滞、严重支气管哮喘患者禁用，慢性阻塞性肺疾病患者、运动员、周围血管疾病患者、糖耐量异常者慎用；二氢吡啶类 CCB 没有绝对禁忌证，但心动过速与心力衰竭患者慎用。

长期应用β受体阻滞剂者突然停药可发生反跳现象，不能突然停用。

抗高血压治疗注意，无医嘱建议的情况下，不随便开始、停止或改变用药；有问题应及时就医。

（3）健康指导　饮食上要限制盐的摄入，饮食应以清淡为宜，少食咸食。摄盐过多会使血管硬化和血压升高，《中国居民膳食指南》建议每人钠盐摄入应＜6g/d，其中食物内含 2g 左右，其余 4g 由调味品食盐添加。可以使用限盐勺来控制，每勺 2g，或者一啤酒瓶盖大概是 4g 盐。

少食动物脂肪，动物脂肪中胆固醇含量高，可以加速血管硬化；少食动物内脏，如肝和心。少食甜食，甜食中含糖量高，可在体内转化为脂肪，容易促进肥胖和动脉硬化。

宜食含钾、镁的食物，钾、镁在体内能缓解钠的有害作用、促进钠的排泄从而有降低血压的作用。含钾、镁的食物有豆类、番茄、鲜蘑菇及各种绿叶蔬菜和水果等。

生活上要控制体重，超重和肥胖是高血压发病的危险因素，同时也是冠心病和脑卒中发病的独立危险因素。保持正常的体重指数（BMI 18.5 ～ 24.9kg/m²），是预防和治疗高血压的重要措施之一。

戒烟限制饮酒，有烟酒嗜好的患者引起心肌梗死、脑卒中的风险增加。

减轻精神压力，保持心态平衡。

2. 冠状动脉粥样硬化性心脏病用药安全和健康指导

（1）不良反应　针对冠状动脉粥样硬化性心脏病治疗的代表药物以及常见不良反应详见表 B-3-3-2。

表 B-3-3-2　抗冠状动脉粥样硬化性心脏病的代表药物以及常见不良反应

抗冠状动脉粥样硬化性心脏病药常见类型	代表药物	常见不良反应
硝酸酯类药物	硝酸甘油、硝酸异山梨酯、单硝酸异山梨酯等	血管舒张、搏动性头痛、面部潮红或有烧灼感、血压下降、晕厥、反射性心率加快等
其他	曲美他嗪、尼可地尔、伊伐布雷定等	引起或加重帕金森病症状、不宁腿综合征、步态不稳等

（2）用药注意事项　使用 β 受体阻滞药时，伴严重心动过缓和高度房室传导阻滞、窦房结功能紊乱、明显支气管痉挛或支气管哮喘急性发作患者绝对禁忌；周围血管闭塞性疾病、严重抑郁患者相对禁忌。变异型心绞痛，不宜使用 β 受体阻滞剂，CCB 是首选药物。

使用硝酸酯类药物时，闭角型青光眼患者禁用，使用西地那非、伐地那非和他达拉非患者，24h 内不可应用硝酸甘油等硝酸酯类药物，以免引起严重低血压。

使用钙通道阻滞剂时，严重心动过缓、高度房室传导阻断、病态窦房结综合征患者禁用。

帕金森病、帕金森综合征、其他类型震颤、不宁腿综合征以及其他相关的运动障碍者禁用曲美他嗪。尼可地尔禁与磷酸二酯酶 -5 抑制剂，如西地那非、伐地那非、他达拉非（治疗勃起功能障碍药物）合用。

（3）健康指导　健康生活方式是心血管疾病最好的预防，可以控制血压、血脂、血糖等，也可以降低心脑血管疾病复发的风险。保持心脏健康的四大基础是合理膳食、适量运动、戒烟限酒、心理平衡。

饮食切忌过饱，宜清淡，易消化，少食脂肪、糖类。要摄入足够的蔬菜和水果，少食多餐，晚餐量少，不宜喝浓茶、咖啡。

冠心病患者的运动应根据个人自身的身体条件、兴趣爱好选择，如太极拳、乒乓球、健身操等。要量力而行，使全身气血流通，减轻心脏负担。康复运动的主要形式为步行，可结合爬楼梯、骑自行车等其他相当运动强度的训练形式。

吸烟增加冠心病发病率和病死率 2 ～ 6 倍，患者应意识到其危害性，决心戒烟或减少吸烟量直至过渡到完全戒烟。少量饮啤酒、黄酒、葡萄酒等低度酒可促进血脉流通，气血调和，但不能喝烈性酒。

心理平衡要追求身心愉快，忌暴怒、惊恐、过度思虑以及过喜。

3. 心力衰竭用药安全和健康指导

（1）不良反应　针对心力衰竭治疗的代表药物以及常见不良反应详见表 B-3-3-3。

表 B-3-3-3　抗心力衰竭的代表药物以及常见不良反应

抗心力衰竭药常见类型	代表药物	常见不良反应
正性肌力药	地高辛、洋地黄毒苷、氨力农、米力农、沙库巴曲缬沙坦等	心脏毒性反应（室性期前收缩、室性心动过速、心室颤动）、神经系统反应（雾视、黄视、绿视）、胃肠反应（恶心、呕吐、腹痛）、低血压、高钾血症、咳嗽、头晕等

（2）用药注意事项　使用强心苷类药物时，室性心动过速、心室颤动者，预激综合征伴心房颤动或心房扑动者，伴窦房传导阻滞、二度或三度房室传导阻滞又无起搏器保护者，梗阻性肥厚型心肌病、单纯的重度二尖瓣狭窄伴窦性心律者，急性心肌梗死后患者，特别是有进行性心肌缺血者禁忌；不能与含钙注射液合用；噻嗪类和袢利尿剂，可引起低钾血症和低镁血症，会增加洋地黄中毒危险；使用洋地黄同时静脉应用硫酸镁，尤其是同时静脉注射钙盐时，会导致心脏传导阻滞；胺碘酮、维拉帕米，可抑制 P- 糖蛋白，增加血清地高辛浓度；地高辛与胺碘酮合用，可使血清地高辛浓度增加 70% ～ 100%；普罗帕酮、环孢素、螺内酯，也会导致地高辛浓度增加，不宜合用。

使用米力农时，对心房扑动、心房颤动患者，可增加房室传导作用导致心室率增快，因此，宜先用强心苷制剂控制心室率。

使用沙库巴曲缬沙坦时，禁止与 ACEI 合用，如果从 ACEI 转换成本品，必须在停止 ACEI 治疗至少 36h 之后，2 型糖尿病患者禁止与阿利吉仑合用；存在 ACEI 或 ARB 治疗相关的血管性水肿既往病史的患者禁用；遗传性或特发性血管性水肿患者禁用；重度肝功能损害、胆汁性肝硬化和胆汁淤积患者禁用。

（3）健康指导　患者及家属应了解心力衰竭知识，如健康的生活方式、平稳的情绪、诱因的规避、规范的药物服用、合理的随访计划等；也应该了解 NYHA

心功能分级以及心力衰竭的病因、诱因、并发症的诊治和管理。

体重改变往往发生在临床体液潴留症状和体征出现之前，体重监测能简便而直观地反映患者体液潴留情况及利尿药疗效，做好日常体重监测，可帮助指导治疗方案调整。体重监测要求为在每天同一时间、同一条件下测量并记录体重；体重增加（3日内突然增加2kg以上），是病情恶化的预警先兆；使用利尿药初期，调整监测以体重每天减轻0.5～1.0kg为宜。

饮食管理。心力衰竭患者容易造成体内水钠潴留，故需控制液体入量，一般要求出入量大体平衡。限水、限钠；低脂饮食，戒烟、限酒，酒精性心肌病患者戒酒，肥胖者需减肥，营养不良者需给予营养支持。

休息与活动。急性期或病情不稳定者，应限制体力活动，卧床休息，以降低心脏负荷，有利于心功能的恢复；对慢性心力衰竭患者，实施运动康复，可降低病死率和再住院率，改善患者运动耐力和生活质量，合理控制医疗成本。

症状自我评估及处理。指导患者尽早发现心力衰竭恶化的症状及应对措施，出现如下心力衰竭加重的症状和（或）体征，应增加利尿药用量并及时就诊。如疲乏加重、呼吸困难加重、活动耐量下降、静息心率增加>15次/分、水肿（尤其是下肢）再现或加重、体重增加（3日内突然增加2kg以上）。

4. 心律失常用药安全和健康指导

（1）不良反应　针对心律失常治疗的代表药物以及常见不良反应详见表B-3-3-4。

表 B-3-3-4　抗心律失常的代表药物以及常见不良反应

抗心律失常药常见类型	代表药物	常见不良反应
钠通道阻滞剂	奎尼丁、普鲁卡因胺、利多卡因、美西律、普罗帕酮等	尖端扭转型室速、胃肠道不适、房室结传导加快、狼疮样综合征、言语不清、眩晕等

（2）用药注意事项　奎尼丁不良反应多，死亡率增加，已少用；普鲁卡因胺长期使用时，会有狼疮样反应，已很少应用。

使用普罗帕酮时，如果出现窦房性或房室性传导高度阻滞，可静注阿托品、异丙肾上腺素或间羟肾上腺素、乳酸钠解救；心肌缺血、心功能不全和室内传导障碍者相对禁忌或慎用。

使用胺碘酮时，会使肺纤维化，要定期拍摄胸片；妊娠期间使用可以导致新生儿甲状腺肿大，妊娠中三个月和后三个月禁用，哺乳期禁用；甲状腺功能亢进症、3岁以下儿童禁用。

病窦综合征、二度或三度房室传导阻滞患者，心房扑动、心房颤动伴显性预激综合征患者，严重左心室功能不全和低血压患者禁用维拉帕米。

（3）健康指导 饮食上，可以吃一些小米、玉米、燕麦等杂粮粗纤维的食物，摄入足够的蔬菜和水果，食物尽量多样化，低盐、低糖、低脂、少食多餐，避免喝浓茶和咖啡，避免暴饮暴食、戒烟限酒，从而减少心律失常的发生。

生活上，按时休息，保持充分的睡眠，劳逸结合，根据自身情况适当参加体育锻炼，保持精神放松，心情愉悦。学会自我监测脉搏频率和节律，定期监测心电图，对心律失常做到早发现早诊治。

5. 高脂血症用药安全和健康指导

（1）不良反应 针对高脂血症治疗的代表药物以及常见不良反应详见表B-3-3-5。

表 B-3-3-5　抗高脂血症的代表药物以及常见不良反应

抗高脂血症药常见类型	代表药物	常见不良反应
降低低密度脂蛋白、胆固醇水平的药物	辛伐他汀、氟伐他汀、阿托伐他汀、普罗布考、胆酸螯合剂等	肌毒性（肌无力、肌肉痛）、肝毒性、恶心、腹泻、失眠、头痛等
降低甘油三酯与低密度脂蛋白的药物	烟酸、非诺贝特、苯扎贝特、吉非罗齐等	弥散性疼痛、触痛感、肌无力、感觉温热、皮肤发红、腹泻、头晕、乏力等

（2）用药注意事项 使用普罗布考时，室性心律失常、Q-T间期延长、血钾过低者禁用。

使用烟酸类药物时，慢性活动性肝病、活动性消化性溃疡和严重痛风者禁用。

他汀类药物禁忌与吉非罗齐（吉非贝齐）合用；洛伐他汀、辛伐他汀、普伐他汀、氟伐他汀等短半衰期的他汀类药物建议在晚间或睡前服用；阿托伐他汀与瑞舒伐他汀等长半衰期的药物，可在每日任何固定时间服用。

注意药物间的相互作用，避免辛伐他汀、洛伐他汀与大环内酯类抗菌药物（阿奇霉素除外）合用；辛伐他汀、洛伐他汀与苯磺酸氨氯地平合用时，日剂量不能超过20mg。

服药期间如出现不明原因的肌痛或关节无力，尤其是伴有全身不适或发热时，应立即就诊。

动脉粥样硬化性心血管疾病（ASCVD）患者[冠心病、缺血性脑卒中、短暂性脑缺血发作（TIA）、周围动脉粥样硬化病]或者ASCVD高危、极高危患者，需要在医师的指导下长期甚至终生接受调脂治疗，不能因为LDL-C暂时达标就停止治疗。

（3）健康指导 高血脂患者要注意用药监测，药物治疗过程中，应根据医师的要求监测血脂、肌酸激酶、肝功能和肾功能。

注意控制体重，参加合适的体育锻炼，戒烟，限制饮酒，低脂、低糖、低胆固醇饮食等。

四、能力训练

（一）操作条件

① 资料：《药理学》等工具书，药品说明书。
② 设施设备：循环系统常用药品、带互联网的计算机系统等。
③ 环境：模拟药房。
④ 循环系统常见病的用药安全与健康指导操作流程。

（二）注意事项

1. 尊重患者，关爱生命，注重药学服务礼仪规范，不得有不礼貌的表情和语言。注意跟患者之间保持一定的距离，给患者留有空间。

2. 在用药安全与健康指导时不得夸大其词，不使用绝对化的语言，坚守药学职业道德，坚持以患者为中心。

3. 对于重要的药品不良反应，应教会患者正确识别。

4. 对于容易被忽略的药品安全储藏方法，应反复叮嘱患者。

5. 对循环系统疾病患者进行健康生活教育指导，引导患者养成良好的健康生活习惯。

（三）操作过程

序号	实施步骤	操作方法及说明	注意事项 / 操作标准
1	讲解用药不良反应及其处理	参见职业能力 B-3-1 相关内容	（1）～（5）参见职业能力 B-3-1 相关内容 （6）告诫患者，什么情况下不应再服用此药、不要超过的最大剂量以及必须全程服药的原因，提高患者用药安全和依从性，如注意药物间的相互作用，避免辛伐他汀、洛伐他汀与大环内酯类抗菌药物（阿奇霉素除外）合用；辛伐他汀、洛伐他汀与苯磺酸氨氯地平合用时，日剂量不能超过 20mg
2	告知用药注意事项	（1）帮助患者适当了解病因 （2）告知患者一些重要的用药注意事项、禁忌证	（1）语言清晰，礼貌用语，通俗易懂 （2）告诉患者一些引起疾病的病因和与病因相关的用药注意事项以及禁忌证。ACEI 和 ARB 降压过快过猛可能引起急性肾衰竭，需监测肾功能；β 受体阻滞药，二至三度房室传导阻滞、严重支气管哮喘患者禁用，慢性阻塞性肺疾病患者、运动员、周围血管疾病患者、糖耐量异常者慎用；长期应用 β 受体阻滞药者突然停药可发生反跳现象，不能突然停用 （3）告知患者与用药方法相关的用药注意事项以及禁忌证。比如使用硝酸酯类药物时，闭角型青光眼的患者禁用；使用西地那非、伐地那非和他达拉非患者，24h 内不可应用硝酸甘油等硝酸酯类药物，以免引起严重低血压
3	指导患者安全储存药品	参见职业能力 B-3-1 相关内容	参见职业能力 B-3-1 相关内容

续表

序号	实施步骤	操作方法及说明	注意事项/操作标准
4	帮助患者恢复健康生活	(1)确认沟通效果； (2)根据疾病情况，做相关健康教育	(1)询问患者对上述各项是否都能明白，让患者复述最重要的信息，比如：不良反应、药品安全储存、用药注意事项，并询问患者是否还有其他问题 (2)针对循环系统常见疾病做出健康教育指导，如高血压患者，要控制体重，超重和肥胖是高血压发病的危险因素，同时也是冠心病和脑卒中发病的独立危险因素。保持正常的体重指数（BMI18.5～24.9kg/m²），是预防和治疗高血压的重要措施之一。戒烟限制饮酒，有烟酒嗜好的患者会因烟酒过多引起心肌梗死、脑卒中等。减轻精神压力，保持心态平衡

【问题情境一】

患者，刘某，男，72岁，有劳累后胸痛史，诊断为冠心病已2年。患者自诉发作时有心前区疼痛，呈绞榨样，服用硝酸甘油后可缓解，但家中备用的硝酸甘油已过期，今到药店购买硝酸甘油并咨询冠心病健康生活指导相关问题。请问你该如何提供健康指导？

解答：刘大爷您好，您平时除了遵医嘱服药，还要在生活中尽量养成健康的生活方式，主要目的是控制血压、血脂、血糖等，降低心脑血管疾病复发的风险。饮食切忌过饱，宜清淡，易消化，少食脂肪、糖类。运动应根据您自身的身体条件、兴趣爱好选择，如太极拳、乒乓球等都挺不错的，要量力而行。还要戒烟或减少吸烟量直至过渡到完全戒烟、限酒。心理平衡要追求身心愉快，忌暴怒、惊恐、过度思虑以及过喜。

【问题情境二】

患者，女，56岁，主诉父母均有高血压病史，近来血压一直处于140/100mmHg左右，服用硝苯地平片降压，但服用后身体有些不适，故到药店咨询硝苯地平片的不良反应。请问你该如何为患者做出提醒？

解答：女士您好，硝苯地平片是第一代钙通道阻滞药类抗高血压药，短效，生物利用度也低，对血压控制时间短，很难24h有效覆盖，且用药后快速导致血管扩张和交感神经系统激活，易引起反射性心动过速、心悸和头痛，不良反应较多。这里建议您可以考虑换成第二代钙通道阻滞药类抗高血压药硝苯地平缓释片或者第三代钙通道阻滞药类抗高血压药，他们作用更加平稳、平缓且持续时间久。

（四）学习结果评价

序号	评价内容	评价标准	评价结果（是/否）
1	讲解用药不良反应及其处理	能够根据患者病情特点介绍药品的不良反应、注意事项和禁忌，具有质量安全意识和药学服务意识	

工作任务B-3　用药安全与健康指导　**129**

续表

序号	评价内容	评价标准	评价结果(是/否)
2	告知用药注意事项	能够掌握一些常见病的用药原理、用药注意事项,具备一定的观察力,可以根据患者具体情况做出灵活调整	
3	指导患者安全储存药品	能够掌握一些常见病的药品的安全储存方法,能够根据患者自身特点指导安全储存药品方法,提供细致的药学服务,具备一定的观察力和药学服务意识	
4	帮助患者恢复健康生活	能够改善患者对疾病和健康的认知,针对性地给出健康指导,具有针对常见疾病进行健康教育指导的能力	

五、课后作业

1. 简述抗高血压药的常见类型。

2. 患者,女,35 岁,主诉有高血压病史 3 年,高脂血症病史 1 年。请为她提供健康指导。

职业能力B-3-4　能对内分泌系统常见病进行用药安全与健康指导

一、核心概念

1. 库欣综合征

库欣综合征指肾上腺分泌过多胶原蛋白激素而引起的综合征,又称为皮质醇增多症。可以出现满月脸、向心性肥胖、多血质外貌、皮肤变化、高血压、性激素水平异常等临床表现。

2. 粪隐血

粪隐血是检查大便中是否含有血液的一种检查方法,如果隐血检查是阳性,提示存在消化道出血的可能。如果大便中含有血液,红细胞破坏之后会释放亚铁血红素,通过隐血检查可以明确大便中是否含有亚铁血红素。

二、学习目标

1. 能对糖尿病进行用药安全指导与健康指导。

2. 能对甲状腺功能亢进症进行用药安全指导与健康指导。

3. 能对高尿酸血症与痛风进行用药安全指导与健康指导。

4.能对骨质疏松症进行用药安全指导与健康指导

三、基本知识

1.糖尿病用药安全与健康指导

（1）不良反应　针对糖尿病的代表药物以及常见不良反应详见表 B-3-4-1。

表 B-3-4-1　抗糖尿病的代表药物以及常见不良反应

抗糖尿病药类型	代表药物	常见不良反应
双胍类	二甲双胍	腹泻、恶心、呕吐、胃胀、乏力、消化不良、腹部不适、头疼等
磺酰脲类	格列本脲、格列吡嗪、格列齐特、格列喹酮、格列美脲等	低血糖、口腔金属味、肠胃不适、皮肤过敏、嗜睡、眩晕、神经痛、肝损害等
格列奈类	瑞格列奈、那格列奈等	低血糖、体重增加、呼吸道感染、咳嗽等
噻唑烷二酮类	罗格列酮、吡格列酮、赛格列酮等	不良反应多且重：体重增加、水肿、骨折和心力衰竭风险增加等
α-葡萄糖苷酶抑制剂	阿卡波糖、伏格列波糖、米格列醇等	胃胀、腹胀、排气增加、腹痛、胃肠痉挛性疼痛、肠鸣响等

（2）用药注意事项　使用双胍类制剂时，造影检查如需使用碘对比剂时，应暂停使用二甲双胍；长期使用应注意维生素 B_{12} 缺乏；既往有乳酸酸中毒史者慎用；单药不显著增加低血糖风险；肾小球滤过率（eGFR）< 45mL/（min•1.73m²）患者禁用。

对于磺酰脲类制剂，对磺胺类过敏者、孕妇禁用；格列奈类不能与格列类联用，且低血糖风险低于磺酰脲类；格列奈类服药期间，不宜嗜酒。

噻唑烷二酮类单用不导致低血糖，与胰岛素联用可增加低血糖发生风险；有骨折史、骨质疏松、心力衰竭、肝病患者禁用；不适用于 1 型糖尿病或糖尿病酮酸中毒患者。

使用 α-葡萄糖苷酶抑制剂时，单独应用不会发生低血糖；用药期间若发生低血糖，治疗时需使用葡萄糖或蜂蜜，蔗糖或淀粉类食物纠正低血糖的效果差；有明显消化和吸收障碍的慢性肠胃功能紊乱者禁用。

注射胰岛素时，宜变换注射部位，即两次注射点要间隔 2cm；未开启的胰岛素应冷藏，不冷冻。使用中的胰岛素笔芯不宜冷藏，可与胰岛素笔一起使用或随身携带，但在室温下最长可保存 4～6 周；根据睡前和 3 餐前血糖水平调整胰岛素用量，即每 3～5 天调整 1 次，每次调整 1～4U；胰岛素及其促泌剂可诱发低血糖，严重者甚至致死，患者一旦出现低血糖，应立即口服葡萄糖水、糖块、巧克力、甜点或静脉给予葡萄糖注射液。

糖尿病患者需长期服用药物治疗，药物使用的依从性非常重要，患者不可随意增、减药量，不可随意停药，不可随意换药。

工作任务B-3　用药安全与健康指导　131

（3）健康指导　饮食上，三餐主食（大米、白面、玉米面）每餐2两左右、定时定量；尽量不吃油炸食品，不吃胡辣汤、油茶等含粉芡食物；尽量不吃土豆、粉条、莲藕、红薯、山药、芋头、胡萝卜、南瓜、火腿肠、香肠等含淀粉多的食物；不吃用粉芡、面包裹的食物，如烧茄子、烧鱼块、混合面粉的蒸菜；不要加食核桃、花生、瓜子、松仁、开心果等坚果类食物；可定时定量吃水果，但调整血糖过程中应尽量避免吃水果；多食蔬菜，青菜类不限量；炒菜时用植物油，不要用动物油，每天限油20g；低盐饮食，每日食盐量最好不超过6g；每天可吃一个鸡蛋、半斤牛奶、二两瘦肉，平分到三餐；随身携带糖块或咸饼干，一旦两餐之间、夜间突然出现心慌、多汗、乏力等症状，说明可能发生低血糖，立即进食糖块或饼干。

运动上，在餐后0.5～2.5h之间做适量运动，以步行、慢跑等运动为主，运动时间从10min逐渐延长至30min左右为宜，运动量要尽量恒定。如果每天必须加大工作量，可适当临时加大主食量，不要过度劳累。尽量保持情绪稳定，情绪波动会引起血糖变化。

生活上，建议中老年人每1～2年筛查一次血糖；生活方式干预是2型糖尿病的基础治疗措施，应贯穿于糖尿病治疗的始终；自我检测血糖，避免低血糖；定期评估糖尿病相关并发症，包括眼底检查、肾功能检查等项目。

2. 甲状腺功能亢进症用药安全和健康指导

（1）不良反应　针对甲状腺功能亢进症的代表药物以及常见不良反应详见表B-3-4-2。

表 B-3-4-2　抗甲状腺功能亢进症的代表药物以及常见不良反应

抗甲状腺功能亢进症药物类型	代表药物	常见不良反应
抑制甲状腺激素合成类	甲基硫氧嘧啶、丙硫氧嘧啶、甲巯咪唑、卡比马唑等	白细胞计数减少、粒细胞缺乏（最重要）、皮疹、胃肠道反应、关节痛、氨基转移酶升高、肝炎、甲状腺功能减退症（甲减）、胆汁淤积性黄疸等
抑制甲状腺激素分泌（释放）类药	碘化钾（大剂量）、碳酸锂	过敏反应、发热、红斑、关节痛、淋巴结肿大、腹泻、腹痛、口干、烦渴、多饮、多尿、便秘、恶心、呕吐、白细胞计数升高等

（2）用药注意事项　关注患者依从性，避免间断服药，以防复发。

妊娠期、哺乳期甲亢，首选丙硫氧嘧啶，采用最小有效剂量，哺乳期用药不宜哺乳。

使用硫脲类制剂时，白细胞计数偏低、肝功能异常等情况下慎用；对硫脲类过敏、中性粒细胞减少或缺乏时禁用。

使用抗甲状腺药物（ATD）时应注意，与抗凝药合用，可增强抗凝作用；高碘食物或含碘药物，可使甲亢病情加重、抗甲状腺药物药量增加；磺胺类、磺酰脲类、对氨基水杨酸、维生素 B_{12}、保泰松、巴比妥类、酚妥拉明、妥拉唑林等药物都有抑制甲状腺功能作用，ATD 与之联用时，可有协同治疗甲亢作用，需酌情调整剂量。

服用碳酸锂时，应监测药物浓度，当血锂浓度 >1.5mmol/L 时，可出现中毒症状；当血锂浓度在 1.5 ～ 2.0mmol/L 时，可能危及生命。

（3）健康指导　日常饮食上应避免摄入过多含碘食物，如海带、紫菜、虾皮等海产品、碘盐等；避免服用含碘的药物，如胺碘酮、西地碘等。

生活方式上，均衡膳食，给予充足热量、蛋白质、铁、钙、维生素（尤其是维生素 B 和维生素 C），戒烟、戒酒，禁用浓茶、咖啡等兴奋饮料，预防感染。

注意休息与活动，甲亢患者因基础代谢亢进，活动耐力下降，活动时以不感疲劳为度，适当增加休息时间，维持充足的睡眠，防止病情加重。

病情观察，观察患者生命体征、精神状态和手指震颤情况，注意有无焦虑、烦躁、易怒、心悸等甲亢加重的表现，警惕甲状腺危象发生，注意各种激素的监测结果。

妊娠期甲亢患者需注意严密监测甲状腺功能，按时按量服药。计划妊娠或围产期需专科就诊，评估病情，及时调整药物。

3. 高尿酸血症与痛风用药安全和健康指导

（1）不良反应　针对高尿酸血症与痛风的代表药物以及常见不良反应详见表 B-3-4-3。

表 B-3-4-3　抗高尿酸血症与痛风的代表药物以及常见不良反应

抗高尿酸血症与痛风药物类型	代表药物	常见不良反应
降血尿酸药物	秋水仙碱、别嘌醇、苯溴马隆、非布司他、丙磺舒等	皮肤过敏、肝肾功能损伤、恶心、皮疹、呕吐、腹泻、腹痛等
非甾体抗炎药	对乙酰氨基酚、吲哚美辛、布洛芬、阿司匹林等	恶心、呕吐、出汗、过敏性皮疹、胃烧灼感或消化不良、耳鸣等
糖皮质激素	泼尼松、泼尼松龙、地塞米松等	药源性皮质醇增多症、水肿、抵抗力降低、糖代谢异常、骨质疏松、肾上腺萎缩、医源性库欣综合征面容和体态、体重增加、紫纹、易出血倾向、创口愈合不良等
白细胞介素 1（IL-1）阻断剂	阿那白滞素、利纳西普、卡那单抗等	头痛、疲乏、恶心、腹痛、腹泻、过敏反应、血管神经性水肿、胃肠道出血、结肠炎、鼻窦炎等
新型药物	拉布立酶、普瑞凯希、雷西那德（RDEA594）等	发热、恶心、呕吐、皮疹、挫伤、瘀斑、鼻咽炎、便秘、胸痛、过敏反应等

（2）用药注意事项　服用秋水仙碱时，严重肾功能不全者、妊娠期妇女禁用；年老体弱者以及骨髓造血功能不全、严重心功能不全和胃肠疾病者慎用；已经使用 CYP3A4 抑制剂或磷酸化糖蛋白抑制剂（如环孢素、克拉霉素、维拉帕

米等）者，避免使用秋水仙碱。

秋水仙碱和 NSAIDs 疗效不佳或存在使用禁忌时，改用小剂量泼尼松或泼尼松龙（≤ 10mg/d），预防治疗维持 3 ～ 6 个月，根据患者痛风性关节炎急性发作情况酌情整改。

无痛风发作病史的患者接受降尿酸治疗时不推荐使用预防痛风发作药物，但应告知患者有诱发痛风发作的风险。

《中国高尿酸血症相关疾病诊疗多学科专家共识》（2017 版）推荐，痛风急性发作缓解后，再考虑开始降尿酸药物治疗；已接受降尿酸药物治疗者，急性期无须停药；初始接受降尿酸药物治疗者，应给予预防痛风急性发作的药物。

有些药物可致血尿酸升高，应避免使用，如必须应用，应定期监测尿酸，必要时予以处理。可升高血尿酸，诱发痛风发作的药物，包括噻嗪类利尿药；免疫抑制剂，如环孢素、疏嘌呤、吗替麦考酚酯、他克莫司、西罗莫司、巴利昔单抗等；抗菌药物，如青霉素、洛美沙星、莫西沙星；抗结核药，如吡嗪酰胺、乙胺丁醇；抗肿瘤药；阿司匹林等。

（3）健康指导　提高患者治疗的依从性，应告知患者调整生活方式、坚持长期治疗，减少痛风反复发作。

生活方式上，避免摄入高嘌呤食物（如动物内脏、海鲜、肉汤、干豌豆等）；每日饮水 2000 ～ 3000mL；戒烟限酒（啤酒、白酒）；加强锻炼，控制体重；增加碱性食物（香蕉、西瓜、南瓜、黄瓜、草莓、苹果、菠菜、萝卜、菜豆、莲藕、海带等）的摄取。

预防相关慢性疾病，如高血脂、高血压、肥胖、高血糖等。

4. 骨质疏松症用药安全和健康指导

（1）不良反应　针对骨质疏松症的代表药物以及常见不良反应详见表 B-3-4-4。

表 B-3-4-4　抗骨质疏松症的代表药物以及常见不良反应

抗骨质疏松症药物类型	代表药物	常见不良反应
骨吸收抑制剂	阿仑膦酸钠、利塞膦酸钠、唑来膦酸、鲑鱼降钙素、鳗鱼降钙素、雷洛昔芬等	过敏、低钙血症、肾衰竭、外周水肿、潮热、出汗、下肢痛性痉挛等
骨形成促进剂	特立帕肽、阿巴帕肽	心绞痛、血压降低、腿部痉挛、关节痛、恶心、呕吐、头痛、心悸、疲乏等

（2）用药注意事项　长期使用鲑鱼降钙素，癌症发病率会增加，应限制在 6个月以内。

服用双膦酸盐类药物时，食管炎为主要不良反应；粪隐血阳性，有食管裂孔疝、消化性溃疡者不宜应用；为避免消化道不良反应，也可静脉给药；心血管疾病患者、儿童、妊娠及哺乳期妇女、驾驶员慎用；过敏者、低钙血症者、肌酐清除率＜35mL/min 者禁用；应避免同时使用两种双膦酸盐；服药后 30min 内，不宜进食和卧床，不宜饮牛奶、咖啡、茶、矿泉水、果汁、含钙饮料。

长期使用维生素 D 类药物时，不宜同时补充较大剂量的钙剂，并应定期监测患者血钙和尿钙，以防出现高钙血症和高钙尿症。

（3）健康指导　保持健康的生活习惯，均衡膳食；日光照射时，可采取上臂暴露日光浴 15 ～ 20min 的方法。隔着玻璃晒太阳、涂防晒霜去户外对增高体内维生素 D 合成是没有效果的；北纬 35° 以北地区冬季的日光照度不足以合成维生素 D。

加强锻炼，预防跌倒和外伤，降低骨折风险。锻炼是骨质疏松症治疗和预防的重要内容，少动或制动可引起骨质量下降及肌肉质量的降低。建议缓慢开始，逐渐增加活动量，每天行走 30min，每周进行 2 ～ 3 次抗阻运动。

定期测量骨密度（T 值），我国居民健康指南推荐，在药物首次治疗或改变治疗后每年、效果稳定后每 1 ～ 2 年重复骨密度测量。

四、能力训练

（一）操作条件

① 资料：《药理学》等工具书，药品说明书。
② 设施设备：内分泌系统常用药品、带互联网的计算机系统等。
③ 环境：模拟药房。
④ 内分泌系统常见病的用药安全与健康指导操作流程。

（二）注意事项

1. 尊重患者，关爱生命，注重药学服务礼仪规范，不得有不礼貌的表情和语言。注意跟患者之间保持一定的距离，给患者留有空间。

2. 在用药安全与健康指导时不得夸大其词，不使用绝对化的语言，坚守药学职业道德，坚持以患者为中心。

3. 对于重要的药品不良反应，应教会患者正确识别。

4. 对于容易被忽略的药品安全储藏方法，应反复叮嘱患者。

5. 对内分泌系统疾病患者进行健康生活教育指导，引导患者养成良好的健康生活习惯。

（三）操作过程

序号	实施步骤	操作方法及说明	注意事项/操作标准
1	讲解用药不良反应及其处理	参见职业能力 B-3-1 相关内容	参见职业能力 B-3-1 相关内容

工作任务B-3　用药安全与健康指导　　135

续表

序号	实施步骤	操作方法及说明	注意事项/操作标准
2	告知用药注意事项	(1)帮助患者适当了解病因 (2)告知患者一些重要的用药注意事项、禁忌证	(1)语言清晰,礼貌用语,通俗易懂 (2)告诉患者一些引起疾病的病因和与病因相关的用药注意事项以及禁忌证。比如胰岛素及其促泌剂可诱发低血糖,严重甚至致死,患者一旦出现低血糖,应立即口服葡萄糖水、糖块、巧克力、甜点或静脉给予葡萄糖注射液;甲状腺功能亢进患者使用硫脲类制剂时,白细胞计数偏低、肝功能异常等情况下慎用,对硫脲类过敏、中性粒细胞减少或缺乏时禁用 (3)告知患者与用药方法相关的用药注意事项以及禁忌证。比如注射胰岛素时,宜变换注射部位,即两次注射点要间隔 2cm;秋水仙碱和NSAIDs疗效不佳或存在使用禁忌时,改用小剂量泼尼松或泼尼松龙(≤10mg/d),预防治疗维持3~6个月,根据患者痛风性关节炎急性发作情况酌情整改
3	指导患者安全储存药品	参见职业能力B-3-1相关内容	参见职业能力B-3-1相关内容
4	帮助患者恢复健康生活	(1)确认沟通效果 (2)根据疾病情况,做相关健康教育	(1)询问患者对上述各项是否都能明白,让患者复述最重要的信息,比如不良反应、药品安全储存、用药注意事项,并询问患者是否还有其他问题 (2)针对内分泌系统常见疾病做出健康教育指导,比如高尿酸血症与痛风患者要保持健康的生活习惯,均衡膳食;日光照射时,可采取上臂暴露日光浴15~20min 的方法。注意:隔着玻璃晒太阳、涂防晒霜去户外对增高体内维生素 D 合成是没有效果的;北纬35° 以北地区冬季的日光照度不足以合成维生素 D。加强锻炼,预防跌倒和外伤,降低骨折风险。锻炼是骨质疏松症治疗和预防的重要内容,少动或制动可引起骨质量下降及肌肉质量的降低。建议缓慢开始,逐渐增加活动量,每天行走 30min,每周进行2~3次抗阻运动

【问题情境一】

患者,刘某,男,42 岁,于半年前无明显诱因出现心悸,乏力,消瘦,眼胀等症状。入院后查体诊断为甲状腺功能亢进症。在医院拿药后到药店咨询甲状腺功能亢进症生活指导相关问题。请问你该提供哪些建议?

解答:您好,甲状腺功能亢进症患者日常饮食、用药应注意,应避免摄入过多含碘食物,如海带、紫菜、虾皮等海产品、碘盐等;避免服用含碘的药物,如胺碘酮、西地碘等。生活方式上,均衡膳食,给予充足热量、蛋白质、铁、钙、维生素(尤其是维生素B和维生素C),戒烟、戒酒,禁用浓茶、咖啡等兴奋饮料,预防感染。注意休息与活动,甲亢患者因基础代谢亢进,活动耐力下降,活动时以

136　模块B　药品用药指导

不感疲劳为度，适当增加休息时间，维持充足的睡眠，防止病情加重。平时注意病情观察，观察生命体征、精神状态和手指震颤情况，注意有无焦虑、烦躁、易怒、心悸等甲亢加重的表现，警惕甲状腺危象发生，注意各种激素的监测结果。

【问题情境二】

患者，李某，女，77岁，糖尿病史8年，口服二甲双胍0.25g，一日三次，格列美脲2mg，一日一次，空腹血糖6.8mmol/L，餐后血糖8.7mmol/L，血糖得到良好控制，但服用后身体有些不适，故到药店咨询二甲双胍和格列美脲的不良反应。请为她提示用药安全事项。

解答：女士您好，二甲双胍是2型糖尿病患者的一线用药，也是药物联合用药的基本用药，对于血糖有明显的改善，使用过程中可能会出现体重减轻，以及腹泻、恶心、呕吐、胃胀、乏力、消化不良、腹部不适、头疼等不良反应。格列美脲为第二代磺酰脲类促胰岛素分泌药，对于病程较长，且空腹血糖较高者比较适用，常见的不良反应有低血糖、恶心、呕吐、腹泻、腹痛等消化系统症状，有个别病例报道血清肝脏氨基转移酶升高，皮肤过敏反应，瘙痒、红斑等不良反应。

（四）学习结果评价

序号	评价内容	评价标准	评价结果(是/否)
1	讲解用药不良反应及其处理	能够根据患者病情特点介绍药品的不良反应、注意事项和禁忌，具有质量安全意识和药学服务意识	
2	告知用药注意事项	能够掌握一些常见病的用药原理、用药注意事项，具备一定的观察力，可以根据患者具体情况做出灵活调整	
3	指导患者安全储存药品	能够掌握一些常见病的药品的安全储存方法，能够根据患者自身特点指导安全储存药品方法，提供细致的药学服务，具备一定的观察力和药学服务意识	
4	帮助患者恢复健康生活	能够改善患者对疾病和健康的认知，针对性地给出健康指导，具有针对常见疾病进行健康教育指导的能力	

五、课后作业

1. 简述抗高尿酸血症与痛风用药的注意事项。

2. 患者，男，55岁，主诉有糖尿病病史5年。请对他提供健康生活指导。

职业能力B-3-5　能对神经系统常见病进行用药安全与健康指导

一、核心概念

1. 耐药性

耐药性指人体或者其他的有机体使用药物之后产生的对药物局部的吸收代谢

出现异常，导致药物的使用机能或能力下降，甚至不发挥作用。

2. 戒断反应

戒断反应指患者突然停用某些药物，或者减少剂量，所产生的特殊心理或者身体反应症状。

二、学习目标

1. 能对睡眠障碍与焦虑症进行用药安全指导与健康指导。
2. 能对抑郁症进行用药安全指导与健康指导。
3. 能对帕金森病进行用药安全指导与健康指导。
4. 能对脑梗死进行用药安全指导与健康指导。

三、基本知识

1. 睡眠障碍与焦虑症用药安全与健康指导

（1）不良反应 针对睡眠障碍与焦虑症的代表药物以及常见不良反应详见表 B-3-5-1。

表 B-3-5-1 抗睡眠障碍与焦虑症的代表药物以及常见不良反应

抗睡眠障碍与焦虑症药类型	代表药物	常见不良反应
苯二氮䓬类	艾司唑仑、阿普唑仑、地西泮、氟西泮等	耐药性、依赖性、反跳性失眠、记忆受损、戒断综合征、老年患者跌倒、宿醉现象等
非苯二氮䓬类	唑吡坦、佐匹克隆、扎来普隆等	头痛、嗜睡、眩晕、口干、出汗及厌食、腹痛、恶心呕吐、乏力、记忆困难、多梦、情绪低落、震颤、站立不稳等
褪黑素类	雷美替胺、阿戈美拉汀	头晕、头痛、嗜睡、疲劳、失眠加重、抑郁、关节痛、肌肉痛、胃肠道反应、味觉改变、上呼吸道感染、过敏反应、焦虑、躁狂、多汗、恶心、耳鸣等
其他	曲唑酮、米氮平、氟伏沙明、苏沃雷生等	嗜睡、疲乏、眩晕、头痛、失眠、紧张、震颤、激动、视物模糊、口干、便秘等

（2）用药注意事项 应找准病因进行针对性治疗，尽量少用或不用药；尽可能单一用药，抗焦虑药不主张联用超过两种；用足量、足疗程治疗。

苯二氮䓬类药物易产生耐药性，突然停药可导致反跳现象、依赖性、后遗效应等。

抗焦虑药物能引起嗜睡，在从事驾驶、仪器操作或其他需要集中精神才能完成的操作时应谨慎使用，以免发生事故；不能过量使用，应避免与酒精或其他能引起嗜睡作用的药物合用。

镇静催眠药一般在睡前服用；治疗剂量对记忆功能及呼吸功能有影响；对于慢性失眠患者，不提倡药物连续治疗，建议采用间歇治疗或按需治疗的服药方式，缓慢减药和逐渐停药，每天减掉原药的 25%；呼吸系统疾病患者，慎用苯二氮草类，避免产生呼吸抑制。

（3）健康指导 焦虑患者的看护人员及家人要警惕患者出现行为异常、病情恶化或自杀倾向，一旦出现，应立即就诊。

保持每天至少 20～30min 的运动，研究表明，在早上或者下午运动可以增强夜间的睡眠质量，但不要在睡觉之前进行剧烈的运动，这会升高体温并激活肌肉，使短时间内更加难以入睡。

晚上不要喝酒，很多人认为酒精是帮助入睡的良方，它能够放松肌肉，使神经平静，使人容易入睡，但是酒精的催眠作用不会持续整夜，一旦酒精的作用褪去，就会容易在半夜醒来。

养成良好的生活习惯，调整作息规律，每天早上都在同一时间醒来是保证好睡眠最重要的事情；避免午后的刺激物，如苏打水、咖啡或者茶；卧室宜安静，舒适，光线柔和，温度适当；临睡前不要看刺激性书刊、电视，不要高谈阔论，避免兴奋后入睡困难；每晚睡前温水泡脚 15～30min，同时双手按摩足心（涌泉穴）。

注意劳逸结合，脑力劳动者每日坚持参加适当的体力劳动或体育锻炼。

保持情绪稳定，正确对待生活，注意自我调节，化解生活和工作中的压力，避免精神过度紧张。性格孤僻、内向者，应积极参加有益的社会活动，家属要与之多交流，想方设法去除致病因素和克服本人的性格弱点。

严格遵照医嘱服药，不宜长期服用安眠药；可选择针灸、推拿、理疗等治疗手段，改善睡眠

属虚证失眠者，要加强营养，如常食桂圆红枣汤、莲子赤豆汤、山药粥等；实证者，应忌甘肥油腻辛辣刺激之品，以免损伤脾胃，酿成痰热。

2. 抑郁症用药安全和健康指导

（1）不良反应 针对抑郁症的代表药物以及常见不良反应详见表 B-3-5-2。

表 B-3-5-2 抗抑郁症的代表药物以及常见不良反应

抗抑郁症药物类型	代表药物	常见不良反应
三环类（TCAs）	氯米帕明、阿米替林、丙米嗪、多塞平、度硫平、普罗替林等	口干、便秘、尿潴留、排尿困难、视物模糊、眼内压升高、心动过速、出汗、体重增加、溢乳、嗜睡等
NA 再摄取抑制药	地昔帕明、马普替林（四环类）	口干、便秘、尿潴留、排尿困难、视物模糊、眼内压升高等
选择性 5-羟色胺再摄取抑制药（SSRIs）	帕罗西汀、氟西汀、舍曲林、西酞普兰、艾司西酞普兰等	焦虑、震颤、嗜睡、睡眠异常、欣快感、性能减退或障碍；戒断反应等
单胺氧化酶抑制剂（MAOIs）	吗氯贝胺	头晕、头痛、恶心、呕吐、恶心、多汗、口干、失眠、嗜睡、心悸等
其他类	安非拉酮、文拉法辛、度洛西汀、曲唑酮等	性功能减退或障碍、血压增高、激动、失眠、口干、恶心、便秘、腹泻、厌食、头痛、不安、乏力、头晕、嗜睡、眩晕等

工作任务B-3 用药安全与健康指导 **139**

（2）用药注意事项　尽可能单一用药；应足量、足疗程治疗，多数抗抑郁药在开始用药后的 2 周开始起效，但通常需要 4～6 周才产生充分效果。

初始用药逐步加量，尽可能采用最小有效剂量，逐渐增至足量（药物有效剂量的上限）和足够长的疗程（＞4～6 周），如仍无效，可考虑换药。

刚开始用药时可能出现一些轻度不良反应，应尝试坚持持续使用该药数周，当机体适应后，多可消退。

如需换药，应注意氟西汀停药 5 周才能换用 MAOIs；其他 SSRIs 停药 2 周再换用 MAOIs；MAOIs 停药 2 周才能换用 SSRIs。

抗抑郁药应全程治疗，急性期，治疗至少 3 个月；症状完全消失后进入巩固期，治疗 4～9 个月；维持期，再进行 1～5 年治疗。

不能突然停药，不然会产生"戒断症状"，戒断反应又常被误判为症状复发，因此适当放慢减药速度可以减少戒断反应。

抑郁症患者常有自杀倾向，有意或误服过量的抗抑郁药导致中毒或自杀的情况时有发生，其中三环类（TCAs）过量中毒危害最大，一次吞服 2.5g 即可致死，因此治疗中应提高警惕中毒的发生，及早发现和积极治疗。

注意各种药物成分的影响，如服用选择性 5- 羟色胺再摄取抑制药时，禁止与替扎尼定、利奈唑胺、阿洛司琼、匹莫齐特合用；曲唑酮，心脏病患者禁用；服用三环类制剂时，严重心脏病、癫痫、青光眼、尿潴留、过敏患者禁用。

任何抗抑郁药物不得与 MAOIs（吗氯贝胺）联合应用。

（3）健康指导　生活上，比较严重的抑郁症患者应有专人护理，24h 不应该离人，并协助患者料理好个人生活，及时给患者修减指甲，注意室内环境的布置，安静、舒适、阳光充足、颜色缓和的环境利于提高患者的情绪；抑郁症患者大多数有睡眠障碍，表现为入睡困难、早醒、睡眠不实等，晚上睡前热水泡脚或洗澡，睡前避免过于兴奋，不思考问题，为患者创造安静舒适的睡眠环境，保证患者充足的睡眠，早睡早起让患者有一定的生活规律；要注意劳逸结合，避免其久坐、久卧。

饮食上，对于抑郁症患者既要注意营养，又要保持食物的清淡；要多吃高蛋白、富含维生素的食品，如牛奶、羊肉、核桃、大枣、鸡蛋、豆制品、水果、蔬菜；少吃糖类、淀粉食物；便秘是抑郁患者经常出现的肠胃系统方面的问题，选择患者喜欢且富含纤维的食物，少量多餐等都是改善便秘的措施。

用药照护上，抑郁症患者由于缺乏对自身症状的自知力，往往拒绝服药，因此要引导患者把病情好转与治疗联系起来，使其领悟到治疗带来的好处，从而提高患者的依从性，使其坚持长期、合理地服药，以提高疾病治疗效果，不可随意增减药物，特殊情况时应及时报告；患者不能中途停药，以免影响治疗的效果。

心理上，抑郁症的发生与患者的性格有关，当患者遇到不良的心理、社会因素时易诱发，例如工作压力、人际关系紧张、躯体疾病等。患者应体会自己的心境，分散、转移注意力，做一些平时感兴趣的事情，接触社会，广交朋友，施展才华，进行自我安慰，不要过分内疚、自责，切忌忧心忡忡、意志消沉，善于控制自己的情绪。

安全上，严防患者采取伤害自己的行为。抑郁症患者常有自杀意念和行为，需随时了解患者自杀意念的强度及可能采取的方式，谨慎地观察患者周围的环境以及危险物品的保管，特别是在没有人的时候一定要注意。

3. 帕金森病用药安全和健康指导

（1）不良反应　针对帕金森病的代表药物以及常见不良反应详见表 B-3-5-3。

表 B-3-5-3　抗帕金森病的代表药物以及常见不良反应

抗帕金森病药物类型	代表药物	常见不良反应
中枢多巴胺能神经增强药	左旋多巴、多巴丝肼、卡比多巴、金刚烷胺、溴隐亭、司来吉兰、恩他卡朋等	恶心、呕吐、食欲减退、舞蹈样运动、不安、失眠、幻觉、冲动行为、低血压、眼睑痉挛、溶血性贫血、腹泻、头痛、多汗、口干等
中枢胆碱受体阻断药	苯海索、丙环定、布他品等	口干、视物模糊、记忆损害、意识模糊、幻觉、戒断症状等

（2）用药注意事项　药物治疗是帕金森病最主要的干预手段，患者长期坚持按剂量正确服用药物是治疗的关键。

服用复方左旋多巴时，活动性消化道溃疡患者禁用；闭角型青光眼、精神病患者禁用；食物中的蛋白质会影响吸收率且降低药效，应尽量空腹服用，尤其不能与高蛋白食物同服。

服用司来吉兰时，胃溃疡患者慎用；应避免与选择性 5- 羟色胺再摄取抑制剂（SSRIs）合用；司来吉兰类似吗氯贝胺，也有抗抑郁作用，应避免与其他抗抑郁药合用。

服用金刚烷胺时，肾功能不全、癫痫、胃溃疡、肝病患者慎用；哺乳期妇女禁用；不宜晚间服用（不良反应有幻觉、精神紊乱）；减量宜慢，突然停药会导致病情恶化。

服用苯海索时，闭角型青光眼及前列腺增生患者禁用。

服用恩他卡朋时，恩他卡朋在胃肠道能与铁形成螯合物，因此，本品与铁制剂的服药间隔至少为 2 ～ 3h；< 60 岁的患者，要告知长期应用本类药物可能会导致其认知功能下降，需定期复查认知功能，一旦发现患者的认知功能下降，应立即停用；≥ 60 岁的患者慎用。

（3）健康指导　帕金森病是一种慢性进展性疾病，具有高度异质性。不同患者疾病进展的速度不同。目前尚不能治愈。早期患者通过药物治疗多可很好的控制症状，至疾病中期虽然药物仍有一定的作用，但常因运动并发症的出现导致生活质量的下降。疾病晚期由于患者对药物反应差，症状不能得到控制，患者可全身僵硬，生活不能自理，甚至长期卧床，最终多死于肺炎等并发症。

目前尚无有效的预防措施阻止帕金森病的发生和进展。当患者出现临床症状时黑质多巴胺能神经元死亡至少在 50%，纹状体 DA 含量减少在 80% 以上。因此，早期发现临床前患者，并采取有效的预防措施阻止多巴胺能神经元的变性死亡，才能阻止疾病的发生与进展。如何早期发现临床前患者已成为帕金森病研究领域的热点之一。基因突变以及快速眼动睡眠行为障碍、嗅觉减退等帕金森病（PD）的非运动症状可出现在运动症状出现之前数年，它们可能是 PD 发生的早期生物学标志物。多个生物标志物的累加有可能增加罹患 PD 的风险。有关多巴胺能神经元的保护性药物目前尚在研究之中。流行病学证据显示每天喝 3 杯绿茶可以降低患帕金森病的风险。维生素 E、辅酶 Q10 以及鱼油等可能对神经元有一定的保护作用。

帕金森病患者的饮食无特殊要求。服用左旋多巴制剂的患者用药应与进餐隔开，应餐前 1h 或餐后 1.5h 用药。便秘的患者应多饮水、多进食富含纤维的食物。适当的运动对于患者的功能恢复有一定的帮助。近来研究表明，太极拳对于患者的平衡功能有帮助。早期患者日常生活可自理，至中期多数患者需要一定程度的帮助。晚期患者日常生活需要照料。吞咽困难、饮水呛咳的患者可给予鼻饲饮食。长期卧床者应定期翻身拍背，以避免压疮和坠积性肺炎的发生。尿失禁者需行导尿。

4. 脑梗死用药安全和健康指导

（1）不良反应　针对脑梗死的代表药物以及常见不良反应详见表 B-3-5-4。

表 B-3-5-4　抗脑梗死的代表药物以及常见不良反应

抗脑梗死药物类型	代表药物	常见不良反应
溶栓治疗	链激酶、尿激酶、阿替普酶等	组织内出血、寒战、发热、恶心、呕吐、过敏性皮疹、肩背痛、再灌注心律失常、癫痫发作等
抗血小板治疗	阿司匹林、氯吡格雷、西洛他唑等	腹痛、腹泻、胃肠道轻微出血、胃溃疡、恶心、呕吐、皮疹、消化不良、颅内出血、紫癜、淤血、血肿、咽喉炎、腰痛、心悸、心动过速等
抗凝治疗	普通肝素、低分子量肝素、华法林、阿哌沙班、达比加群、利伐沙班、依度沙班等	自发性出血、腹痛、腹胀、背痛、麻痹性肠梗阻、咯血、呕血、血尿、瘀斑、紫癜、牙龈出血、月经过多等

（2）用药注意事项　溶栓出血可能性大，风险高，因此有既往颅内出血、近 2 周内进行过大的外科手术、近 1 周内有不可压迫部位的动脉穿刺、近 3 个月有脑卒中或心肌梗死病史、严重心肾肝功能不全或严重糖尿病、体检发现有活动性出血或外伤（如骨折）、已经接受抗凝治疗、血小板计数 $< 100 \times 10^9$/L、收缩压 $>$ 180mmHg 或舒张压 > 100mmHg、血糖 < 2.7mmol/L、妊娠期女性、不合作患者禁忌。

发病后 3h 内溶栓，可以很好地避免脑卒中后遗症，对于高风险人群应有预案，寻找 30min 内有开展溶栓治疗的"24h/7d"医疗机构。

迅速识别脑卒中患者并尽快送到医院，尽快开展溶栓治疗或血管内取栓。若患者突然出现一侧肢体（伴或不伴面部）无力或麻木、一侧面部麻木或口角歪斜、说话不清或理解语言困难、双眼向一侧凝视、单眼或双眼视力丧失或视物模糊、眩晕伴呕吐、既往少见的严重头痛和呕吐、意识障碍或抽搐等任一症状时应考虑脑卒中的可能。

（3）健康指导　治疗各种原发病，控制血压、血脂、血糖在正常范围内。饮食上，忌高脂肪、高热量食物；忌食刺激性食物。生活上，戒烟限酒。治疗及预防上，抗凝治疗，定期进行血液流变学检查；定期心脏检查，改善心脏供血，防治冠心病；特别注意心功能变化及心律失常；对突发头痛、头昏、眩晕、记忆力减退、反应迟钝、遗忘、视物不清、面部发麻等症状，尽早行头颅 CT 以便早发现早治疗。

四、能力训练

（一）操作条件

① 资料：《药理学》等工具书，药品说明书。
② 设施设备：神经系统常用药品、带互联网的计算机系统等。
③ 环境：模拟药房。
④ 神经系统常见病的用药安全与健康指导操作流程。

（二）注意事项

1. 尊重患者，关爱生命，注重药学服务礼仪规范，不得有不礼貌的表情和语言。注意跟患者之间保持一定的距离，给患者留有空间。

2. 在用药安全与健康指导时不得夸大其词，不使用绝对化的语言，坚守药学职业道德，坚持以患者为中心。

3. 对于重要的药品不良反应，应教会患者正确识别。

4. 对于容易被忽略的药品安全储藏方法，应反复叮嘱患者。

5. 对神经系统疾病患者进行健康生活教育指导，引导患者养成良好的健康生活习惯。

（三）操作过程

序号	实施步骤	操作方法及说明	注意事项/操作标准
1	讲解用药不良反应及其处理	参见职业能力 B-3-1 相关内容	参见职业能力 B-3-1 相关内容

工作任务B-3　用药安全与健康指导　**143**

续表

序号	实施步骤	操作方法及说明	注意事项/操作标准
2	告知用药注意事项	(1)帮助患者适当了解病因 (2)告知患者一些重要的用药注意事项、禁忌证	(1)语言清晰、礼貌用语、通俗易懂 (2)告诉患者一些引起疾病的病因和与病因相关的用药注意事项以及禁忌证。比如在治疗睡眠障碍与焦虑症时，应找准病因进行针对性治疗，尽量少用或不用药；尽可能单一用药，抗焦虑药不主张联用超过两种；用足量、足疗程治疗；抗焦虑药物能引起嗜睡，在从事驾驶、仪器操作或其他需要集中精神才能完成的操作时应谨慎使用，以免发生事故 (3)告知患者与用药方法相关的用药注意事项以及禁忌证。比如镇静催眠药一般在睡前服用；治疗剂量对记忆功能及呼吸功能有影响；对于慢性失眠患者，不提倡药物连续治疗，建议采用间歇治疗或按需治疗的服药方式，缓慢减药和逐渐停药，每天减掉原药的25%
3	指导患者安全储存药品	参见职业能力B-3-1相关内容	参见职业能力B-3-1相关内容
4	帮助患者恢复健康生活	(1)确认沟通效果 (2)根据疾病情况，做相关健康教育	(1)询问患者对上述各项是否都能明白，让患者复述最重要的信息，比如不良反应、药品安全储存、用药注意事项，并询问患者是否还有其他问题 (2)针对神经系统常见疾病做出健康教育指导，比如对于失眠患者，要养成良好的生活习惯，调整作息规律，每天早上同一时间醒来，每天早上都在同一时间醒来是保证好睡眠的最重要的事情；避免午后的刺激物，如苏打水、咖啡或者茶；卧室宜安静、舒适、光线柔和、温度适当；临睡前不要看刺激性书刊、电视，不要高谈阔论，避免兴奋后入睡困难；每晚睡前温水泡脚15～30min，同时双手按摩足心(涌泉穴)

【问题情境一】

李某，男性，44岁，汉族，已婚，农民。患者主诉有患糖尿病5年，高血压8年，2年前患过脑卒中，在医院治疗后一直在吃药，现到药店咨询脑卒中患者的健康生活指导相关问题。请问你该提供哪些建议？

解答：李先生您好，脑卒中患者一定要治疗各种原发病，控制血压、血糖在正常范围内。饮食上，忌高脂肪、高热量食物；忌食刺激性食物。生活上，戒烟限酒。治疗及预防上，抗凝治疗，定期进行血液流变学检查；定期心脏检查，改善心脏供血，防治冠心病；特别注意心功能变化及心律失常；每年定期复查。

【问题情境二】

王先生，81岁。有外周血管疾病、持续性跛行、高脂血症、高血压、轻度认知障碍、痛风等。每天的治疗药物包括：阿司匹林81mg，赖诺普利10mg，阿托伐他汀20mg，别嘌呤300mg。之前从未出现过神经系统症状。今晨出现了右侧上肢无力的症状。现家人到药店咨询阿司匹林的不良反应。请问你该如何为其做用药安全指导？

解答：您好，阿司匹林是经济、实惠、安全及最常规的抗血小板预防用药，最低有效剂量为 50mg/d 或 75mg/d。急性期可增加剂量至 300mg/d。使用过程中可能会出现胃肠道不适（恶心、呕吐、上腹部不适等）；支气管痉挛性过敏反应，如呼吸短促、呼吸困难或哮喘、胸闷；皮肤过敏反应，如皮疹、荨麻疹、皮肤瘙痒；头痛、头晕，癫痫发作；可逆性耳鸣、听力下降；血尿等。但肠溶阿司匹林可明显降低副作用。

（四）学习结果评价

序号	评价内容	评价标准	评价结果（是/否）
1	讲解用药不良反应及其处理	能够根据患者病情特点介绍药品的不良反应、注意事项和禁忌，具有质量安全意识和药学服务意识	
2	告知用药注意事项	能够掌握一些常见病的用药原理、用药注意事项，具备一定的观察力，可以根据患者具体情况做出灵活调整	
3	指导患者安全储存药品	能够掌握一些常见病的药品的安全储存方法，能够根据患者自身特点指导安全储存药品方法，提供细致的药学服务，具备一定的观察力和药学服务意识	
4	帮助患者恢复健康生活	能够改善患者对疾病和健康的认知，针对性地给出健康指导，具有针对常见疾病进行健康教育指导的能力	

五、课后作业

1. 简述抗睡眠障碍与焦虑症的用药注意事项。
2. 患者，男，26 岁，主诉有轻度抑郁症。请对他进行健康生活指导。

职业能力B-3-6　能对血液系统常见病进行用药安全与健康指导

一、核心概念

1.地中海贫血

地中海贫血指由于一种或几种正常珠蛋白肽链合成障碍（部分或全部缺乏）而引起的遗传性溶血性疾病，又称珠蛋白生成障碍性贫血。

2.血常规

血常规指血细胞的数量变化及形态分布，通过观察血常规可判断血液状况及进行疾病检查。

二、学习目标

1. 能对缺铁性贫血进行用药安全指导与健康指导。
2. 能对巨幼细胞性贫血进行用药安全指导与健康指导。
3. 能对白细胞减少症进行用药安全指导与健康指导。

三、基本知识

1. 缺铁性贫血的用药安全与健康指导

（1）不良反应　缺铁性贫血一般常用铁剂来治疗，铁剂的作用是补充体内缺少的铁，通过提高血红蛋白水平来治疗贫血。常见不良反应有胃肠道反应，如食欲减退、恶心、呕吐、腹痛、腹泻、便秘等；中毒症状，多见于儿童，如头痛、头晕、呕吐、肠绞痛、低血压、心动过速、呼吸困难、昏迷、晕厥等，甚至休克、死亡。

（2）用药注意事项　血红蛋白病或含铁血黄素沉着症及不伴缺铁的其他贫血（地中海贫血）、肝肾功能不全，尤其伴有未经治疗的尿路感染者不宜应用铁剂。对乙醇中毒、肝炎、急性感染、肠炎溃疡性结肠炎、胰腺炎、消化性溃疡等患者应慎用铁剂。

治疗时应注意从小剂量开始，逐渐达到足量。

口服铁剂首选二价铁，其溶解度大，易于被人体吸收。对胃酸缺乏者，宜与稀盐酸并用，以利于铁的吸收。维生素 C 作为还原剂可促进三价铁转变为二价铁，从而促进铁的吸收，故可同时应用维生素 C。

注意铁剂与药物食物的配伍禁忌。四环素类、考来烯胺等可在肠道与铁结合，影响铁的吸收；抗酸药可使二价铁转变成三价铁，减少铁的吸收；牛奶、蛋类、钙剂、含磷酸盐、含草酸盐的食物等可抑制铁剂的吸收；茶和咖啡等食物中所含的鞣质易与铁形成不被吸收的盐，影响铁的吸收。肉类、果糖、氨基酸、脂肪、富含维生素 C 的食物等可促进铁剂的吸收。

口服铁剂对胃肠道有刺激，表现为恶心、腹痛和上腹部不适等，饭后服用可减轻。但受食物影响，会减少铁的吸收，其生物利用度为空腹服用时的 1/2 或 1/3。

铁剂均具有收敛性，服后常会有恶心、腹痛、腹泻、便秘等不良反应，反应强度多与剂量和品种有关。其中以硫酸亚铁的不良反应最为明显，可选择其缓释制剂。

预防铁负荷过重，铁剂在胃肠道的吸收有黏膜自限现象，即铁的吸收与体内储存量有关，体内铁储存量过多时铁吸收减少。正常人的吸收率为 10%，贫血者为 30%。但一次摄入量过大，会腐蚀胃黏膜和使血液循环中的游离铁过量，出现

146　模块B　药品用药指导

细胞缺氧、酸中毒、高铁血红蛋白血症、休克和心功能不全等中毒症状，应及时清洗胃肠和对症治疗。

服用铁剂会导致大便黑色，主要是因为铁剂进入到人体胃肠道内后会被氧化变为黑色，是正常现象。

补充铁剂至血红蛋白恢复正常后，仍需继续服用 3～6 个月以补充贮存铁。

（3）健康指导　除补铁外，合理膳食同样重要，多进食含铁丰富的食物，如动物肝肾、乌贼、海蜇、虾米、蛋黄等动物性食品，以及芝麻、海带、黑木耳、黄豆、黑豆、芹菜、荠菜、大枣等植物性食品。要多进食动物瘦肉类、蛋奶及豆制品等优质蛋白质食物。

提倡使用铁锅烹饪。

治疗期间应定期检查血常规和血清铁水平。

2. 巨幼细胞性贫血的用药安全和健康指导

（1）不良反应　巨幼细胞性贫血是由于缺少维生素 B_{12} 和叶酸引起的，所以需要补充维生素 B_{12} 和叶酸，而用药后的常见不良反应详见表 B-3-6-1。

表 B-3-6-1　治疗巨幼细胞性贫血药的常见不良反应

药物类型	代表药物	常见不良反应
维生素 B_{12}	维生素 B_{12} 片、维生素 B_{12} 注射液	可能引起低血钾、低血压、高尿酸血症，肌内注射偶见过敏反应，如皮疹、哮喘，严重者出现过敏性休克
叶酸	叶酸片	一般剂量不良反应罕见，偶见过敏反应如皮疹、哮喘等。长期服用可能出现厌食、恶心呕吐、腹胀等胃肠道反应

（2）用药注意事项　维生素 B_{12} 缺乏引起的巨幼细胞贫血不能单用叶酸治疗。

维生素 B_{12} 是人体内每天需要量最少的一种维生素，在治疗时按治疗剂量使用。维生素 B_{12} 摄入过多还可导致叶酸的缺乏。

老人、素食且不吃蛋和奶制品的人必须补充维生素 B_{12}；大量喝酒的人也容易造成维生素 B_{12} 的缺乏。孕妇及哺乳期妇女也应适当补充。

体外实验发现维生素 C 可破坏维生素 B_{12}。同时给药或长期大量摄入维生素 C 时，可使维生素 B_{12} 血浓度降低。应避免与氯霉素合用，否则可抵消维生素 B_{12} 具有的造血功能。

维生素 B_{12} 用药期间注意患者是否出现低血钾现象，如神经紊乱、麻痹、心律失常等，可以建议食用含钾高的食物；痛风患者使用维生素 B_{12} 时注意血尿酸增高诱发痛风的风险。

使用叶酸时首先要区别剂量，剂量不同作用范围不同。叶酸口服吸收迅速，贫血患者吸收速度较正常人快。

服用期间，如服用其他含有叶酸的复合维生素类药物或保健食品时需咨询医师；口服大剂量叶酸，会影响微量元素锌的吸收。

大剂量叶酸能拮抗苯巴比妥、苯妥英钠和扑米酮的抗癫痫作用，可使癫痫发作的临界值明显降低，并使敏感患者的发作次数增多。

（3）健康指导　巨幼细胞性贫血发生的原因与机体需要叶酸、维生素 B_{12} 的量小于摄入量，或者是吸收不良以及需要量增加有关。孕妇妊娠期间可以适当补充叶酸，婴幼儿应提倡母乳喂养合理喂养，并需要及时添加辅食，如菜泥和肝泥。

叶酸缺乏者多食绿色新鲜蔬菜、水果；烹饪、蒸煮食物不宜高温，不宜时间长，应急火快炒，以免减少食物中叶酸的破坏。维生素 B_{12} 缺乏者多吃动物肝、肾、心、肉、蛋类、奶类。

当出现头晕、乏力、活动后心慌气促等症状时，应该注意休息，保证充足的睡眠。

重度贫血时不宜从事重体力劳动和剧烈活动，以免加重心脏负担而引起心力衰竭。

保持口腔卫生和皮肤的清洁，勤漱口、勤洗澡更衣，预防外伤与感染。

3. 白细胞减少症的用药安全和健康指导

（1）不良反应　白细胞减少症治疗的代表药物以及常见不良反应详见表 B-3-6-2。

表 B-3-6-2　白细胞减少症治疗的代表药物以及常见不良反应

白细胞减少症治疗药物类型	代表药物	常见不良反应
粒细胞集落刺激因子	非格司亭	肌肉骨骼系统：疼痛较常见，主要是肌肉关节或全身疼痛等，严重程度多为轻度，多数可自行缓解 消化系统：恶心、呕吐、腹部不适、食欲差等
重组人粒细胞-巨噬细胞集落刺激因子	莫拉司亭、沙格司亭	发热、寒战、恶心、呼吸困难、腹泻，一般的对症处理便可使之缓解；其次有皮疹、胸痛、骨痛和腹泻等
兴奋骨髓造血功能药	小檗胺片	少数患者服药后出现头昏、无力、便秘、口干并伴有阵发性腹痛、腹胀等症状，但继续服药均能耐受，服药一周后不适症状可自行减轻或消失。偶见心慌、咳喘

（2）用药注意事项　用药过程中定期检查血常规，建议每周 1～2 次，血液中的白细胞升至理想水平即可停药。

（3）健康指导　白细胞降低，免疫功能受损，患者较易发生感染，应从预防继发感染上着手进行健康管理。

保持室内空气新鲜。室内应经常通风，室温需维持在适宜水平，一般保持 20℃左右，室内湿度以 40%～50% 为宜。通风换气时应避免对流风，避免受寒。

对于白细胞减少患者，在饮食上需注意健康饮食，做到规律、合理。宜进食一些羊肉、牛肉、香菇、大枣等。但注意饮食宜清淡而富有营养，忌食肥甘厚腻。禁食或少食酒及辛辣刺激、生冷、油腻、不易消化的食物。

避免过度劳累；注意气候的变化，及时增减衣被，防止感冒而发病。注意口腔卫生，勤漱口，保持皮肤清洁卫生，避免皮肤破损。尽可能少去人群聚集的公共场所，减少感染机会。如果必须外出，最好戴口罩。

若白细胞过低时，应及时对患者采取保护性隔离，最好单间居住，谢绝探望。

四、能力训练

（一）操作条件

① 资料：《药理学》等工具书，药品说明书。
② 设施设备：血液系统常用药品、带互联网的计算机系统等。
③ 环境：模拟药房。
④ 血液系统常见病的用药安全与健康指导操作流程。

（二）注意事项

1. 注重药学服务礼仪规范，着装整洁，工作牌端正，发型美观不夸张，仪表大方，举止文明。热情招呼，微笑待客，尊重患者，使用礼貌用语。
2. 对于重要的药品不良反应，应教会患者正确识别。
3. 在为患者提供服务时不得夸大其词，不使用绝对化的语言，坚守药学职业道德，坚持以患者为中心。
4. 对于容易被忽略的药品安全储藏方法及保质期的管理，应反复叮嘱患者。
5. 对血液系统疾病患者进行健康生活教育指导，引导患者养成良好的健康生活习惯。

（三）操作过程

序号	实施步骤	操作方法及说明	注意事项／操作标准
1	讲解用药不良反应及其处理	参见职业能力 B-3-1 相关内容	参见职业能力 B-3-1 相关内容
2	告知用药注意事项	（1）帮助患者适当了解病因 （2）告知患者一些重要的用药注意事项、禁忌证	（1）语言清晰，礼貌用语，通俗易懂 （2）告诉患者一些引起疾病的病因和与病因相关的用药注意事项以及禁忌证。比如膳食平衡的重要性；发生缺铁性贫血的原因；细查白细胞下降的诱发因素，避免诱因 （3）告知患者与用药方法相关的用药注意事项以及禁忌证。比如食物对铁剂吸收的影响；出现黑便是正常现象；怎么样减少对胃的刺激现象
3	指导患者安全储存药品	参见职业能力 B-3-1 相关内容	参见职业能力 B-3-1 相关内容

续表

序号	实施步骤	操作方法及说明	注意事项/操作标准
4	帮助患者恢复健康生活	（1）确认沟通效果 （2）根据疾病情况，开展相关健康教育	（1）询问患者对上述各项是否都能明白，让患者复述最重要的信息，比如：不良反应、药品安全储存、用药注意事项，并询问患者是否还有其他问题 （2）针对血液系统常见疾病做出健康教育指导，比如首先应确诊疾病发生的原因，进行对因治疗，避免进一步的刺激或加重疾病；在治疗期间的血常规要定期复查；根据患病的严重程度，要注意休息，避免劳累，防止头晕跌倒；注意白细胞减少引起的感染

【问题情境一】

周女士，32岁，由于经常头晕，疲劳乏力，面无血色，去医院就诊。血常规检查发现 Hb 为 82g/L，询问病史发现她有痔疮，因便血引发慢性失血导致贫血。她前往药店需要购买治疗的药物。请你根据情况为她进行健康指导。

解答：周女士您好，目前您正在接受痔疮和贫血治疗，在治疗期间建议您每半个月去医院复查血常规，多食用富含铁、蛋白质的食物，多吃新鲜瓜果蔬菜。药品取回家要放置在阴凉干燥处，儿童接触不到的地方，在有效期内使用。祝您早日康复！

【问题情境二】

赵某，男，64岁，患白细胞减少症。因担心抵抗力下降，容易被感染而前来药店咨询。请问你该向他提出哪些健康指导事项？

解答：赵先生您好，白细胞减少患者由于自身免疫力降低，感染的概率远远大于正常人。首先，您要注意休息，保持良好足够的睡眠，避免疲劳，避免去人多的公共场所，注意保暖，预防感冒；其次，需要保持情绪稳定，心情开朗，避免情绪激动；再者要注意预防感染性疾病，在免疫力低下，很容易会出现细菌病毒感染，比较常见的病症有口腔炎、中耳炎、支气管炎、肺炎、肾炎等；最后，建议您要注意饮食，平时的饮食应该清淡温热、有营养，多吃可以提高免疫力的食物，比如鸡蛋、牛奶等富含优质蛋白的食物以及富含维生素的新鲜蔬果，同时也要注意忌口，避免生冷寒凉、肥甘腻滞的食物，不新鲜、不卫生的食物也要远离。祝您早日恢复健康。

（四）学习结果评价

序号	评价内容	评价标准	评价结果（是/否）
1	讲解用药不良反应及其处理	能够根据患者病情特点介绍药品的不良反应、注意事项和禁忌，具有质量安全意识和药学服务意识	
2	告知用药注意事项	能够向患者告知血液系统常见病的用药原理、用药注意事项，具备一定的观察力，可以根据患者具体情况做出灵活调整	

续表

序号	评价内容	评价标准	评价结果（是/否）
3	指导患者安全储存药品	能够介绍血液系统常见病的常规药品的安全储存方法，并根据患者自身特点指导安全储存药品方法，提供细致的药学服务，具备一定的观察力和药学服务意识	
4	帮助患者恢复健康生活	能够改善患者对疾病和健康的认知，针对性地给出健康指导，具有针对常见疾病进行健康教育指导的能力	

五、课后作业

1. 简述缺铁性贫血的用药安全注意事项。

2. 患者李某，因巨幼红细胞性贫血，前来药店购买维生素 B_{12} 片和叶酸片。请你为他提供健康指导。

职业能力B-3-7 能对泌尿生殖系统常见病进行用药安全与健康指导

一、核心概念

1. 体位性低血压

体位性低血压指由于体位的改变，如从平卧位突然转为直立，或长时间站立发生的脑供血不足引起的低血压。

2. 尿路刺激征

尿路刺激征指包括尿频、尿急、尿痛在内的一系列症状。尿频指单位时间内排尿次数明显增加；尿急指一有尿意即要排尿，不能控制；尿痛指排尿时膀胱区及尿道受刺激产生疼痛或烧灼感。

3. 阴道分泌液

阴道分泌液指阴道黏膜渗出物、宫颈管及子宫内膜腺体分泌液混合而成的分泌物。阴道分泌液中含有乳酸菌、溶菌酶和抗体，故有抑制细菌生长，平衡有益菌群和有害菌群的作用。正常时呈白色、糊状，没有气味。

二、学习目标

1. 能对前列腺增生进行用药安全指导与健康指导。

2. 能对尿路感染进行用药安全指导与健康指导。

工作任务B-3 用药安全与健康指导 **151**

3. 能对痛经进行用药安全指导与健康指导。
4. 能对阴道炎进行用药安全指导与健康指导。

三、基本知识

1. 前列腺增生的用药安全与健康指导

（1）不良反应　前列腺增生药物一般有 α_1 受体阻滞药和 5α 还原酶抑制药，以及雄激素受体拮抗药。前列腺增生药物常见不良反应详见表 B-3-7-1。

表 B-3-7-1　前列腺增生药物的常见不良反应

前列腺增生药物类型	代表药物	常见不良反应
α_1 受体阻滞药	特拉唑嗪、阿夫唑嗪、多沙唑嗪、坦索罗辛	恶心、呕吐、食欲减退等，偶见皮疹。有不同程度的头晕、蹒跚感或出现体位性低血压、心动过速等症状
5α 还原酶抑制药	非那雄胺、爱普列特、度他雄胺	可引起性欲减退、阳痿、射精障碍、射精量减少等
雄激素受体拮抗药	氟他胺	腹泻、乳房增大、肝毒性

（2）用药注意事项　前列腺增生（BPH）是老年男性患者常见病，60 岁老人患病率大于 50%，80 岁老人患病率高达 83%。由于 BPH 进展较慢，早期可以观察，不急于用药，如加重，则可以应用药物缓解下尿路症状，提高生活质量。由于 BPH 和前列腺癌有许多相同的症状，且可合并存在，因此在使用药物治疗前应排除前列腺癌。良性前列腺增生的症状是渐进性和持续性的，必须长期甚至终生服药，不宜间断用药。

α_1 受体阻滞药起效较快，药物作用 3 天后即可起效，一周左右达到高峰，建议从低剂量开始使用，尤其是高龄患者。由于 α_1 受体阻滞药具有降压作用，在与抗高血压药合用时，要注意监测血压，注意预防直立性低血压。当从卧位或坐位突然转为立位时可能会发生头晕、轻度头痛甚至晕厥，故应提醒患者起身要缓慢，如出现这些症状时应躺下，休息片刻，然后再缓慢起身，先稍坐片刻后，再慢慢站起来，以防症状再次发生；为防止体位性低血压的发生，该类药物均为睡前服用，控释片和缓释片须整片吞服。妊娠期及哺乳期妇女、12 周岁以下儿童、低血压者禁用。因其会引起嗜睡，应避免驾车和操作重型机器的活动，建议在睡前服用。

5α 还原酶抑制药起效较慢，非那雄胺、爱普列特见效时间需要 3～6 个月，起效比较慢，度他雄胺见效时间一般是 1 个月，起效较快。症状严重的照护对象建议选用度他雄胺。用后常见性欲降低、阴茎勃起障碍、乳房增大和压痛、精液量减少等（性功能减退），且伴随疗程漫长而减少，半数性欲减退和勃起功能障碍者的反应可逐渐消失。因本品对男性胎儿有影响，故妊娠或可能受孕的妇女不应触摸本品的碎片和裂片；肝功能不全者慎用。

（3）健康指导　患者应避免饮酒和食用辛辣刺激性食物，以免影响病情，加重排尿困难等症状。

患者应根据气候环境变化，适当增减衣被，避免着凉，以免因寒冷刺激加重排尿困难、尿潴留等前列腺增生的症状。

患者应避免长时间坐着不动，以免压迫前列腺，引起前列腺充血，加重排尿困难等症状。

患者应注意调整情绪，保持心情开朗、精神放松，避免紧张、焦虑等心理。

患者应适当进行运动，但运动时要避免着凉，不适合参加骑自行车运动。

患者应注意多喝水、不憋尿，以免尿液浓缩增加感染的风险。

患者应在专业医师的指导下，积极进行治疗，定期复查。

2. 尿路感染的用药安全和健康指导

（1）不良反应　针对尿路感染的药物治疗，主要有多种抗生素，以及改善尿路刺激症状的药物，其常见的不良反应详见表 B-3-7-2。

表 B-3-7-2　治疗尿路感染药的常见不良反应

尿路感染药物类型	代表药物	常见不良反应
磺胺类	复方磺胺甲噁唑	常见恶心、呕吐、食欲缺乏、腹泻等消化系统反应；皮炎类变态反应；粒细胞或血小板减少及再生障碍性贫血；结晶尿、血尿、管型尿；精神错乱、定向障碍、幻觉、欣快等中枢神经系统反应等
喹诺酮类	氧氟沙星、环丙沙星、左氧氟沙星	常见胃肠道反应；中枢神经系统反应有精神异常、惊厥；光敏性；软骨损害：关节痛、跟腱炎、关节肿胀等
半合成青霉素类	阿莫西林、青霉素 V 钾、氨苄西林	常见消化道反应有恶心、呕吐、腹泻、假膜性肠炎；过敏反应包括荨麻疹等各类皮疹、哮喘发作等；二重感染等。
头孢菌素类	头孢夫新、头孢克肟、头孢哌酮	常见恶心、腹泻、食欲缺乏等消化道反应；偶见皮疹，荨麻疹，过敏反应；肝肾功能损害；长期使用可发生二重感染
平滑肌松弛药	黄酮哌酯	可见胃肠道反应，如恶心、呕吐、腹胀、腹痛，轻微嗜睡等
尿道黏膜止痛药	非那吡啶	胃肠不适、头痛、皮疹

（2）用药注意事项　根据尿培养结果选择对致病菌敏感、泌尿道浓度高、不良反应小的抗菌药物；使用抗菌药物前询问过敏史；服用磺胺类药物时应多喝水；治疗中监测血常规的变化；喹诺酮类药物禁用于 18 岁以下儿童及青少年。抗生素不得用于预防用药或长期使用。

有尿路刺激症状，但尿液常规监测及尿培养阴性时，需考虑有无焦虑、抑郁等其他因素导致的下尿路症状。膀胱刺激征和血尿明显者，可口服碳酸氢钠片，以碱化尿液、缓解症状、抑制细菌生长，对应用磺胺类抗菌药物者还可增强药物的抗菌活性并避免尿路结晶形成。

妊娠期尿路感染的应使用毒性小的抗菌药物（阿莫西林、呋喃妥因或头孢菌素类）。

对于泌尿系统感染的治疗，最大的误区就是症状减轻或消失便停止治疗，实际上任意停药有可能导致药效不够，细菌并未被彻底消灭，导致感染复发或迁延不愈，进而转为慢性。如此反复，只会增加治疗的难度。正确的做法是遵听医嘱，用药量要足、时间要长，待体温、尿检正常后，再继续用药1～2周。通常在停药1周及4周后需复查尿常规或尿培养，如两次结果均呈阴性，方说明此次感染已治愈。

（3）健康指导　急性期注意休息，多饮水，勤排尿是最简便而有效的预防尿路感染的措施。

注意个人清洁卫生，尤其会阴部及肛周皮肤的清洁，每天清洗，特别是女性月经期。

饮食宜清淡，多食含水分多的新鲜蔬菜、瓜果等；忌食葱、蒜、韭菜、胡椒、生姜等辛辣刺激性食物；忌食温性食物，如羊肉、狗肉、牛肉及油腻食物，以减少对尿路的刺激。

指导加强体育锻炼，增强体质。急性期应卧床休息。恢复期就要参加适度的体力活动，避免体质虚弱，迁延不愈。

感染反复发作者应积极寻找并去除病因和诱因。

3. 痛经的用药安全和健康指导

（1）不良反应　治疗痛经的代表药物以及常见不良反应详见表 B-3-7-3。

表 B-3-7-3　抗痛经的代表药物以及常见不良反应

抗痛经药物类型	代表药物	常见不良反应
解热镇痛药	对乙酰氨基酚、布洛芬、双氯芬酸	常见恶心、呕吐、上腹部疼痛、反流性食管炎、消化性溃疡、出血、穿孔等胃肠道反应；肾功能损害；肝功能损害等
解痉药	氢溴酸山莨菪碱、颠茄浸膏	常见口鼻咽喉干燥、便秘、出汗减少、瞳孔散大、视物模糊、排尿困难、心悸、皮肤潮红等
调节自主神经功能药	谷维素	常见恶心、呕吐、腹胀、腹泻、口干、口苦等胃肠道反应；皮肤反应有皮疹、油脂分泌过多等
甾体激素避孕药	去氧孕烯炔雌醇片、己烯雌酚片	导致内分泌紊乱，出现阴道不规律出血，类早孕反应，长斑等

（2）用药注意事项　对解热镇痛药过敏者，或者服用解热镇痛药后诱发哮喘、荨麻疹、血管神经性水肿或过敏反应的患者；有活动性消化道溃疡、出血或者既往曾使用后引起复发溃疡、出血的患者；血友病或血小板减少症患者也应禁用解热镇痛药。对肝肾功能不全者、有消化道溃疡病史者、支气管哮喘者慎用。

对痛经伴有月经过多，或有盆腔炎、子宫肌瘤继发性痛经者，应在医师的指导下用药，治疗基础疾病。若过度疼痛引起晕厥，建议去医院查明原因。

解热镇痛药和解痉药仅对痛经症状有缓解作用，而不能解除痛经的病因。长期应用解热镇痛药会损伤胃肠黏膜，诱发胃、十二指肠溃疡或出血，为避免药物对胃肠道的刺激性，解热镇痛药治疗痛经连续服用不宜超过 5 日。

对伴有精神紧张者可口服谷维素。避孕药适用于对解热镇痛药无效的患者。

若经血量过多或下腹疼痛，且伴有发热或其他症状，应及时去医院就诊。

（3）健康指导　为预防和缓解痛经，患者可适当进行体育锻炼，以增强体质；注意生活规律，劳逸结合及充足睡眠；经血较多或痛经剧烈时避免剧烈运动和过度劳累，注意保暖，可贴暖宝宝或使用热水袋。同时可通过月经生理知识的宣传教育，以消除患者的恐惧、焦虑及精神负担。

注意饮食均衡，多吃蔬菜、水果、鸡肉、鱼肉，经期忌食生冷瓜果及刺激性食物。适当补充钙、钾、镁等矿物质，月经期多喝红糖姜茶等，也能帮助缓解痛经。

保持外阴清洁，每日用温水洗 1 ～ 2 次，勤换护垫。

经期应禁酒和减少食盐摄入，促使水分不在体内滞留，以减轻肿胀。

4. 阴道炎的用药安全和健康指导

（1）不良反应　阴道炎由于引起感染的微生物不同分为细菌性阴道炎、霉菌性阴道炎和滴虫性阴道炎，其治疗代表药物以及常见不良反应分别详见表 B-3-7-4。

表 B-3-7-4　抗阴道炎的代表药物以及常见不良反应

疾病类型	药物类型	代表药物	常见不良反应
细菌性、滴虫性阴道炎	内服抗生素	甲硝唑、替硝唑	常见消化道反应，其次中枢神经系统反应，偶有荨麻疹、膀胱炎、排尿困难、口中金属味等
	外用抗生素	甲硝唑栓、替硝唑泡腾片	局部刺激性灼烧感和红肿等症状
霉菌性阴道炎	内服抗真菌药	氟康唑、伊曲康唑	常见恶心、呕吐等消化道反应；头痛、头晕；偶见剥脱性皮炎、渗出性多形红斑、肝毒性；中性粒细胞及血小板减少；肾功能异常等
	外用抗真菌药	克霉唑栓、咪康唑栓	局部刺激性灼烧感和红肿等症状

（2）用药注意事项　对上述药有过敏史的、有活动性中枢神经系统疾病和血液病患者、孕妇、哺乳期禁用硝基咪唑类。出现头痛、眩晕、晕厥、感觉异常、肢体麻木、共济失调和精神错乱等中枢神经系统症状时，应及时停药。妊娠合并霉菌性阴道炎者，以局部治疗为主，禁用口服药物。肝功能不全、哺乳期妇女慎用咪唑类抗真菌药。

由于硝基咪唑类药物有抑制乙醛脱氢酶的作用，在服用甲硝唑期间及停药24h 内或在服用替硝唑期间及停药 72h 内应禁酒，避免出现双硫仑样反应。伊曲康唑应餐后立即给药，生物利用度最高，育龄妇女使用时应采取适当的避孕措施。

药物治疗不仅可缓解滴虫性阴道炎的症状，而且可减少传播。硝基咪唑类药物是目前已知的唯一有效的抗滴虫药物。由于滴虫性阴道炎常合并其他部位的滴虫感染，因此初次治疗首选口服用药，不推荐局部用药。

局部治疗时，注意洗净双手，带上指套，将药片送入阴道深处。用药部位如有烧灼感、红肿等情况应停药并将局部药物洗净，必要时向医师咨询。局部应用克霉唑应避开月经期，而咪康唑、制霉菌素在月经期治疗不受影响。

阴道冲洗可能增加细菌性阴道炎复发风险，尚无证据表明冲洗可治疗或缓解症状。

对于性伴侣，应根据复发情况，给予一定的治疗。

即使症状迅速消失，也要完成疗程。

（3）健康指导　用药期间注意个人卫生，防止重复感染，注意外阴的清洗，并保持外阴的干燥清洁。建议避免性接触或正确使用避孕套。

对糖尿病患者合并霉菌性阴道炎者应积极控制血糖；滥用抗生素，有可能会影响有益菌的生长，应用抗生素后发生霉菌性阴道炎者，尽量避免局部和全身应用广谱抗生素。在医师指导下合理性地用药，这样才能够促进患者尽快地恢复。

调理饮食：患者在患病期间一定要吃清淡无刺激的食物，不可以吃一些辛辣的东西。

建议穿棉质的内衣裤，下装应宽松透气，不紧绷，内衣裤在太阳下晾晒。毛巾等清洁用具也应注意消毒。

四、能力训练

（一）操作条件

① 资料：《药理学》等工具书，药品说明书。
② 设施设备：泌尿生殖系统常用药品、带互联网的计算机系统等。
③ 环境：模拟药房。
④ 泌尿生殖常见病的用药安全与健康指导操作流程。

（二）注意事项

1. 注重药学服务礼仪规范，着装整洁，工作牌端正，发型美观不夸张，仪表大方，举止文明。热情招呼，微笑待客，尊重患者，使用礼貌用语。

2. 对于重要的药品不良反应，应教会患者正确识别。对特殊剂型如栓剂、泡腾片、洗剂的使用加以指导。

3. 在为患者提供服务时不得夸大其词，不使用绝对化的语言，坚守药学职业道德，坚持以患者为中心。

4. 对于容易被忽略的药品安全储藏方法及保质期的管理，应反复叮嘱患者。

5. 对泌尿生殖系统疾病患者进行健康生活教育指导，引导患者养成良好的健康生活习惯。

（三）操作过程

序号	实施步骤	操作方法及说明	注意事项／操作标准
1	讲解用药不良反应及其处理	参见职业能力B-3-1相关内容	参见职业能力B-3-1相关内容
2	告知用药注意事项	（1）帮助患者适当了解病因 （2）告知患者一些重要的用药注意事项、禁忌证	（1）语言清晰，礼貌用语，通俗易懂 （2）告诉患者一些引起疾病的病因和与病因相关的用药注意事项以及禁忌证。比如前列腺增生治疗药物，在控制疾病时需要长期用药；尿路感染患者因尿培养出结果后，选择对应有效的抗生素；痛经发生时使用解热镇痛药是缓解症状，无法起到治疗作用；抗生素不合理使用造成霉菌性阴道炎的发生 （3）告知患者与用药方法相关的用药注意事项以及禁忌证。比如前列腺增生患者使用特拉唑嗪后需避免头晕、跌倒的发生，如何避免；尿路感染患者使用抗生素一定要足量、足疗程治疗，避免迁延不愈；痛经使用解热镇痛药时应避免合并使用同类药；使用甲硝唑阴道泡腾片治疗滴虫性阴道炎时的用法
3	指导患者安全储存药品	参见职业能力B-3-1相关内容	参见职业能力B-3-1相关内容
4	帮助患者恢复健康生活	（1）确认沟通效果 （2）根据疾病情况，开展相关健康教育	（1）询问患者对上述各项是否都能明白，让患者复述最重要的信息，比如不良反应、药品安全储存、用药注意事项，并询问患者是否还有其他问题 （2）针对泌尿生殖系统常见疾病做出健康教育指导，比如：前列腺增生患者的饮食注意点；尿路感染患者需要多喝水、多排尿，有利于预防和治疗；痛经患者的月经来前预防；阴道炎患者性伴侣同治的重要性

【问题情境一】

王大爷，男，73岁，最近半年来半夜经常要起来小便，排尿时感觉无力，尿液变细，排尿困难。医院给他配了非那雄胺片。请你为其介绍用药安全和健康指导事项。

解答： 大爷您好，前列腺增生是中老年男士常发生的一种疾病，您不用担心，非那雄胺片也是前列腺增生常用的药物，这个药使用比较方便，也具有良好的耐受性，服用后不良反应较少，常可引起性欲减退、阳痿、射精障碍、射精量减少等。该药起效较慢，一般要3个月后才可见效，请您耐心坚持使用。药品取回家后要放置在儿童、孕妇接触不到的阴凉干燥地方，在有效期内使用。平时建议您注意下身保暖，适当参加运动，避免食用辛辣刺激的食物。祝您早日恢复健康。

【问题情境二】

刘女士，34岁。患者自述近期白带增多，有鱼腥味，外阴瘙痒有灼痛感，两天前来店里自行购买了甲硝唑阴道泡腾片，使用后出现不良局部的灼热感。请你为其提供用药安全指导。

解答： 刘女士您好，您所患的是细菌性阴道炎。之前您购买的药物为硝基咪唑类抗生素甲硝唑的外用泡腾片，使用泡腾片最常见的不良反应是局部的刺激和灼热感，这一般是正常现象，但是如果您的不适特别严重，久久无法恢复，那我建议您需要用冲洗器进行阴道的局部冲洗，并及时去医院进行诊疗。

（四）学习结果评价

序号	评价内容	评价标准	评价结果（是/否）
1	讲解用药不良反应及其处理	能够根据患者病情特点介绍药品的不良反应、注意事项和禁忌，具有质量安全意识和药学服务意识	
2	告知用药注意事项	能够向患者告知泌尿生殖系统常见病的用药原理、用药注意事项，具备一定的观察力，可以根据患者具体情况做出灵活调整	
3	指导患者安全储存药品	能够介绍泌尿生殖系统常见病的常规药品的安全储存方法，并根据患者自身特点指导安全储存药品方法，提供细致的药学服务，具备一定的观察力和药学服务意识	
4	帮助患者恢复健康生活	能够改善患者对疾病和健康的认知，针对性地给出健康指导，具有针对常见疾病进行健康教育指导的能力	

五、课后作业

1. 简述 α_1 受体阻滞药用于治疗前列腺增生的用药安全事项。

2. 张女士是一名导游，最近患了尿路感染，来药店咨询执业药师后购买了氧氟沙星片。请你为她提供用药安全和健康指导建议。

职业能力B-3-8　能对皮肤、五官科常见病进行用药安全与健康指导

一、核心概念

1. 风团

风团指血清渗入组织间隙引起的局部皮肤水肿现象，是一种过敏变化，由皮肤毛细血管通透性增加引起的。它的特点是突然出现和迅速消退，通常在 24 小时内，且经常伴有严重瘙痒。

2. 交叉感染

交叉感染指细菌、病毒、真菌、寄生虫等病原体侵入人体所引起的局部组织和全身性炎症反应。

二、学习目标

1. 能对荨麻疹进行用药安全指导与健康指导。
2. 能对皮炎进行用药安全指导与健康指导。
3. 能对痤疮进行用药安全指导与健康指导。
4. 能对手足癣进行用药安全指导与健康指导。
5. 能对结膜炎进行用药安全指导与健康指导。
6. 能对干眼症进行用药安全指导与健康指导。
7. 能对口腔溃疡进行用药安全指导与健康指导。

三、基本知识

1. 荨麻疹的用药安全与健康指导

（1）不良反应　治疗荨麻疹的药物一般有抗组胺药以及局部外用药，其常见的不良反应详见表 B-3-8-1。

表 B-3-8-1　抗荨麻疹药的常见不良反应

荨麻疹药物类型	代表药物	常见不良反应
抗组胺药	西替利嗪、左西替利嗪、氯雷他定、地氯雷他定、非索非那定、阿伐斯汀、依巴斯汀	常见乏力、头痛、嗜睡、口干、恶心、胃炎以及皮疹等
过敏介质阻释药	酮替芬、色甘酸钠	常见嗜睡、倦怠、头痛、头晕、迟钝、口干、恶心
局部外用药	炉甘石洗剂、氧化锌洗剂	会使皮肤干燥

（2）用药注意事项　对本类药物过敏者应禁用，2 岁以下婴幼儿不推荐使用，孕妇、哺乳期妇女慎用。

为提高患者的生活质量，慢性荨麻疹疗程一般不少于 1 个月，必要时可延长至 3 ~ 6 个月或更长时间。第一代抗组胺药治疗荨麻疹的疗效确切，但因中枢镇静、抗胆碱能作用等不良反应限制其临床应用。在注意禁忌证、不良反应及药物间相互作用等前提下，可酌情选择。可以睡前服用，以降低不良反应。

原则上，妊娠期间尽量避免使用抗组胺药物。但如症状反复发作，严重影响患者的生活和工作，必须采用抗组胺药治疗时，应告知患者目前无绝对安全可靠的药物，可酌情选择相对安全可靠的药物如氯雷他定等。大多数抗组胺药可以分泌到乳汁中。比较而言，西替利嗪、氯雷他定在乳汁中分泌水平较低，对于哺乳期妇女可酌情推荐上述药物，并尽可能使用较低的剂量。氯苯那敏可经乳汁分泌，降低婴儿食欲和引起嗜睡等，应避免使用。非镇静作用的抗组胺药同样是儿童荨麻疹治疗的一线选择。

如发生荨麻疹风团明显，可配合外用药物；如出现呕吐、腹痛、腹泻的消化道症状，或者喉头水肿、胸闷、呼吸急促的危症应及时去医院就诊。

（3）健康指导　正确认识疾病，荨麻疹虽大多病因不明，反复发作，病程迁延，但绝大多数呈良性经过，尝试减轻心理负担，缓解紧张、焦虑情绪。

保持室内适宜的温湿度，尽量恒温，避免冷热的突然转变。避免在冷水中游泳。

指导患者在生活中寻找过敏原，注意观察和体会，尽量找出发病诱因，尽量避免可能的致病源，不养宠物，房间内不摆放鲜花。禁用可能诱发疾病的化学用品，积极防治肠道寄生虫病。

注意饮食宜清淡、易消化，避免鱼腥、发物、辛辣油炸等刺激性食物，禁食致敏食物或药物。多吃新鲜蔬菜及水果，多饮水，积极参加体育运动，增强身体免疫能力。

2. 皮炎的用药安全和健康指导

（1）不良反应　针对皮炎的药物治疗，分内服药和外用药，症状较轻微的以外用为主，较严重的可增加口服药。其常见的不良反应详见表 B-3-8-2。

表 B-3-8-2　抗皮炎药的常见不良反应

皮炎药物类型	代表药物	常见不良反应
糖皮质激素类	外用：醋酸氟轻松乳膏、醋酸曲安奈德尿素乳膏、氢化可的松软膏、丙酸倍氯米松乳膏、糠酸莫米松乳膏	色素沉着、皮肤萎缩、毛发异常增生
糖皮质激素类	口服：泼尼松片、地塞米松片	（1）满月脸、水牛背、多毛、皮肤变薄等皮质功能亢进综合征 （2）造成水钠储留，导致水肿 （3）导致高血压、糖尿病 （4）引起和加重感染，尤其是二重感染 （5）常见的溃疡有口腔溃疡、胃溃疡、十二指肠溃疡等 （6）容易导致骨质疏松，有创口感染不容易愈合 （7）股骨头坏死 （8）诱发癫痫 （9）影响儿童生长和发育 （10）增加食欲造成肥胖
抗组胺药	赛庚啶、特非那定、阿司咪唑、氯雷他定、地氯雷他定、西替利嗪、咪唑斯汀	常见乏力、头痛、嗜睡、口干、恶心、胃炎以及皮疹等
钙调神经磷酸酶抑制药	他克莫司软膏、吡美莫司乳膏	局部烧灼、刺激、瘙痒和红斑等
抗生素类	红霉素软膏、莫匹罗星软膏	局部有烧灼感、刺痛等，其次是过敏反应
其他外用药	氧化锌软膏、硼酸溶液	有轻微刺激

（2）用药注意事项　使用糖皮质激素类药应根据患者的年龄、皮损性质、部位及病情程度选择不同剂型和强度，在面部、颈部及皱褶部位皮肤较薄，推荐使用中效或弱效激素，应避免长期使用强效激素。激素类洗剂或酊剂可用于头皮。

儿童患者尽量选用中效或弱效激素，或用润肤剂来适当稀释激素乳膏。如果患者对外用糖皮质激素心存顾虑，甚至拒绝使用，应耐心解释正规使用药物的安全性，严格控制用药量、用药方法、用药频次、疗程，根据病情调整药物等，让患者了解外用药的皮肤吸收非常少（一般为 1% ～ 2%），系统吸收则更少，消除患者顾虑，提高治疗的依从性。对严重的外用无法控制的荨麻疹，要规范使用口服糖皮质激素。

钙调神经磷酸酶抑制药适用于无免疫受损的 2 岁及 2 岁以上特应性皮炎（湿疹）患者，多用于面颈部和褶皱部位，但不能用于黏膜。目前未发现他克莫司具有光毒性和光致敏性，但使用该药物治疗期间仍注意避免暴露于阳光下，即使皮肤上没有药物。如果要用保湿剂，请在用他克莫司软膏后再用。

（3）健康指导　沐浴有助于清除或减少表皮污垢和微生物，有益于病情，在适宜的水温（32 ～ 40℃）下沐浴，每日 1 次或每 2 日 1 次，每次 10 ～ 15min，不宜时间过长。推荐使用低敏、无刺激的洁肤用品，其 pH 最好接近表皮正常生理（pH 约为 6）。皮肤明显干燥者，应适当减少清洁用品的使用次数，尽量选择不含香料的清洁用品。

外用润肤剂是特应性皮炎的基础治疗，有助于恢复皮肤屏障功能。润肤剂不仅能阻止水分蒸发，还能修复受损的皮肤，减弱外源性不良因素的刺激，从而减少疾病的发作次数和严重程度。每日至少使用 2 次亲水性基质的润肤剂，沐浴后应该立即使用保湿剂、润肤剂，建议患者选用适合自己的润肤剂。

患者内衣以纯棉、宽松为宜；应避免剧烈搔抓和摩擦，以防止发生皮肤感染；注意保持适宜的环境温度、湿度，尽量减少生活环境中的变应原的接触，如勤换衣物和床单、不养宠物、不铺地毯、少养花草等；避免饮酒和食用辛辣食物，避免食用易致敏食物，观察进食蛋白性食物后有无皮炎和瘙痒加重。

3. 痤疮的用药安全和健康指导

（1）不良反应　痤疮治疗的代表药物分内服和外用，症状较轻微的以外用为主。常见不良反应详见表 B-3-8-3。

表 B-3-8-3　抗痤疮药的常见不良反应

抗痤疮药物类型	代表药物	常见不良反应
维 A 酸类药物	外用：维 A 酸凝胶、阿达帕林凝胶	出现轻度皮肤刺激反应，如局部红斑、脱屑，出现紧绷感和烧灼感
	口服：异维 A 酸	皮肤黏膜干燥，特别是口唇干燥等
过氧化苯甲酰类	过氧苯甲酰	引起接触性皮炎、皮肤烧灼感、痒、发红、肿胀、皮肤干燥、脱屑
抗生素类	外用：红霉素、林可霉素、克林霉素	局部有烧灼感、刺痛等，其次是过敏反应
	内服：多西环素、米诺环素、红霉素、克拉霉素	胃肠道反应，如腹痛、腹泻、恶心呕吐；头晕、头痛；光敏感、过敏反应等。长期使用可以产生耐药性

工作任务B-3　用药安全与健康指导　**161**

续表

抗痤疮药物类型	代表药物	常见不良反应
其他外用药	二硫化硒洗剂、硫黄洗剂	偶可引起接触性皮炎,头发或头皮干燥,头发脱色
激素	炔雌醇环丙孕酮、雌二醇屈螺酮	少量子宫不规律出血、乳房胀痛、恶心、体重增加、静脉和动脉血栓、出现黄褐斑等

（2）用药注意事项　异维 A 酸具有明确的致畸作用，女性患者应在治疗前1 个月、治疗期间及治疗后 3 个月内严格避孕，如果在治疗过程中意外妊娠，则必须采取流产处理；存在抑郁症状或有抑郁症的患者不宜使用。氧化苯甲酰皮肤有急性炎症及破溃者禁用过氧苯甲酰。四环素类药物不宜用于孕妇、哺乳期妇女和年龄小于 12 岁儿童。克林霉素对于肠炎或溃疡性结肠病史者禁用。口服避孕药妊娠、静脉血栓或心脏病病史、年龄＞ 35 岁且吸烟者禁用。高血压、糖尿病、偏头痛、哺乳期妇女、乳腺癌及肝癌患者慎用。

外用维 A 酸类药物副作用随着使用时间延长可逐渐消失。建议低浓度或小范围使用，每晚 1 次，用药部位应避免日光照射，出门注意做好防晒。

建议敏感性皮肤从低浓度及小范围开始试用过氧苯甲酰，注意避免接触毛发和织物，以免脱色。

使用抗生素治疗痤疮应规范用药的剂量和疗程，以避免或减少耐药性的产生。

（3）健康指导　饮食方面应限制可能诱发或加重痤疮的辛辣甜腻等食物，多食蔬菜、水果，保持大便通畅。

日常生活上需注意避免熬夜、长期接触电脑、阳光暴晒等。

在卫生清洁方面，应选择清水（水温不宜超过 40℃），使用温和不刺激的洁面产品，去除皮肤表面多余油脂、皮屑和细菌的混合物，但避免过分清洗。痤疮患者皮肤屏障受损，可配合使用功效性护肤品来维持和修复皮肤屏障功能。如伴皮肤敏感，应外用舒敏控油保湿霜；如皮肤表现为油腻、毛孔粗大等症状，应主要选用控油保湿凝胶。但注意护肤品中的某些成分也可引起接触性皮炎，若使用中出现过敏反应需立即停用。

忌用手挤压痤疮，特别是面部三角区，易发生细菌感染，严重的会导致败血症，忌搔抓粉刺和炎性丘疹等皮损部分。

对于痤疮患者，尤其是重度痤疮患者出现的焦虑、抑郁等心理问题，应给予必要的心理辅导。

4. 手足癣的用药安全和健康指导

（1）不良反应　手足癣治疗的代表药物以外用为主，在联合甲癣、感染在皮肤深部，或外用药物难以根治的情况下考虑使用内服药物。常用药品和常见不良反应分别详见表 B-3-8-4。

表 B-3-8-4　抗手足癣的常用药物以及常见不良反应

手足癣药物类型	代表药物	常见不良反应
外用抗真菌药	克霉唑、益康唑、咪康唑、酮康唑、联苯苄唑、萘替芬、特比萘芬、布替萘芬	偶见局部刺激、瘙痒、烧灼感、接触性皮炎
角质剥脱剂	水杨酸、复方土槿皮酊	引起用药部位瘙痒、红肿、烧灼感、疼痛等
内服抗真菌药	特比萘芬、伊曲康唑、氟康唑	常见消化道反应如恶心、呕吐等；偶见剥脱性皮炎、肝毒性；头痛、头晕肾功能异常等

（2）用药注意事项　对以上药品过敏者禁用。角质剥脱剂对严重炎症反应的体癣，水疱型、糜烂型手足癣，儿童、孕妇禁用，对黏膜有刺激性，应禁用于黏膜处。内服抗生素应对妊娠期、哺乳期妇女禁用，育龄妇女使用本品时应采取适当的避孕措施。肝功能异常患者慎用以上药物，对持续用药超过 1 个月的患者，以及治疗过程中如出现厌食、恶心、呕吐、疲劳、腹痛或尿色加深的患者，建议检查肝功能。如果出现异常，应停止用药。

外用药物可根据皮损类型选择不同的剂型，如水疱型可选择无刺激性的溶液或乳膏剂型；间擦糜烂型可先用温和的糊剂或粉剂使局部收敛干燥后，再用乳膏等其他剂型，此型保持局部干燥非常重要。因鳞屑角化型手足癣局部药物渗透性差，致使疗效不佳及复发率高，因此对于此类型患者，一般建议疗程在 4 周以上，先使用角质剥脱剂或使用渗透性强的环吡酮胺，也可以联合应用系统抗真菌药物。

外用药物时应注意避免接触眼睛和其他黏膜（如口、鼻等）。个别患者用后可能出现局部刺激，偶见过敏反应，表现为皮肤灼热感、瘙痒、皮疹、针刺感、充血等，出现以上反应应停药，并将局部药物洗净，必要时向医师咨询。

使用外用药物症状消失后，真菌仍生活在皮肤鳞屑或贴身衣物中，如遇潮暖适宜环境，又会大量繁殖导致癣病复发。因此在表面症状消失后，仍要按药品说明书，坚持用够疗程，以防复发。

（3）健康指导　注意个人卫生，手足部洗浴后应及时擦干趾（指）间，穿透气性好的鞋袜，手足避免长期浸水，掌心出汗多时可局部使用抑汗剂或抗真菌散剂，保持鞋袜、足部清洁干燥。

注意浴池、宿舍等场所公共卫生，不与他人共用日常生活物品，如指甲刀、鞋袜、浴盆和毛巾等，积极治疗自身其他部位的癣病，特别是甲真菌病，同时还需治疗家庭成员、宠物的癣病。防止交叉感染。

5. 结膜炎的用药安全和健康指导

（1）不良反应　结膜炎治疗应考虑其病因不同，而分为细菌性结膜炎、病毒性结膜炎和过敏性结膜炎，常用药品和常见不良反应详见表 B-3-8-5。

工作任务B-3　用药安全与健康指导　　**163**

表 B-3-8-5　抗结膜炎的常用药品以及常见不良反应

疾病	药物类型	代表药物	常见不良反应
细菌性结膜炎	滴眼液	磺胺醋酰钠、庆大霉素、利福平	眼部充血、刺痛等现象。如果长期使用，可能会出现耐药性
	眼膏	金霉素、红霉素、氧氟沙星	可出现轻微刺激感，可感到视力模糊
病毒性结膜炎	滴眼液	利巴韦林、碘苷、阿昔洛韦	灼烧刺激感、结膜充血
过敏性结膜炎	稳定肥大细胞膜	色甘酸钠滴眼液	灼烧刺激感、结膜充血
	抗组胺药	氮草斯汀滴眼液、奥洛他定滴眼液、氯雷他定片	眼睛灼痛、头痛；口服常见乏力、头痛、嗜睡、口干
	糖皮质激素	醋酸可的松、醋酸氢化可的松	眼压升高、损害视神经、青光眼

（2）用药注意事项　一般眼用制剂连用 3～4 日，症状未缓解或使用中出现眼睛充血、发痒、红肿等较严重刺激症状时，应停止使用，咨询医师或药师。治疗时可以白天使用滴眼液，睡前使用眼膏。

用药前应清洗双手，遇混悬液要摇匀，仰卧位或坐位头稍向后仰，一手拉开下眼皮，应注意瓶口不要碰到眼睛或睫毛，滴入 1～2 滴后，按压泪点，闭眼休息 5min。药品开启瓶封后，使用不可超过 4 周。单眼患病时，双眼均需用药、先滴健眼，后滴患眼。

色甘酸钠用于预防春季过敏性结膜炎，应在好发季节前 2～3 周开始使用。

治疗过敏性结膜炎使用口服抗组胺药可能会加重干眼症患者的症状，进一步加重眼部不适，需加以注意闭角型青光眼患者慎用抗组胺药。此外，患者服药期间容易出现嗜睡和疲劳感，故应在驾驶车、船和操作机械、高空作业人员中慎用。

糖皮质激素使用时间不宜过长，应注意随访观察，以免引起白内障、青光眼、真菌感染及角膜上皮愈合延迟等并发症。

（3）健康指导　急性结膜炎患者禁止热敷及包盖患眼，因包盖患眼不利于眼分泌物排出，并能使结膜囊温度升高，后者有利于细菌的生长繁殖，不利于痊愈；患者勿入如游泳池或公共浴池沐浴、理发店等公共场所，保护自己及其他人群；注意眼部卫生，做到勤洗手，接触患眼的手在未清洗之前勿接触其他物品。炎症期间避免使用角膜接触镜。

做好预防为主的宣教，注意用眼卫生，不要用手揉眼，不用公共的毛巾、脸盆，眼药水必须专人专用。做好防止交叉感染的消毒工作。

过敏性结膜炎应检查过敏原，尽量避免或减少接触过敏原，改善生活环境有利于缓解和控制病情。花粉过敏症患者则需要在花粉季节前提早采取保护措施。空气污染严重时患者应适当减少户外活动时间。眼部清洁及冷敷能在一定程度上缓解眼痒等不适。

感染期间应合理饮食，勿吃辛辣刺激食物，戒烟酒，多吃富含维生素的水果蔬菜，保证睡眠休息充足。平时多参加体育锻炼，增强体质。

6. 干眼症的用药安全和健康指导

（1）不良反应　干眼症常用药品和常见不良反应分别详见表 B-3-8-6。

表 B-3-8-6　干眼症常用药品和常见不良反应

治疗药物类型	代表药物	常见不良反应
人工泪液	玻璃酸钠滴眼液、聚乙二醇滴眼液、羧甲基纤维素滴眼液、复方氯化钠滴眼液、卡波姆眼用凝胶	药物依赖性、眼角膜受损、诱发结膜炎
糖皮质激素滴眼液	地塞米松、氯替泼诺混悬滴眼液	眼压升高、损害视神经、青光眼
非甾体抗炎药滴眼液	双氯芬酸钠、普拉洛芬、溴芬酸钠	眼部烧灼刺激感、眼痒、眼睑发红

（2）用药注意事项　玻璃酸钠滴眼液不能作为治疗使用，青光眼或眼部有剧痛感者禁用。使用后若发生过敏症状或出现瘙痒感、刺激感、充血、弥漫性表层角膜炎等角膜障碍时应停药。普拉洛芬、溴芬酸钠、双氯芬酸钠等非甾体抗炎药禁用于服用阿司匹林或其他非甾体抗炎药后诱发哮喘、荨麻疹或过敏反应的患者。有角膜上皮障碍的患者应慎用溴芬酸钠，可能恶化为角膜糜烂，一旦出现角膜溃疡、角膜穿孔等症状，应立即停药就医。

用药前应清洗双手，遇混悬液要摇匀，仰卧位或坐位头稍向后仰，一手拉开下眼皮，应注意瓶口不要碰到眼睛或睫毛，滴入 1～2 滴后，按压泪点，闭眼休息 5min。药品开启瓶封后，使用不可超过 4 周。单眼患病时，双眼均需用药，先滴健眼，后滴患眼。

针对因泪液分泌不足、蒸发过多或泪液成分异常造成的干眼症，我们使用人工泪液替代治疗。人工泪液主要起保湿、润滑作用，但缺乏具有修复角膜上皮、杀菌、抑菌、促进黏蛋白分泌等作用的活性因子成分，并不能根治，因此在治疗过程中要尽快明确病因。人工泪液的赋形剂长期使用会对眼表造成一定的损伤，所以应尽量选用不含防腐剂的人工泪液，以避免药物的不良反应。

使用凝胶或眼膏等剂型的眼用制剂，黏度增高可延长人工泪液在眼球表面的滞留时间，但高黏度可引发视物模糊，患者在驾驶和操纵机器时需注意。如果有两种以上眼用制剂同时使用，应间隔 10min 以上。

积极找到病因，针对病因进行治疗。比如维生素 A 缺乏所致的结膜上皮性干燥症，还要同时补充维生素 A。

（3）健康指导　观看电脑、电视时，屏幕的最上方应比视线稍低，既可以降低对屈光的要求，减轻眼球疲劳，又可减少眼球暴露的面积，避免水液过度蒸发。观看过程中要有意识地多眨眼（每分钟 15～20 次），促进泪液的分泌和分布，保持眼球表面的湿润，切忌"目不转睛"。每半小时应闭目远眺或做眼保健操。不要过度玩手机。

早晚用冷、热毛巾交替敷眼，可减轻眼部疲劳，促进泪液分泌。创造良好的办公环境，保持空气的流通和湿度，避免烟雾及刺激性气体，遇风沙天气应戴防护眼镜。

干眼症患者需要保持充分的睡眠，不要熬夜，生活规律。

干眼症患者应多喝水。角膜接触镜容易影响眼泪循环，阻碍眼泪膜的形成；角膜接触镜也会吸收水分，导致眼球表面脱水，尽量少戴角膜接触镜。

饮食上要注意营养均衡，多吃新鲜瓜果蔬菜，适当摄入肝、牛奶、蛋类等含维生素 A 较多的食物，少吃辛辣刺激的食物。

7. 口腔溃疡的用药安全和健康指导

（1）不良反应　口腔溃疡的治疗以局部用药为主，常用药品和常见不良反应分别详见表 B-3-8-7。

表 B-3-8-7　抗口腔溃疡的常用药品和常见不良反应

口腔溃疡药物类型	代表药物	常见不良反应
糖皮质激素	地塞米松粘贴片	偶见皮疹等过敏反应；长期、大面积使用可见糖皮质激素类全身性不良反应
抗生素类	甲硝唑口颊片、浓替硝唑含漱液	偶见口干、黏膜刺激等过敏反应，长期使用可引起味觉改变，停药后可消失
消毒防腐药	西地碘含片、复方氯己定含漱液、度米芬含片	偶见皮疹、皮肤瘙痒等过敏反应。长期含服可导致舌苔染色，停药后可消退
维生素和矿物质	B 族维生素、维生素 C、微量元素锌	不过量不明显

（2）用药注意事项　严重高血压、糖尿病、胃和十二指肠溃疡、骨质疏松症、神经病史、癫痫病史、青光眼等患者禁用地塞米松。妊娠期、哺乳期妇女及活动性中枢神经疾病患者禁用甲硝唑。

为避免发生药物相互作用，不能同时使用其他口腔用药。贴剂类药物，贴药前先漱口、洗手，对着镜子或找人帮助贴，宜于午睡前或晚睡前敷贴，贴后使口腔尽量处于静止状态，以免药膜移位或脱落而影响疗效。药膜敷贴后，舌尖或口腔黏膜有轻微麻木感觉是药物正常作用，作用过后即消失。消毒防腐剂阳离子型表面活性剂西吡氯铵含片勿咬碎，应慢慢使其溶解，使有效成分长时间保存于口腔中。西地碘含片在唾液作用下迅速释放活性碘，直接卤化菌体蛋白质，杀灭各种微生物。口腔局部用药时，偶见口干、黏膜刺激等过敏反应，长期使用可引起味觉改变，停药后可消失。连用 7 日若症状未缓解，应停药就医。

B 族维生素、维生素 C、微量元素锌和铁的补充有利于口腔黏膜修复，利于伤口愈合。

（3）健康指导　管理好口腔卫生，养成坚持刷牙和漱口的良好生活习惯。

日常要多吃富含维生素 B_1、维生素 B_2、维生素 C 的蔬菜、水果，少吃或不吃烧烤或油炸食品，少吃油腻的肥肉及动物内脏，少吃辛辣及热性食物，如生姜、生葱、辣椒、大蒜及海鲜。不吸烟、不喝酒、不吃羊肉和发物。

避免过度疲劳和精神紧张，一切放宽心、遇事不着急，保持心情舒畅、乐观开朗，保持充足的睡眠时间。生活起居要有规律，养成按时排便的习惯，多喝水，防止便秘。

中青年女性患者如其口腔溃疡较为固定，发生在月经前后，主要是因为体内雌激素减少有关。因此这一时期必须注意多吃豆制品及圆葱，帮助体内雌激素正常分泌。

四、能力训练

（一）操作条件

① 资料：《药理学》等工具书，药品说明书。
② 设施设备：皮肤、五官科常用药品，带互联网的计算机系统等。
③ 环境：模拟药房。
④ 皮肤、五官科常见病的用药安全与健康指导操作流程。

（二）注意事项

1. 注重药学服务礼仪规范，着装整洁，工作牌端正，发型美观不夸张，仪表大方，举止文明。热情招呼，微笑待客，尊重患者，使用礼貌用语。

2. 对于重要的药品不良反应，应教会患者正确识别。对特殊剂型如贴膜剂、含漱剂、口颊片等的使用加以指导。

3. 在为患者提供服务时不得夸大其词，不使用绝对化的语言，坚守药学职业道德，坚持以患者为中心。

4. 对于容易被忽略的药品安全储藏方法及保质期的管理，应反复叮嘱患者。

5. 对皮肤、五官科疾病患者进行健康生活教育指导，引导患者养成良好的健康生活习惯。

（三）操作过程

序号	实施步骤	操作方法及说明	注意事项／操作标准
1	讲解用药不良反应及其处理	参见职业能力 B-3-1 相关内容	参见职业能力 B-3-1 相关内容

工作任务B-3　用药安全与健康指导　167

续表

序号	实施步骤	操作方法及说明	注意事项/操作标准
2	告知用药注意事项	（1）帮助患者适当了解病因 （2）告知患者一些重要的用药注意事项、禁忌证	（1）语言清晰,礼貌用语,通俗易懂 （2）告诉患者引起疾病的病因和病因相关的用药注意事项以及禁忌证。比如荨麻疹反复发作应明确过敏原;皮炎在用药前应明确病因,如有过敏原因也需要抗变态反应治疗;严重的痤疮患者,应考虑是否需要使用激素治疗;手足癣患者的需要判断是否有角质增生、是否有伤口破溃的情况,来选择合适的用药;结膜炎患者是否存在家庭交叉感染;干眼症是否与过度用眼有关;口腔溃疡患者应观察患者溃疡情况,询问是否反复发作 （3）告知患者与用药方法相关的用药注意事项以及禁忌证。比如荨麻疹在使用第一代抗组胺药时,应注意避免驾驶车辆或高空作业;皮炎患者激素类药物使用的剂量、面积、频次、疗程应重点讲解;痤疮患者在使用维A酸时,小心发生皮损情况,出门需要避光;手足癣患者基本治愈后,需巩固疗程使用,防止复发;结膜炎患者晚间使用眼膏剂的使用注意事项;干眼症患者滴眼剂合理使用,自我管理;口腔溃疡患者使用含漱剂时的注意事项
3	指导患者安全储存药品	参见职业能力B-3-1相关内容	参见职业能力B-3-1相关内容
4	帮助患者恢复健康生活	（1）确认沟通效果 （2）根据疾病情况,开展相关健康教育	（1）询问患者对上述各项是否都能明白,让患者复述最重要的信息,比如不良反应、药品安全储存、用药注意事项,并询问患者是否还有其他问题 （2）针对皮肤、五官科常见疾病做出健康教育指导,比如荨麻疹要注意避免接触过敏原;皮炎患者要注意减少反复发作,保持皮肤干爽;痤疮患者饮食管理很重要;足癣患者对鞋袜的选择必须透气,最好全棉;结膜炎患者正确的滴眼液方法;干眼症维生素补充的重要性;口腔溃疡维生素、微量元素补充的重要性

【问题情境一】

林小姐,脸部痤疮严重。今日来药店购买外用药物过氧苯甲酰凝胶进行治疗。请你为其提供健康指导。

解答: 您好,痤疮在治疗的同时,日常管理很重要。首先您要每天早晚2次清洁面部,使用温水,配以较温和不刺激的洁面产品,有效去除油腻、灰尘等,但避免过度清洗。由于痤疮患者皮肤屏障受损,洗后应配合使用适合自己肤质且有修复皮肤屏障功能的护肤产品。在饮食上平时一定少食高糖类、高脂肪类及辛辣刺激性的食物,少饮酒及咖啡;多食蔬菜及水果,避免发生便秘。不得用手过度挤压,在青春痘成熟后,可把它挤掉。最后要保持良好的心情,不要熬夜,在户外时要注意避阳光,以免在脸部留下明显痘痕。

模块B　药品用药指导

【问题情境二】

楼先生，44岁。患者自述患足癣1周，未用药物治疗，在瘙痒时使劲抓挠，导致发生局部红肿感染，来药店购买咪康唑，想用于患处。请你为他提供用药安全和健康指导意见。

解答：楼先生您好，足癣不可以过度抓挠，目前局部发生了细菌感染，建议您在发生感染处先使用抗生素类软膏，等感染控制住再使用抗真菌感染的软膏。在平时要穿着全棉质地的袜子、真皮的鞋子，以确保脚部的干爽透气。在药物治疗好转后，不能马上停药，继续使用一段时间，以免复发。最后，祝您早日恢复健康。

（四）学习结果评价

序号	评价内容	评价标准	评价结果（是/否）
1	讲解用药不良反应及其处理	能够根据患者病情特点介绍药品的不良反应、注意事项和禁忌，具有质量安全意识和药学服务意识	
2	告知用药注意事项	能够向患者告知皮肤、五官科常见病的用药原理、用药注意事项，具备一定的观察力，可以根据患者具体情况做出灵活调整	
3	指导患者安全储存药品	能够介绍皮肤、五官科常见病的常规药品的安全储存方法，并根据患者自身特点指导安全储存药品方法，提供细致的药学服务，具备一定的观察力和药学服务意识	
4	帮助患者恢复健康生活	能够改善患者对疾病和健康的认知，针对性地给出健康指导，具有针对常见疾病进行健康教育指导的能力	

五、课后作业

1. 简述湿疹患者使用外用激素药物治疗的健康指导事项。

2. 李同学是一位大二学生，近期因过度用眼，引起了眼部干涩等症状，来药店购买了玻璃酸钠滴眼液。请问为其提供健康指导。

模块C

药店慢病会员管理维护

工作任务C-1 常见慢病会员的危险因素提示

职业能力C-1-1 能为高血压患者提示危险因素

一、核心概念

血压

血压指血液在血管中流动时对血管壁产生的压力，包含收缩压和舒张压两个测量值。

二、学习目标

1. 能根据会员的健康档案筛查出高血压患者。
2. 能为高血压患者提示危险因素。
3. 能根据危险因素介绍相关的健康指导知识。

三、基本知识

1. 高血压典型症状

（1）头晕　头晕为高血压最多见的症状。有些是一过性的，常在突然下蹲或起立时出现，有些是持续性的。头晕是高血压患者的主要痛苦所在，头部有持续性的沉闷不适感，严重妨碍思考、影响工作，对周围事物失去兴趣。当出现高血压危象或椎基底动脉供血不足时，可出现与内耳眩晕症相类似症状。

（2）头痛　头痛亦是高血压的常见症状，多为持续性钝痛或搏动性胀痛，甚至有炸裂样剧痛。常在早晨睡醒时发生、起床活动及饭后逐渐减轻。疼痛部位多在额部两旁的太阳穴和后脑勺。

（3）烦躁、心悸、失眠　高血压病患者性情多较急躁、遇事敏感，易激动。

工作任务C-1　常见慢病会员的危险因素提示　**171**

心悸、失眠较常见，失眠多为入睡困难或早醒、睡眠不实、噩梦纷纭、易惊醒。这与大脑皮层功能紊乱及自主神经功能失调有关。

（4）注意力不集中，记忆力减退　表现为注意力容易分散，近期记忆减退，常很难记住近期的事情，而对过去的事如童年时代的事情却记忆犹新。早期多不明显，但随着病情发展而逐渐加重。

（5）肢体麻木　常见手指、足趾麻木或皮肤如蚁行感或项背肌肉紧张、酸痛。部分患者常感手指不灵活。一般经过适当治疗后可以好转，但若肢体麻木较顽固，持续时间长，而且固定出现于某一肢体，并伴有肢体乏力、抽筋、跳痛时，应及时到医院就诊，预防脑卒中发生。

（6）出血　较少见。由于高血压可致脑动脉硬化，使血管弹性减退，脆性增加，故容易破裂出血。其中以鼻出血多见，其次是结膜出血、眼底出血、脑出血等。

（7）无任何症状表现　部分高血压患者均无症状，甚至收缩压高达200mmHg以上，临床无症状或症状轻微者也不少见。

2. 高血压发病的危险因素

（1）不可改变的危险因素

① 遗传因素：若父母或兄弟姐妹患有高血压，这类人患高血压的概率就会明显增加。目前研究表明，高血压的发生很多是由于人类的基因突变，这些突变与高血压的致病基因有关，而人类的基因是无法更改的。因此，这些人在生活方式等方面应该进行更严格的控制。

② 年龄：新生儿的血管具有很好的弹性。随着时间的推移，血管在体内血液各种成分及血液压力的作用下弹性下降，我们称之为动脉硬化。左心室收缩，血液通过主动脉瓣时因外周血管弹性下降、外周血管阻力增加导致心脏负荷增加，表现为血压增高。

（2）可改善或逆转的危险因素

① 高盐饮食：食盐主要成分是氯化钠，而其中的钠会引起机体的水钠潴留，进而引起血容量增加，使血压进一步升高并且较难控制，同时增加了心脏的负担，而减少钠盐的饮食可以显著降低血压的水平。世界卫生组织建议成人每天的食盐摄入量应低于5g。

② 超重和肥胖：肥胖者通常血脂代谢异常，而高血脂是引起动脉粥样硬化的最重要因素之一，高血压患者同时存在高血脂罹患动脉粥样硬化的概率大大增加，同时肥胖会引起胰岛素抵抗，对于心血管疾病也是不利的，肥胖者患糖尿病的比例高，就更增加了高血压患者发生心血管疾病的概率。

③ 过量饮酒：饮酒可以兴奋交感神经，引起血压的升高。目前，有关少量饮酒有利于心血管健康的证据尚不足，相关研究表明，即使对少量饮酒的人而言，减少酒精摄入量也能够改善心血管健康，减少心血管疾病的发病风险。

④ 久坐不动：一个身体健康的人，安静状态下虽然心跳较慢，血压较低，

但运动时心跳加速，血压就会升高。如果久坐不动，机体对外界环境的容忍性或调整潜力就会下降。要增强机体对外界高强度刺激的适应潜力，就要运动。高血压患者规律的中等强度运动（如快走、慢跑、骑车、游泳、太极拳等常见健身方式）均有直接的降压效果。

⑤ 长期精神紧张：长期精神紧张是高血压患病的危险因素，精神紧张可激活交感神经从而使血压升高。精神紧张包括焦虑、担忧、心理压力紧张、愤怒、恐慌或恐惧等。

⑥ 吸烟：吸烟会使心脏兴奋，心跳加速。烟草中很多成分都可以直接让大脑兴奋，刺激心脏血管，导致心跳加速，血管外周阻力增加，血压升高。

四、能力训练

（一）操作条件

① 资料：《中国高血压防治指南》（2023 版）、《ISH2020 国际高血压实践指南》《中国高血压临床实践指南》（2022 版）及高血压危险因素提示海报等。
② 设施设备：电子血压计、计算机、慢病管理系统等。
③ 环境：模拟药店。
④ 药店慢病管理服务流程。

（二）注意事项

1. 对待患者应耐心、亲切、和蔼、周到。对于年纪偏大群体，讲话应清晰，语速不宜过快，以防混听、漏听，诱发意外。

2. 提示危险因素时，应采取科学、准确的词汇，不误导患者，不给患者制造心理压力。

3. 根据患者特点，有针对性地进行心理疏导和生活习惯的修正。

4. 让患者了解控制血压的重要性，帮助患者练习自我控制的能力，以预防脑卒中、心力衰竭、肾衰竭等并发症的发生。

5. 与患者讲解安全注意事项，避免患者突然改变体位，不用过热的水洗澡和蒸汽浴禁止长时间站立。

（三）操作过程

序号	实施步骤	操作方法及说明	注意事项/操作标准
1	确定高血压患者	进入药店计算机系统，查阅药店会员健康档案，筛查出高血压患者	（1）获取的信息应准确、完整，没有遗漏 （2）注意保护患者隐私，防止信息外泄
2	收集、整理健康数据	（1）采用访谈、问卷等方法收集患者的血压、既往病史、家族史、生活习惯、工作特点等信息 （2）对所获取的信息进行整理，保留有效信息	（1）根据需求，有目的、有针对性地开展信息收集，保证重点，全面兼顾 （2）患者的血压、既往病史、家族史、生活习惯、工作特点等信息应详细记录；数字记录应清晰、准确

续表

序号	实施步骤	操作方法及说明	注意事项/操作标准
3	分析健康数据	根据所获取的患者信息进行分析,提取个人危险因素	(1)针对患者提供的各项数据及《中国高血压防治指南》(2023 版)、《ISH2020 国际高血压实践指南》《中国高血压临床实践指南》(2022 版)等资料,准确地分析健康数据 (2)全面分析患者的血压,结合用药情况,有针对性地提取个人危险因素
4	提示危险因素	分别从遗传因素、年龄、高盐饮食、超重和肥胖、过量饮酒、久坐不动、长期精神紧张、吸烟等做出提示	(1)应根据每个患者不同的情况提示危险因素,不可一概而论。有必要时,可采用危险因素提示海报,帮助患者理解,加深印象 (2)给患者提示危险因素时不可采取"一定""确定""就是""百分百"等词汇,注意讲话方式,不可引导、误导患者 (3)必要时,可与患者讲解相关安全注意事项,帮助患者提高认识,避免其他并发症的发生

【问题情境一】

某患者,男,36 岁,身高 168cm,体重 95kg,昨日测得两次血压分别为 165/95mmHg 和 159/92mmHg,近日,经常伴有头晕的症状。经患者自诉,其为药品销售员,平日在外应酬较多,常饮酒,生活作息不规律,为完成工作指标,经常熬夜,睡眠较少,工作压力较大,父亲也是高血压患者。请结合上述材料,分析该患者高血压发病的危险因素有哪些?

解答：①肥胖：从材料中可知该患者 BMI 已达 33.66kg/m², 属于肥胖。
② 饮酒、精神紧张、遗传、工作压力过重、睡眠偏少。

【问题情境二】

某患者,女,45 岁,小学老师,近日常感头晕,今日来店测得 2 次血压分别为 155/89mmHg 和 157/90mmHg。执业药师小芳随即对其展开健康数据监测并得知,该老师平日工作强度大,为了班级学生成绩,经常出模拟题至深夜,睡眠较少;平日就餐清淡,喜白粥搭配咸菜或咸鸭蛋,偶尔饮红酒。针对该老师提供的信息,执业药师小芳得出该老师高血压发病的危险因素是饮酒、体重超重和肥胖、精神紧张、遗传。请问营业员小芳的判断是否正确?

解答：错误。该老师高血压发病的危险因素应是高钠饮食,精神紧张,工作压力大,睡眠偏少。

（四）学习结果评价

序号	评价内容	评价标准	评价结果(是/否)
1	确定高血压患者	能正确筛查出高血压患者	
2	收集、整理健康数据	能根据患者提供的信息进行收集、整理,提取关键信息,保留有效信息	

续表

序号	评价内容	评价标准	评价结果（是／否）
3	分析健康数据	根据所获取的患者信息进行分析，提取个人危险因素	
4	提示危险因素	能根据不同患者的情况提示不同的危险因素，并给出合理化建议	

五、课后作业

1. 简述高血压的典型症状。

2. 近日，本药店在进行高血压患者筛查时，发现会员王大爷的血压值接近高血压标准值，于是店长决定派你上门为王大爷做一次健康宣传。请问你可以从哪些方面展开讲解，帮助王大爷认识高血压的危险因素？

职业能力C-1-2 能为2型糖尿病患者提示危险因素

一、核心概念

1. 2型糖尿病

2型糖尿病指以胰岛素抵抗为主，同时伴有胰岛素相对分泌不足或胰岛素分泌不足的一种糖尿病类型。

2. 糖耐量损害

糖耐量损害（IGT）全称为葡萄糖耐量减少，医学上常称为糖尿病前期，是指患者血糖水平介于正常人和糖尿病之间的一种中间状态。

3. 胰岛素抵抗

胰岛素抵抗（IR）指机体对一定量胰岛素的生物学反应低于预期正常水平的一种现象，常伴有高胰岛素血症。

二、学习目标

1. 能根据会员的健康档案筛查出2型糖尿病患者。

2. 能辨识2型糖尿病的典型症状。

3. 能为2型糖尿病患者提示危险因素。

三、基本知识

1. 2 型糖尿病的症状

2 型糖尿病早期起病隐匿，常无明显症状，只有在血糖升高时可有典型的"三多一少"的症状。其主要表现如下。

（1）多尿　体内的葡萄糖不能被细胞充分利用，会通过肾脏流失，流失过程中会带走大量水分，表现为小便频繁。

（2）多饮　受到多尿的影响后，可导致患者体内水分大量流失，大多数患者会出现多饮。

（3）多食　由于血糖不能完全被利用，缺乏能量时会产生饥饿感，可发现患者的饮食量明显增加。

（4）体重减轻　受到胰岛素缺乏以及血糖不能完全作为能量被利用等因素的影响时，可导致糖原、脂肪、蛋白质被无效消耗，引起患者体重下降。

（5）身体疲乏　2 型糖尿病可出现组织缺水、电解质失衡及负氮平衡等，可出现全身乏力、精神萎靡症状。

（6）视力下降　高血糖引起晶状体屈光度变化所致。

此外，血糖高的患者还有可能出现伤口缓慢愈合，手或脚刺痛、麻木等症状。

2. 2 型糖尿病的危险因素

糖尿病多为遗传与环境因素共同作用所致。遗传因素是糖尿病发生的潜在原因，具有遗传易感性的个体在肥胖、身体活动减少、高能膳食、纤维素减少及生活水平迅速提高等因素的作用下更易于发生 2 型糖尿病。

（1）遗传因素　糖尿病属于多基因显性遗传性疾病，常呈现出家族聚集性，有糖尿病家族史的人患糖尿病的概率比正常人大。

（2）不合理膳食　饮食中高脂肪、高胆固醇饮食破坏了胰岛素的生成，是糖尿病的重要危险因素之一。

（3）肥胖（或超重）　肥胖是 2 型糖尿病的独立危险因素。

（4）缺乏活动　久坐少动容易造成机体对胰岛素敏感性下降，有规律的体育锻炼能增加胰岛素的敏感性和改善糖耐量。

（5）不合理用药　可以引起 2 型糖尿病的药物包括噻嗪类利尿剂、类固醇类药物。

（6）精神长期高度紧张　造成肾上腺素分泌过多，从而引起血糖、血压持续增高，影响胰岛功能而增加糖尿病发病风险。

（7）糖耐量损害　IGT 者在诊断后 5～10 年进行复查时大约有 1/3 发展为糖尿病，1/3 转化为血糖正常，1/3 仍维持 IGT 状态。如果 IGT 伴有以下因素，即原空腹血糖 ≥ 5.0mmol/L，餐后 2h 血糖 ≥ 9.4mmol/L，BMI > 25kg/m^2，腹部肥胖和空腹胰岛素水平增加等，更易转化为糖尿病。

（8）胰岛素抵抗　胰岛素抵抗是 2 型糖尿病高危人群的重要特征之一。

（9）高血压及其他易患因素　高血压患者发展为糖尿病的风险比正常血压者高。其他如文化程度、社会心理因素、出生及 1 岁时低体重、心血管疾病史等也可能是 2 型糖尿病的易患因素。

四、能力训练

（一）操作条件

① 资料：《中国 2 型糖尿病防治指南（2022 年版）科普版》《中国 2 型糖尿病防治指南（2020 年版）》《中国糖尿病医学营养治疗指南（2022 年版）》《国家基层糖尿病防治管理手册（2022）》及 2 型糖尿病危险因素提示海报等。

② 设施设备：血糖仪、采血针、计算机、慢病管理系统等。

③ 环境：模拟药店。

④ 药店慢病管理服务流程。

（二）注意事项

1. 糖尿病患者均应接受糖尿病自我管理教育，以掌握自我管理所需的知识和技能。

2. 糖尿病自我管理教育应以患者为中心，尊重和响应患者的个人爱好、需求和价值观，并以此来指导临床决策。

3. 对待患者应耐心、亲切、和蔼、周到。对于年纪偏大群体，讲话应清晰，语速不宜过快，以防混听、漏听，从而产生其他意外情况。

4. 提示危险因素时，应采取科学、准确的词汇，不误导患者，不给患者制造心理压力。

5. 根据患者特点，有针对性地进行心理疏导和生活习惯的修正。

6. 让患者了解控制血糖的重要性，帮助患者练习自我控制的能力，以预防周围神经病变、糖尿病眼底病变、糖尿病肾病、糖尿病自主神经功能病变等并发症的发生。

（三）操作过程

序号	实施步骤	操作方法及说明	注意事项/操作标准
1	确定 2 型糖尿病患者	进入药店计算机系统，查阅药店会员健康档案，筛查出 2 型糖尿病患者	（1）获取的信息应准确、完整，没有遗漏 （2）注意保护患者隐私，防止信息外泄
2	收集、整理健康数据	（1）采用访谈、问卷等方法收集患者的血糖、既往病史、家族史、生活习惯、工作特点等信息 （2）对所获取的信息进行整理，保留有效信息	（1）根据需求，有目的、有针对性地开展信息收集，保证重点，全面兼顾 （2）患者的血糖、既往病史、家族史、生活习惯、工作特点等信息应详细记录；数字记录应清晰、准确

续表

序号	实施步骤	操作方法及说明	注意事项/操作标准
3	分析健康数据	根据所获取的患者信息进行分析,提取个人危险因素	(1)针对患者提供的各项数据及《中国2型糖尿病防治指南(2022年版)科普版》《中国2型糖尿病防治指南(2020年版)》《中国糖尿病医学营养治疗指南(2022年版)》《国家基层糖尿病防治管理手册(2022)》等资料,准确地分析健康数据 (2)全面分析患者的血糖,结合用药情况,有针对性地提取个人危险因素
4	提示危险因素	根据患者的基本情况及查阅相关的资料,逐项提示患者2型糖尿病的危险因素有:遗传因素、不合理膳食、肥胖(或超重)、缺乏活动、不合理用药、精神长期高度紧张、糖耐量损害、胰岛素抵抗(IR)、高血压及其他易患因素等	(1)应根据每个患者不同的情况提示危险因素,不可一概而论。有必要时,可采用危险因素提示海报帮助患者理解,加深印象 (2)给患者提示危险因素时不可采取"一定""确定""就是""百分百"等词汇,注意讲话方式,不可引导、误导患者 (3)必要时,可与患者讲解相关安全注意事项,帮助患者提高认识,避免其他并发症的发生

【问题情境一】

昨日,我市Z药店为加强药店外在形象、扩大知名度,特此举办会员日活动,免费为顾客提供会员办理、检测、用药指导等服务。小雨为该药店的驻店药师,店长要求其在3个工作日内筛选出2型糖尿病患者并为患者提示危险因素,请问小雨该如何操作?

解答: 小雨应进入药店计算机系统,查阅药店会员健康档案,筛查出2型糖尿病患者。采用访谈、问卷等方法收集患者的血糖、既往病史、家族史、生活习惯、工作特点等信息。并对所获取的信息进行整理,保留有效信息。然后根据所获取的患者信息进行分析,提取个人危险因素。最后小雨可通过电话、上门等方式对患者提示危险因素。

【问题情境二】

小孙是本市一家知名连锁药店的实习生。昨日,店长为检验小孙近日的学习情况,决定采用角色扮演的方法为会员张大爷(由店长出演)提示2型糖尿病的危险因素,请问小孙在为张大爷提示危险因素应注意哪些事项?

解答: 小孙在为张大爷提示危险因素时,应耐心、亲切、和蔼、周到,且张大爷属于年龄偏大群体,讲话应清晰,语速不宜过快,应跟张大爷有互动,适时询问是否听清、理解。在讲述的过程中也不能用"一定""确定""就是""百分百"等词汇,应采取科学、准确的词汇,以防张大爷以偏概全。必要时,可以出具危险因素提示海报帮助张大爷理解,最后,可与张大爷讲解相关安全注意事项,帮助张大爷提高认识,避免其他并发症的发生。

（四）学习结果评价

序号	评价内容	评价标准	评价结果（是/否）
1	确定2型糖尿病患者	能正确筛查出2型糖尿病患者	
2	收集、整理健康数据	能根据患者提供的信息进行收集、整理，提取关键信息，保留有效信息	
3	分析健康数据	根据所获取的患者信息进行分析，提取个人危险因素	
4	提示危险因素	能根据不同患者的情况提示不同的危险因素，并给出合理化建议	

五、课后作业

1. 简述2型糖尿病典型症状有哪些？

2. 小胡是我市 Z 药店的驻店药师，现有一位王大爷到店自述前几日另一驻店药师小雨在电话内为其讲解过2型糖尿病的危险因素，但由于年纪较大，听力受损，未听仔细，想请小胡为其再讲解一次，方便自我管理。请给王大爷提示2型糖尿病的危险因素。

职业能力C-1-3 能为高脂血症患者提示危险因素

一、核心概念

血脂

血脂指血清中的胆固醇、TG（甘油三酯）和类脂（如磷脂）等的总称，与临床密切相关的血脂主要是胆固醇和 TG。

二、学习目标

1. 能根据会员的健康档案筛查出高脂血症患者。
2. 能辨识高脂血症的典型症状。
3. 能为高脂血症患者提示危险因素。

三、基本知识

1. 高脂血症的症状

血脂异常的临床表现少见，多无明显的症状，常于体检或因其他疾病就诊时发现，少数患者可有黄色瘤、角膜弓、眼底改变等。

工作任务C-1 常见慢病会员的危险因素提示 **179**

（1）典型症状

① 黄色瘤：黄色瘤由脂质在真皮内沉积所引起。表现为局限性皮肤异常隆起，颜色可为黄色、橘黄色或棕红色，多呈结节、斑块或丘疹形状，质地柔软。最常见于眼睑周围，也可见于肌腱部位、身体的伸侧、手掌等。

② 角膜弓：角膜弓由角膜脂质沉积所致，以家族性高胆固醇血症患者为多见，但特异性并不强。多位于角膜外缘，呈灰白色或白色，又称老年环。

③ 眼底改变（视网膜脂质症）：是严重的高甘油三酯血症并伴有乳糜微粒血症的特征表现，由富含甘油三酯的大颗粒脂蛋白沉积在眼底小动脉上引起光散射所致。

（2）其他症状

① 游走性多关节炎：严重的高胆固醇血症。临床表现为全身多发、对称性关节肿痛、活动受限，伴有全身低热，严重时可以发生关节强直。

② 其他：异常增多的脂质沉积在肝脏和脾脏，可导致其体积增大；高乳糜微粒血症（脂蛋白脂肪酶缺乏症）可导致呼吸困难和神经系统症状等。

2. 高脂血症的危险因素

（1）遗传因素　家族高胆固醇血症是高脂血症的一种遗传类型。通常由于某个特定基因所致，而这个基因会影响胆固醇及其他脂质的代谢。个别群体天生就很难清除体内的低密度脂蛋白胆固醇（LDL-C）。这种情况下，体内过量胆固醇不能得到清除，就会引起高胆固醇血症，最终发展成高脂血症。此外，肾脏疾病、甲状腺功能低下、早发冠心病家族史、高密度脂蛋白胆固醇含量过低等，都可成为高脂血症的诱因。

（2）饮食因素　进食过多高脂肪、高糖类食物，摄入过多的反式脂肪酸和胆固醇，会使血液中的 LDL-C 含量增高，阻滞血管血流，从而引起高脂血症。

（3）肥胖　肥胖可以增加体内 LDL-C 的产生和降解的难度，增加了增高胆固醇的风险。此外，肥胖还可引起胰岛素抵抗，导致脂肪合成增加，进一步增加了高脂血症的发生率。

（4）疾病因素　引起血脂异常的疾病主要有肥胖、糖尿病、肾病综合征、甲状腺功能减退症、肾功能衰竭、肝脏疾病、系统性红斑狼疮、糖原贮积病、骨髓瘤、脂肪萎缩症、急性卟啉病、多囊卵巢综合征等。

（5）其他因素　如药物因素的影响，如糖皮质激素、雌激素、维 A 酸、环孢素、抗抑郁药物、血管内皮生长因子抑制剂、芳香化酶抑制剂等，易导致脂质代谢发生紊乱，从而引起继发性高脂血症。

四、能力训练

（一）操作条件

① 资料：《慢性病健康管理规范（2019）》《中国血脂管理指南（2023 年）》

及高脂血症危险因素提示海报等。

②设施设备：计算机、慢病管理系统等。

③环境：模拟药店。

④药店慢病管理服务流程。

（二）注意事项

1. 高脂血症患者均应接受高脂血症自我管理教育，以掌握自我管理所需的知识和技能。

2. 高脂血症自我管理教育应以患者为中心，尊重和响应患者的个人爱好、需求和价值观，并以此来指导临床决策。

3. 对待患者应耐心、亲切、和蔼、周到。对于年纪偏大群体，讲话应清晰，语速不宜过快，以防混听、漏听，从而产生其他意外情况。

4. 提示危险因素时，应采取科学、准确的词汇，不误导患者，不给患者制造心理压力。

5. 根据患者特点，有针对性地进行心理疏导和生活习惯的修正。

6. 让患者了解控制血脂的重要性，帮助患者练习自我控制的能力。

（三）操作过程

序号	实施步骤	操作方法及说明	注意事项/操作标准
1	确定高脂血症患者	进入药店计算机系统，查阅药店会员健康档案，筛查出高脂血症患者	（1）获取的信息应准确、完整，没有遗漏 （2）注意保护患者隐私，防止信息外泄
2	收集、整理健康数据	（1）采用访谈、问卷等方法收集患者的血脂、既往病史、家族史、生活习惯等信息 （2）对所获取的信息进行整理，保留有效信息	（1）根据需求，有目的、有针对性地开展信息收集，保证重点，全面兼顾 （2）患者的血脂、既往病史、家族史、生活习惯等信息应详细记录；数字记录应清晰、准确
3	分析健康数据	根据所获取的患者信息进行分析，提取个人危险因素	（1）针对患者提供的各项数据及《慢性病健康管理规范（2019）》《中国血脂管理指南（2023年）》等资料，准确地分析健康数据 （2）全面分析患者的血脂，结合用药情况，有针对性地提取个人危险因素
4	提示危险因素	根据患者的基本情况及查阅相关的资料，提示患者高脂血症的危险因素有遗传因素、饮食因素、肥胖、疾病因素、其他因素等	（1）应根据每个患者不同的情况提示危险因素，不可一概而论。有必要时，可采用危险因素提示海报帮助患者理解，加深印象 （2）给患者提示危险因素时不可采取"一定""确定""就是""百分百"等词汇，注意讲话方式，不可引导、误导患者 （3）必要时，可与患者讲解相关安全注意事项，如一些并发症，高血压、糖尿病等的危险因素等，帮助患者提高认识，避免其他并发症的发生

工作任务C-1　常见慢病会员的危险因素提示　　181

【问题情境一】

王大爷是我市 H 药店的会员，患有高脂血症多年，近日，王大爷在家中与高大爷闲聊时，高大爷说："我看你这么喜欢吃油炸食品，肯定是因为这类食物才引起的高脂血症，你看我不吃这些，平时就偶尔抽几根烟，就没有这个病。"王大爷听后觉得很有道理，于是第二天到药品找到驻点药师小何，询问小何高大爷说的话是否正确？请问这时小何该如何操作？

解答： 小何应礼貌地接待王大爷，并跟王大爷说明高大爷说的并不完全正确，食用高脂肪类食物只是引起高脂血症的其中一个因素，另外还有遗传因素、肥胖因素、疾病因素、其他因素，如肾脏疾病、甲状腺功能低下、早发冠心病家族史等，并非就像高大爷说的，就是吃油炸食品引起的，但今后还是要控制脂肪、糖的摄入量。

【问题情境二】

小芳是我市一家知名连锁药店的驻店药师，每月 8 日是该药店的会员日，店长要求小芳上门为丁大妈提示高脂血症的危险因素，请问小芳该如何操作？

解答： 小芳应先进入会员慢病管理系统，提取出丁大妈的血脂数据、既往病史、家族史、生活习惯等信息，对丁大妈的相关信息有一定了解，然后上门询问丁大妈近期的状况，针对丁大妈所讲述的，有针对性地为丁大妈提示危险因素。

（四）学习结果评价

序号	评价内容	评价标准	评价结果（是/否）
1	确定高脂血症患者	能正确筛查出高脂血症患者	
2	收集、整理健康数据	能根据患者提供的信息进行收集、整理，提取关键信息，保留有效信息	
3	分析健康数据	根据所获取的患者信息进行分析，提取个人危险因素	
4	提示危险因素	能根据不同患者的情况提示不同的危险因素，并给出合理化建议	

五、课后作业

1. 简述高脂血症的典型症状。

2 我市 G 药店，近期在举办一个会员送福利活动，决定为本店的慢病会员赠送一幅相关疾病的危险因素提示海报，店长要求驻点药师小明罗列出高脂血症的危险因素，请协助小明完成该项任务。

职业能力C-1-4　能为慢性阻塞性肺疾病（COPD）患者提示危险因素

一、核心概念

慢性阻塞性肺疾病

慢性阻塞性肺疾病（COPD）简称慢阻肺，是一种破坏性的肺部疾病，以不完全可逆的气流受限为特征。气流受限通常呈进行性发展并与肺对有害颗粒或气体的异常炎症反应有关。

二、学习目标

1. 能根据会员的健康档案筛查出 COPD 患者。
2. 能辨识 COPD 的典型症状。
3. 能为 COPD 患者提示危险因素。

三、基本知识

1. COPD 的症状

（1）慢性咳嗽　通常为首发症状。初起咳嗽呈间歇性，以后早晚或整日均有咳嗽，但夜间咳嗽并不显著。也有部分病例虽有明显气流受限但无咳嗽症状。

（2）咳痰　一般为白色黏液或浆液泡沫性痰，偶可带血丝，清晨排痰较多；急性发作期痰量增多，可有脓性痰；少数病例咳嗽不伴咳痰。

（3）气短或呼吸困难　早期在较剧烈活动时出现，后逐渐加重，以致在日常活动甚至休息时也感到气短，是慢性阻塞性肺疾病的标志性症状。

（4）喘息和胸闷　部分患者特别是重度患者或急性加重时出现喘息。

（5）其他症状　晚期患者有体重下降，食欲减退等。

2. COPD 的危险因素

（1）个体因素

① 遗传：某些遗传因素可增加 COPD 发病的危险性。

② 支气管哮喘和气道高反应性：支气管哮喘和气道高反应性是 COPD 的危险因素，气道高反应性可能与机体某些基因和环境因素有关。

③ 年龄和性别：年龄是慢阻肺的危险因素，年龄越大，慢阻肺患病率越高。

④ 肺生长发育：妊娠、出生和青少年时期直接和间接暴露于有害因素时可以影响肺的生长，肺的生长发育不良是慢阻肺的危险因素。

（2）环境因素

① 吸烟：为 COPD 重要发病因素。吸烟者肺功能的异常率较高，FEV1（最

大深吸气后做最大呼气，最大呼气第一秒呼出的气量的容积）的年下降率较快，吸烟者死于 COPD 的人数较非吸烟者为多。被动吸烟也可能导致呼吸道症状以及 COPD 的发生。

② 职业性粉尘和化学物质：职业性粉尘及化学物质（烟雾、变应原、工业废气及室内空气污染等）的浓度过大或接触时间过久，可导致与吸烟无关的 COPD 发生。接触某些特殊的物质、刺激性物质、有机粉尘及变应原能使气道反应性增加。

③ 空气污染：化学气体如氯、氧化氮、二氧化硫等，对支气管黏膜有刺激和细胞毒性作用。空气中的烟尘或二氧化硫明显增加时，COPD 急性发作显著增多。其他粉尘如二氧化硅、煤尘、棉尘、蔗尘等也刺激支气管黏膜，使气道清除功能遭受损害，为细菌入侵创造条件。烹调时产生的大量油烟和生物燃料产生的烟尘与 COPD 发病有关，生物燃料所产生的室内空气污染可能与吸烟具有协同作用。

④ 感染：呼吸道感染是 COPD 发病和加剧的重要因素。病毒感染可能对 COPD 的发生和发展起作用；肺炎链球菌和流感嗜血杆菌可能为 COPD 急性发作的主要病原菌。

四、能力训练

（一）操作条件

① 资料：《老年慢性阻塞性肺疾病管理指南（2023 版）》《慢性阻塞性肺疾病诊治指南（2021 年修订版）》、慢性病健康管理规范（T/CHAA 007—2019）及 COPD 的危险因素提示海报等。

② 设施设备：计算机、慢病管理系统等。

③ 环境：模拟药店。

④ 药店慢病管理服务流程。

（二）注意事项

1. COPD 自我管理教育应以患者为中心，尊重和响应患者的个人爱好、需求和价值观，并以此来指导临床决策。

2. 对待患者应耐心、亲切、和蔼、周到。对于年纪偏大群体，讲话应清晰，语速不宜过快，以防混听、漏听，从而产生其他意外情况。

3. 提示危险因素时，应采取科学、准确的词汇，不误导患者，不给患者制造心理压力。

4. 根据患者特点，有针对性地进行心理疏导和生活习惯的修正。

5. 让患者了解疾病的严重性，帮助患者练习自我控制的能力。以预防呼吸衰竭、肺心病和自发性气胸等并发症的发生。

（三）操作过程

序号	实施步骤	操作方法及说明	注意事项／操作标准
1	确定 COPD 患者	进入药店计算机系统,查阅药店会员健康档案,筛查出 COPD 患者	（1）获取的信息应准确、完整,没有遗漏 （2）注意保护患者隐私,防止信息外泄
2	收集、整理健康数据	（1）采用访谈、问卷等方法收集患者的既往病史、家族史、生活习惯、工作特点等信息 （2）对所获取的信息进行整理,保留有效信息	（1）根据需求,有目的、有针对性地开展信息收集,保证重点,全面兼顾 （2）患者的既往病史、家族史、生活习惯、工作特点等信息应详细记录;数字记录应清晰、准确
3	分析健康数据	根据所获取的患者信息进行分析,提取个人危险因素	（1）针对患者提供的各项数据及《老年慢性阻塞性肺疾病管理指南（2023 版）》《慢性阻塞性肺疾病诊治指南（2021 年修订版）》、慢性病健康管理规范（T/CHAA 007—2019）等资料,准确地分析健康数据 （2）全面分析患者的各项数据,结合用药情况,有针对性地提取个人危险因素
4	提示危险因素	根据患者的基本情况及查阅相关的资料,提示患者 COPD 的危险因素有遗传、支气管哮喘和气道高反应性、年龄和性别、肺生长发育、吸烟、职业性粉尘和化学物质、空气污染、感染等	（1）应根据每个患者不同的情况提示危险因素,不可一概而论。有必要时,可采用危险因素提示海报帮助患者理解,加深印象 （2）给患者提示危险因素时不可采用"一定""确定""就是""百分百"等词汇,注意讲话方式,不可引导、误导患者 （3）必要时,可与患者讲解相关安全注意事项,帮助患者提高认识,避免其他并发症的发生

【问题情境一】

今日,患有高血压的会员王大爷来店,自述前几日确诊了慢性阻塞性肺疾病,想了解一下该病的危险因素,店长安排驻店药师小红为王大爷提示该病的危险因素,请问小红该如何操作?

解答： 小红应耐心、亲切地询问王大爷的既往病史、家族史、生活习惯、工作特点等信息,并对所获取的信息进行整理,保留有效信息。然后根据所获取的患者信息进行分析,提取个人危险因素,最后采取科学、准确的词汇帮助王大爷提示该病的危险因素,必要时可采取危险因素提示海报来帮助王大爷理解。

【问题情境二】

今日,会员高大爷来店,自述前几日在家看电视的时候,看到一则关于慢性阻塞性肺疾病的广告,广告中讲述了吸烟是 COPD 的发病因素,高大爷心想自己平日里也有吸烟的习惯,是不是也离这个疾病不远了,这几天都非常担心,于是来店咨询驻店药师小张,请问小张该如何操作?

解答： 小张首先应开导高大爷,让高大爷放轻松,心理不必过于紧张;其次耐心、亲切地跟高大爷讲述COPD的危险因素，并非只有抽烟，也并非抽烟就一定会患上该疾病，还需看其他因素。日常生活中，还是需要做好自我管理教育，预防该疾病的发生，同时，注意心理影响，避免压力过大。

（四）学习结果评价

序号	评价内容	评价标准	评价结果（是/否）
1	确定COPD患者	能正确筛查出COPD患者	
2	收集、整理健康数据	能根据患者提供的信息进行收集、整理，提取关键信息，保留有效信息	
3	分析健康数据	根据所获取的患者信息进行分析，提取个人危险因素	
4	提示危险因素	能根据不同患者的情况提示不同的危险因素，并给出合理化建议	

五、课后作业

1. 简述COPD的典型症状。

2. 现有一位丁大爷到店自述前几日另一驻店药师小雨在电话内为其讲解过COPD的危险因素，但由于年纪较大，听力受损，未听仔细，想请我们为其再讲解一次，方便自我管理。现安排你给丁大爷再次提示COPD的危险因素，请问在提示危险因素时应注意哪些内容？

职业能力C-1-5　能为冠状动脉粥样硬化性心脏病患者提示危险因素

一、核心概念

冠状动脉

冠状动脉指供给心脏血液的动脉，起于主动脉根部主动脉窦内，分左右两支，行于心脏表面。

二、学习目标

1. 能根据会员的健康档案筛查出冠状动脉粥样硬化性心脏病患者。

2. 能为冠状动脉粥样硬化性心脏病患者提示危险因素。

3. 能根据危险因素介绍相关的健康指导知识。

186　模块C　药店慢病会员管理维护

三、基本知识

1. 冠状动脉粥样硬化性心脏病临床表现

（1）诱因　常由于身体活动、情绪激动、饱餐、寒冷或心动过速而诱发。也可发于夜间。

（2）部位及放射部位　典型部位为胸骨体上中段的后方，也可在心前区，常放射至左肩、内侧臂至小指及无名指，或至颈部、咽部、下颌骨，少数可放射于其他不典型部位或放射部位疼痛更显著。心前区疼痛范围如手掌大小、界限不清。

（3）性质　常伴有压迫、紧缩或发闷，有时有窒息和濒死感，疼痛可轻可重，重者伴焦虑、冷汗。一般针刺样或刀扎样疼痛多不是心绞痛，心绞痛发作时患者往往不自觉停止原来的活动，直至症状缓解。心绞痛不像胆绞痛、肾绞痛和胃肠疼痛，患者多辗转不安。

（4）持续时间及缓解　疼痛出现后，常逐渐加重，1～5min可自行缓解，偶尔可长达15min，休息或舌下含化硝酸甘油而缓解。

2. 冠状动脉粥样硬化性心脏病的危险因素

（1）高血压　高血压是发生冠心病的重要危险因素，无论是收缩压还是舒张压增高，发生冠心病的危险性都随之增高。血压愈高动脉粥样硬化程度愈严重，发生冠心病或心肌梗死的可能性也愈高。

（2）血脂异常和高胆固醇血症　人群血清总胆固醇水平与冠心病的发病率和死亡率成正比。胆固醇在体内与蛋白质结合成脂蛋白，其中低密度脂蛋白胆固醇（LDL-C）为粥样斑块中胆固醇的主要来源，高密度脂蛋白胆固醇（HDL-C）与冠心病的发生呈负相关。血清胆固醇水平升高的年龄越早，今后发生冠心病的机会也越多。

（3）超重和肥胖　肥胖是冠心病的易患因素。肥胖能使血压和血清胆固醇升高。体重指数每增加10%，则血压平均增加6.5mmHg，血清胆固醇平均增加0.48mmol/L。

（4）糖尿病　糖尿病患者发生心血管疾病的危险性增加2～4倍，且病变更严重、更广泛、预后更差、发病年龄更早。冠心病是糖尿病患者最常见的并发症之一。有糖尿病的高血压患者，患冠心病的概率较无糖尿病的高血压患者高一倍。

（5）生活方式

① 吸烟：烟中含有许多有害物质，可引起冠状动脉痉挛，诱发心绞痛和心肌梗死。CO造成的缺氧可损伤动脉内膜，促进动脉粥样硬化的形成。吸烟者冠心病死亡的危险性随着吸烟量的增加而增加，存在剂量反应关系。戒烟者较吸烟者冠心病的死亡率低。戒烟时间越长者，冠心病死亡率也越低。

② 饮食：冠心病高发地区人们的饮食中往往富含脂肪，尤其是肉和乳制品。植

物油和鱼富含不饱和脂肪酸，有降低甘油三酯和低密度脂蛋白水平的作用。膳食纤维有降低血脂的作用。我国膳食中碳水化合物的比例相对较高，但近年来，膳食中脂肪比重正在逐步上升，膳食纤维正随着食物加工的精细程度的增加而减少。

③ 身体活动：随着生活方式的现代化，身体活动及体力劳动强度趋向减少及下降、冠心病的危险度增加。缺乏身体活动的人患冠心病的危险是正常活动量者的 1.5 ～ 2.4 倍。

（6）多种危险因素的联合作用　冠心病是多种因素引起的，联合危险因素越多，动脉粥样硬化或发生并发症的可能性越大。具有血清胆固醇 ≥ 6.46mmol/L、舒张压 ≥ 90mmHg、有吸烟史三种主要危险因素的个体患冠心病概率与完全没有这三种因素的人相比高 8 倍，比具有两种危险因素者高 4 倍。

四、能力训练

（一）操作条件

① 资料：冠状动脉粥样硬化性心脏病危险因素提示海报。
② 设施设备：计算机、慢病管理系统等。
③ 环境：模拟药店。
④ 药店慢病管理服务流程。

（二）注意事项

1. 对待患者应耐心、亲切、和蔼、周到。对于年纪偏大群体，讲话应清晰，语速不宜过快，以防混听、漏听，从而产生其他意外情况。

2. 提示危险因素时，应采取科学、准确的词汇，不误导患者，不给患者制造心理压力。

3. 根据患者特点，有针对性地进行心理疏导和生活习惯的修正。

4. 让患者了解控制血压、血糖、血脂的重要性，帮助患者练习自我控制的能力。以预防冠心病的发生。

（三）操作过程

序号	实施步骤	操作方法及说明	注意事项/操作标准
1	确定冠状动脉粥样硬化性心脏病患者	进入药店计算机系统，查阅药店会员健康档案，筛查出冠状动脉粥样硬化性心脏病患者	（1）获取的信息应准确、完整、没有遗漏 （2）注意保护患者隐私，防止信息外泄
2	收集、整理健康数据	（1）采用访谈、问卷等方法收集患者的血压、既往病史、家族史、生活习惯、工作特点等信息 （2）对所获取的信息进行整理，保留有效信息	（1）根据需求，有目的、有针对性地开展信息收集，保证重点，全面兼顾 （2）患者的血压、既往病史、家族史、生活习惯、工作特点等信息应详细记录；数字记录应清晰、准确

续表

序号	实施步骤	操作方法及说明	注意事项/操作标准
3	分析健康数据	根据所获取的患者信息进行分析,提取个人危险因素	(1)针对患者提供的各项数据及冠状动脉狭窄程度等信息,准确地分析健康数据 (2)全面分析患者的病情,结合用药情况,有针对性地提取个人危险因素
4	提示危险因素	根据患者的基本情况及查阅相关的资料,提示患者冠状动脉粥样硬化性心脏病的危险因素有高血压、血脂异常和高胆固醇血症、超重和肥胖、糖尿病、不良生活方式及多种危险因素的联合作用等	(1)应根据每个患者不同的情况提示危险因素,不可一概而论。有必要时,可采用危险因素提示海报,帮助患者理解,加深印象 (2)给患者提示危险因素时不可采取"一定""确定""就是""百分百"等词汇,注意讲话方式,不可引导、误导患者 (3)必要时,可与患者讲解相关安全注意事项,帮助患者提高认识,避免其他并发症的发生

【问题情境一】

陈先生,57 岁,公务员。高血压病史 15 年,服药血压稳定,吸烟,晚餐多为餐馆饮食,口味重,喜糖食,交通出行方式主要为驾车,基本无较重体力活动,偶尔做家务劳动,每天蔬菜、水果摄入少,其父有高血压病史,母亲有糖尿病史,现在健康管理中心进行体检,寻求健康管理。请结合上述材料,分析陈先生属于哪些高危人群?

解答:①肺癌;②糖尿病;③冠心病。

【问题情境二】

王先生,男,48 岁,汉族,教师,身高 175cm,体重 98kg,血压 147/86mmHg,饮食偏咸,有 15 年饮酒史,有 30 年烟龄,很少参加体育运动。父亲因冠心病去世,母亲健在,患高血压病。请根据王先生的情况分析他可能存在哪些危险因素容易导致冠心病?

解答:王先生职业为教师,活动量小,又很少参加体育运动;身高 175cm,体重 98kg,已达肥胖;高血压;饮食偏咸,饮酒,吸烟;其父亲死于冠心病,母亲患高血压病。既有先天的遗传因素,又有后天不良的生活方式。

(四)学习结果评价

序号	评价内容	评价标准	评价结果(是/否)
1	确定冠状动脉粥样硬化性心脏病患者	能正确筛查出冠状动脉粥样硬化性心脏病患者	
2	收集、整理健康数据	能根据患者提供的信息进行收集、整理,提取关键信息,保留有效信息	
3	分析健康数据	根据所获取的患者信息进行分析,提取个人危险因素	
4	提示危险因素	能根据不同患者的情况提示不同的危险因素,并给出合理化建议	

工作任务C-1　常见慢病会员的危险因素提示　　**189**

五、课后作业

1. 简述冠状动脉粥样硬化性心脏病的临床表现。

2. 近日，本药店在进行健康患者筛查时，发现会员李大爷为冠状动脉粥样硬化性心脏病患者，现安排你给李大爷提示冠心病的危险因素。请问你该如何做？

职业能力C-1-6　能为脑卒中患者提示危险因素

一、核心概念

1. 脑卒中

脑卒中指由于脑部血管突然破裂或因血管阻塞导致血液不能流入大脑而引起脑组织损伤的一组疾病，包括缺血性脑卒中和出血性脑卒中。

2. 脑出血

脑出血指非外伤性脑实质内血管破裂引起的出血，发生的原因主要与脑血管的病变有关，即与高血脂、糖尿病、高血压、血管老化、吸烟等密切相关。

3. 蛛网膜下腔出血

蛛网膜下腔出血指脑底部或脑表面的病变血管破裂，血液直接流入蛛网膜下腔引起的一种临床综合征，又称为原发性蛛网膜下腔出血。

二、学习目标

1. 能根据会员的健康档案筛查出脑卒中患者。
2. 能为脑卒中患者提示危险因素。
3. 能根据危险因素介绍相关的健康指导知识。

三、基本知识

1. 脑卒中临床表现

（1）脑梗死

① 多数在安静时急性起病，活动时起病者以心源性脑梗死多见，部分病例在发病前可有短暂性脑缺血（TIA）发作。

② 病情多在几小时或几天内达到高峰，脑栓塞起病尤为急骤，一般数秒至数分钟内达到高峰。部分患者症状可进行性加重或波动。

③ 临床表现决定于梗死灶的大小和部位，主要为局灶性神经功能缺损的症状和体征，如偏瘫、偏身感觉障碍、失语、共济失调等，部分可有头痛、呕吐、

190　模块C　药店慢病会员管理维护

昏迷等全脑症状。

（2）脑出血　①多在情绪激动或活动时急性起病；②突发局灶性神经功能缺损症状，常伴有头痛、呕吐，可伴有血压增高、意识障碍和脑膜刺激征。

（3）蛛网膜下腔出血　蛛网膜下腔出血主要症状为突发剧烈头痛，持续不能缓解或进行性加重；多伴有恶心、呕吐；可有短暂的意识障碍及烦躁、谵妄等精神症状，少数出现癫痫发作；其突出体征是脑膜刺激征明显。

2. 脑卒中的危险因素

（1）高血压　高血压是脑出血和脑梗死最重要的危险因素。脑卒中发病率、死亡率的上升与血压升高有着十分密切的关系。这种关系是一种直接的、持续的，并且是独立的。老年人单纯收缩期高血压（收缩压≥160mmHg，舒张压＜90mmHg）是脑卒中的重要危险因素。

（2）心脏病　各种类型的心脏病都与脑卒中密切相关，无论在何种血压水平，有心脏病者发生脑卒中的危险都要比无心脏病者高两倍以上。心房纤颤是脑卒中的一个非常重要的危险因素。其他类型心脏病包括扩张型心肌病、瓣膜性心脏病（如二尖瓣脱垂、心内膜炎和人工瓣膜）、先天性心脏病（如卵圆孔未闭、房间隔缺损、房间隔动脉瘤）等也对血栓栓塞性脑卒中增加一定的危险。

（3）糖尿病　糖尿病是脑血管病重要的危险因素。脑血管病的病情轻重和预后与糖尿病患者的血糖水平以及病情控制程度有关。

（4）血脂异常　大量研究已经证实血清总胆固醇（TC）、低密度脂蛋白（LDL）升高，高密度脂蛋白（HDL）降低与缺血性脑血管病有密切关系。应用他汀类等降脂药物可降低脑卒中的发病率和死亡率。

（5）吸烟　经常吸烟是一个公认的缺血性脑卒中的危险因素，其危险度随吸烟量的增加而增加。长期被动吸烟也可增加脑卒中的发病危险。

（6）饮酒　酒精摄入量和出血性脑卒中有直接的剂量相关性，但饮酒与缺血性脑卒中的关系目前仍然有争议。酒精可能通过多种机制导致脑卒中发病率增加，包括升高血压、导致高凝状态、心律失常、降低脑血流量等。

（7）肥胖　肥胖人群易患心脑血管病已有不少研究证据。这与肥胖导致的高血压、高血脂、高血糖有关。

四、能力训练

（一）操作条件

① 资料：脑卒中危险因素提示海报。
② 设施设备：会员健康档案、计算机、慢病管理系统等。
③ 环境：模拟药店。
④ 药店慢病管理服务流程。

（二）注意事项

1. 对待患者应耐心、亲切、和蔼、周到。对于年纪偏大群体，讲话应清晰，语速不宜过快，以防混听、漏听，诱发意外。

2. 提示危险因素时，应采取科学、准确的词汇，不误导患者，不给患者制造心理压力。

3. 根据患者特点，有针对性地进行心理疏导和生活习惯的修正。

4. 让患者了解控制血压、血糖、血脂以及戒烟控酒的重要性，帮助患者练习自我控制的能力，以预防脑卒中的发生。

（三）操作过程

序号	实施步骤	操作方法及说明	注意事项/操作标准
1	确定脑卒中患者	进入药店计算机系统，查阅药店会员健康档案，筛查出脑卒中患者	（1）获取的信息应准确、完整，没有遗漏 （2）注意保护患者隐私，防止信息外泄
2	收集、整理健康数据	（1）采用访谈、问卷等方法收集患者的血压、既往病史、家族史、生活习惯、工作特点等信息 （2）对所获取的信息进行整理，保留有效信息	（1）根据需求，有目的、有针对性地开展信息收集，保证重点，全面兼顾 （2）患者的血压、既往病史、家族史、生活习惯、工作特点等信息应详细记录；数字记录应清晰、准确
3	分析健康数据	根据所获取的患者信息进行分析，提取个人危险因素	（1）针对患者提供的各项数据及信息，准确地分析健康数据 （2）全面分析患者的病情，结合用药情况，有针对性地提取个人危险因素
4	提示危险因素	根据患者的基本情况及查阅相关的资料，提示患者脑卒中的危险因素有高血压、心脏病、糖尿病、血脂异常、吸烟、饮酒、肥胖等	（1）应根据每个患者不同的情况提示危险因素，不可一概而论。有必要时，可采用危险因素提示海报，帮助患者理解，加深印象 （2）给患者提示危险因素时不可采取"一定""确定""就是""百分百"等词汇，注意讲话方式，不可引导、误导患者 （3）必要时，可与患者讲解相关安全注意事项，帮助患者提高认识，避免其他并发症的发生

【问题情境一】

施某某，男性，43岁，网络工程师，高血压病史15年，服用缬沙坦片1片/次，1次/日。因突感头痛、恶心欲吐、右侧肢体无力半天就诊，诊断为脑血管意外。日常喜食红烧肉，摄入蔬菜水果少，吸烟每日半包。体格检查：血压165/95mmHg，心率90次/分，身高172cm，体重80kg。请结合上述材料，分析施某某脑卒中的危险因素？

解答： 该顾客高血压病史病程长，出现脑血管意外，日常饮食结构不合理，BMI指数约为27kg/m^2（$80/1.72^2 \approx 27$），体重超重，以及有吸烟史等。

【问题情境二】

我市C药店，近期在举办一个会员送福利活动，决定为本店的慢病会员赠送一幅相关疾病的危险因素提示海报，店长要求驻点药师小明罗列出脑卒中的危险因素，请协助小明完成该项任务。

解答： 脑卒中危险因素主要有高血压、心脏病、糖尿病、血脂异常、吸烟、饮酒、肥胖。

（四）学习结果评价

序号	评价内容	评价标准	评价结果（是/否）
1	确定脑卒中患者	能正确筛查出脑卒中患者	
2	收集、整理健康数据	能根据患者提供的信息进行收集、整理，提取关键信息，保留有效信息	
3	分析健康数据	根据所获取的患者信息进行分析，提取个人危险因素。	
4	提示危险因素	能根据不同患者的情况提示不同的危险因素，并给出合理化建议	

五、课后作业

1. 简述脑出血的临床表现。

2. 季某某，男性，40岁，体格检查：血压170/105mmHg，身高168cm，体重75kg，颜面及双下肢轻度水肿，否认肾脏病、糖尿病病史，其母亲与兄长均有高血压史，且都发生过脑卒中。现安排你给季某某提示脑卒中的危险因素。请问你该如何做？

职业能力C-1-7　能为其他慢病患者提示危险因素

一、核心概念

1. 超重或肥胖

超重指体重超过了相应身高所对应的正常标准，且介于正常和肥胖之间的身体状态；肥胖则是指体重在超重的基础上继续增加，并达到相应身高所对应的另一个标准后所呈现的一种超重身体状态。

2. 骨质疏松症

骨质疏松症指一种以骨量低下、骨微结构破坏导致骨脆性增加，易发生骨折为特征的全身性骨病。

3. 体重指数

体重指数（BMI）指用来判断超重或肥胖的指标，计算方法是体重（kg）与

工作任务C-1　常见慢病会员的危险因素提示　**193**

身高（m）平方的比值，单位是 kg/m^2。

二、学习目标

1. 能根据会员的健康档案筛查出超重或肥胖、骨质疏松症患者。
2. 能为超重或肥胖、骨质疏松症患者提示危险因素。
3. 能根据危险因素介绍相关的健康指导知识。

三、基本知识

1. 超重或肥胖的判断标准

我国成人 BMI ＜ 18.5kg/m^2 是体重过低，18.5 ～ 24kg/m^2 为体重正常，24.0（不含）～ 28kg/m^2 为超重，≥ 28kg/m^2 为肥胖。

2. 超重或肥胖的主要原因

（1）遗传因素　肥胖有明显的家族聚集倾向，在家族遗传中，血缘关系越近，发生肥胖的概率越高。

（2）饮食因素　与肥胖相关的饮食因素主要有能量摄入过多和营养素缺乏。成人肥胖多因摄入过多油炸食物、高脂食物、含糖食物和含酒精饮料，过剩的能量转化为自体脂肪。此外，脂肪代谢需许多营养素的参与，如果相关营养素缺乏就会导致脂肪代谢障碍，从而引起超重或肥胖。

（3）活动因素　身体活动不足、体育锻炼少或久坐不动的生活方式使机体能量消耗减少，从而导致机体能量过剩，引起肥胖。

（4）其他因素　心理因素、社会因素和经济因素也会在不同程度上直接或间接影响饮食习惯，从而增加肥胖的风险。部分人群面对压力时会选择不断大量进食来试图消除不良情绪，甚至暴饮暴食，以致身体能量过剩。

3. 骨质疏松症的症状表现

（1）疼痛　骨质疏松症最常见、最主要的症状。患者常感觉腰背痛或周身酸痛，在晚上和清晨醒来时、运动或者用力稍大时疼痛加剧或活动受限；严重时，翻身、起坐及行走有困难。

（2）脊柱变形　骨质疏松症严重者可有身高缩短和驼背。椎体压缩性骨折会导致胸廓畸形、腹部受压、影响心脏功能等。

（3）骨折　轻度外伤或日常活动后发生骨折为脆性骨折。发生脆性骨折的常见部位为胸腰椎、髋部、桡骨及尺骨远端和肱骨近端。其他部位亦可发生骨折。发生过一次脆性骨折后，再次发生骨折的风险明显增加。

4. 骨质疏松症的主要危险因素

骨质疏松症的主要危险因素包括性别、年龄、种族、身材、体重、家族骨折史、钙和维生素 D 摄入量、每日日照时长、活动量、吸烟史、饮酒、饮茶或咖啡、过早绝经、绝经时间、绝经后是否激素替代治疗、妊娠次数、患影响骨代谢的疾病、应用影响骨代谢的药物等。骨质疏松症的高危人群主要为绝经后的女性和 50 岁以上男性，其次是钙和维生素 D 缺乏、吸烟、过量饮酒和咖啡、身体活动少、性激素低下等人群。

四、能力训练

（一）操作条件

① 资料：超重或肥胖、骨质疏松症提示海报。
② 设施设备：会员健康档案、体重秤、计算机、慢病管理系统等。
③ 环境：模拟药店。
④ 药店慢病管理服务流程。

（二）注意事项

1. 对待患者应耐心、亲切、和蔼、周到。对于年纪偏大群体，讲话应清晰，语速不宜过快，以防混听、漏听，从而产生其他意外情况。

2. 提示危险因素时，应采取科学、准确的词汇，不误导患者，不给患者制造心理压力。

3. 根据患者特点，有针对性地进行心理疏导和生活习惯的修正。

4. 让患者了解控制体重的重要性，帮助患者练习自我控制的能力。以预防高血压、糖尿病等并发症的发生。

5. 骨质疏松症患者合理推荐使用钙和维生素 D。

（三）操作过程

序号	实施步骤	操作方法及说明	注意事项／操作标准
1	确定超重或肥胖、骨质疏松症患者	进入药店计算机系统，查阅药店会员健康档案，筛查出超重或肥胖、骨质疏松症患者	（1）获取的信息应准确、完整，没有遗漏 （2）注意保护患者隐私，防止信息外泄
2	收集、整理健康数据	（1）采用访谈、问卷等方法收集患者的体格、既往病史、家族史、生活习惯、工作特点等信息 （2）对所获取的信息进行整理，保留有效信息	（1）根据需求，有目的、有针对性地开展信息收集，保证重点，全面兼顾 （2）患者的体格检查、既往病史、家族史、生活习惯、工作特点等信息应详细记录；数字记录应清晰、准确
3	分析健康数据	根据所获取的患者信息进行分析，提取个人危险因素	（1）针对患者提供的各项数据及体重、骨密度等信息，准确地分析健康数据 （2）全面分析患者的病情，结合用药情况，有针对性地提取个人危险因素

工作任务C-1　常见慢病会员的危险因素提示　195

续表

序号	实施步骤	操作方法及说明	注意事项/操作标准
4	提示危险因素	（1）根据患者的基本情况及查阅相关的资料，提示患者超重或肥胖的危险因素有遗传因素、饮食因素、活动因素、心理因素、社会因素和经济因素 （2）根据患者的基本情况及查阅相关的资料，提示患者骨质疏松症的危险因素有遗传因素、钙和维生素 D 摄入量、活动因素、疾病因素	（1）应根据每个患者不同的情况提示危险因素，不可一概而论。有必要时，可采用危险因素提示海报，帮助患者理解，加深印象 （2）给患者提示危险因素时不可采取"一定""确定""就是""百分百"等词汇，注意讲话方式，不可引导、误导患者 （3）必要时，可与患者讲解相关安全注意事项，帮助患者提高认识，避免其他并发症的发生

【问题情境一】

李先生，45 岁，汉族，身高 168cm，体重 75kg，经常饮酒，每天饮白酒 200mL，近期头晕，去医院测量血压为 136/87mmHg，既往无重大疾病史，其母亲患高血压 15 年。请根据王先生的情况，请计算李先生 BMI，并判断体格指标。

解答： BMI=$75/1.68^2$=26.5kg/m^2 > 24kg/m^2，属于超重。

【问题情境二】

张女士，女，50 岁，目前正处于更年期，近期经常觉得腰痛，听说更年期容易得骨质疏松症，很担心自己得了骨质疏松症，前来药店咨询。请你向她介绍骨质疏松症有哪些典型临床表现？

解答： 疼痛、脊柱变形和发生脆性骨折是骨质疏松症最典型的临床表现，但部分骨质疏松症患者早期常无明显的自觉症状。

（四）学习结果评价

序号	评价内容	评价标准	评价结果（是/否）
1	确定超重或肥胖、骨质疏松症患者	能正确筛查出超重或肥胖、骨质疏松症患者	
2	收集、整理健康数据	能根据患者提供的信息进行收集、整理，提取关键信息，保留有效信息	
3	分析健康数据	根据所获取的患者信息进行分析，提取个人危险因素。	
4	提示危险因素	能根据不同患者的情况提示不同的危险因素，并给出合理化建议	

五、课后作业

1. 简述超重或肥胖的主要原因。

2. 近日，本药店在进行健康患者筛查时，发现会员李女士为绝经后骨质疏松症患者，请查阅资料，为其做健康危险因素排查。

工作任务C-2 常见慢病会员的健康指导

职业能力C-2-1 能为高血压患者提供健康指导

一、核心概念

1. 健康指导

健康指导指有针对性地根据个体或群体的健康需求，指导个人或群体掌握卫生保健知识，使之实行有利于健康的生活方式的行动。

2. 白大衣效应

白大衣效应指有些患者在医师诊室测量血压时血压升高，但在家中自测血压或24h动态血压监测（由患者自身携带测压装置，无医务人员在场）时血压正常。

3. DASH 饮食

DASH饮食指由1997年美国的一项大型高血压防治计划（Dietary Approaches to Stop Hypertension）发展出来的饮食，在这项计划中发现，饮食中如果能摄食足够的蔬菜、水果、低脂（或脱脂）奶，以维持足够的钾、镁、钙等离子的摄取，并尽量减少饮食中油脂量（特别是富含饱和脂肪酸的动物性油脂），可以有效地降低血压。

4. 全因死亡

全因死亡指一定时期内各种原因导致的总死亡，通俗的理解就是不论任何原因导致的死亡，都算作死亡人数。通常用全因死亡率来衡量某时期人群因病、伤死亡危险大小的因素。

二、学习目标

1. 能指导高血压患者 / 高危患者进行正确的血压监测。
2. 能执行高血压患者 / 高危患者健康教育。
3. 能根据高血压患者 / 高危患者的症状及危险因素制订健康指导方案并执行。

三、基本知识

1. 诊室血压测量和家庭血压监测评价

（1）诊室血压 由医护人员在标准条件下按统一规范进行测量，推荐使用经过验证的上臂式医用电子血压计，是我国目前诊断高血压、进行血压水平分级以及观察降压疗效的常用方法，但诊室血压测量方法容易导致白大衣效应。

（2）自测血压 被测量者自我测量，也可由家庭成员协助完成。可用于评估数日、数周、数月，甚至数年的降压治疗效果和长时血压变异，避免白大衣效应，并有助于增强患者健康参与意识，改善患者治疗依从性，适合患者长期血压监测。

家庭血压监测需要选择合适的血压测量仪器，慢病管理专员应对患者进行血压自我测量知识、技能和方案的指导。推荐患者使用经过国际标准方案认证的上臂式家用自动电子血压计。上臂式电子血压计的正确使用方法如图C-2-1-1所示。

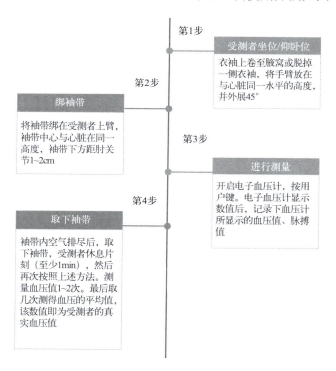

图C-2-1-1 上臂式电子血压计正确使用步骤

对初诊高血压患者或血压不稳定高血压患者，建议每天早晨和晚上测量血压，每次测2～3遍，取平均值；建议连续测量家庭血压7天，取后6天血压平均值。血压控制平稳且达标者，可每周自测1～2天血压，早晚各1次；最好在早上起床后，服降压药和早餐前，排尿后，固定时间自测坐位血压。

2. 高血压的健康教育

由高血压慢病管理员负责高血压患者的健康教育，不同人群的宣讲内容有所不同，详见表 C-2-1-1。

表 C-2-1-1　不同人群高血压宣讲的内容

人群	具体宣讲内容
正常人群	1. 什么是高血压，高血压的危害，健康生活方式，定期监测血压 2. 高血压是可以预防的
高血压的高危人群	1. 什么是高血压，高血压的危害，健康生活方式，定期监测血压 2. 高血压的危险因素，有针对性的行为纠正和生活方式指导
已确诊的高血压患者	1. 什么是高血压，高血压的危害，健康生活方式，定期监测血压 2. 高血压的危险因素，有针对性的行为纠正和生活方式指导 3. 高血压的危险因素综合管理 4. 非药物治疗与长期随访的重要性和坚持终身治疗的必要性 5. 高血压是可以治疗的，正确认识高血压药物的疗效及副作用 6. 高血压自我管理的技能

3. 高血压的生活方式干预

（1）合理膳食　合理膳食模式可降低人群高血压、心血管疾病的发病风险。我国高血压发病的重要危险因素是钠盐摄入过多和（或）钾摄入不足，以及钾钠摄入比值较低，建议所有高血压患者均应减少钠盐摄入，每人每日食盐摄入量逐步降至＜ 6g，增加钾摄入。主要措施包括减少烹调用盐及含钠高的调味品（包括味精、酱油）；避免或减少含钠盐量较高的加工食品，如咸菜、火腿、各类炒货和腌制品；建议在烹调时尽可能使用定量盐勺，以起到警示的作用；增加富钾食物（新鲜蔬菜、水果和豆类）的摄入量；肾功能良好者可选择低钠富钾替代盐。

建议高血压患者和有进展为高血压风险的正常血压者，可参照 DASH 饮食，多吃全谷食物和水果蔬菜，蛋白质来源以低脂奶制品和植物蛋白质为主，适度吃瘦禽肉和鱼类（有益心脏），限制食盐摄入量，最好以辣椒等调味料和柠檬取代额外食盐摄入量。在高血压患者中，DASH 饮食可分别降低收缩压和舒张压；控制热量摄入，血压降幅更大。依从 DASH 饮食还能够有效降低冠心病和脑卒中风险。

（2）控制体重　推荐将体重维持在健康范围内（BMI 18.5 ～ 24kg/m²，男性腰围＜ 90cm，女性＜ 85cm）。建议所有超重和肥胖患者减重。

可通过控制能量摄入、增加体力活动和行为干预等方式控制体重。在膳食平衡基础上减少每日总热量摄入，控制高热量食物（高脂肪食物、含糖饮料和酒类等）的摄入，适当控制碳水化合物的摄入。提倡进行规律的中等强度的有氧运动、减少久坐时间。此外，还可开展行为疗法，如建立节食意识、制订用餐计划、记录摄入食物种类和重量、计算热量等，对减轻体重也有一定帮助。采取以上措施干预减重效果仍不理想者，推荐使用药物治疗或手术治疗。对特殊人群，

工作任务C-2　常见慢病会员的健康指导　**199**

如哺乳期妇女和老年人，应视具体情况采用个体化减重措施。

（3）不吸烟　吸烟是一种不健康行为，是心血管病和癌症的主要危险因素之一。被动吸烟显著增加心血管疾病风险。戒烟可降低心血管疾病风险，益处十分肯定。因此，高血压慢病管理员应强烈建议并督促高血压患者戒烟。必要时指导患者应用药物辅助戒烟，如尼古丁贴片、尼古丁咀嚼胶（非处方药）、盐酸安非他酮缓释片和伐尼克兰；也应注意对戒烟成功者进行随访和监督，避免复吸。

（4）限制饮酒　过量饮酒显著增加高血压的发病风险，且随着饮酒量的增加，其风险也增加，限制饮酒可使血压降低。所以应建议高血压患者不饮酒。如饮酒，应选择低度酒并少量饮用，避免饮用高度烈性酒。

（5）增加运动　运动可以改善血压水平，高血压患者定期锻炼可降低心血管死亡和全因死亡风险。因此，建议非高血压人群（为降低高血压发生风险）或高血压患者（为降低血压），除日常生活的活动外，每周4～7天，每天累计30～60min的中等强度运动（如步行、慢跑、骑自行车、游泳等）。可采用有氧运动、抗阻运动及拉伸训练等，以有氧运动为主，无氧运动作为补充。

（6）舒缓精神　精神紧张可激活交感神经从而使血压升高。高血压慢病管理员应该对高血压患者进行压力管理，指导患者进行个体化认知行为干预。必要情况下采取心理治疗联合药物治疗缓解焦虑和精神压力，主要适用于焦虑障碍的药物包括苯二氮䓬类（阿普唑仑、劳拉西泮）和选择性5-羟色胺1A受体激动剂（丁螺环酮、坦度螺酮）。也可建议患者到专业医疗机构就诊，避免由于精神压力导致的血压波动。

（7）管理睡眠　增加有效睡眠时间和/或改善睡眠质量可显著提高降压药的药效，降低高血压的发病率和病死率。管理睡眠的主要措施包括睡眠评估、睡眠认知行为疗法和必要时进行药物治疗。

（8）应对气候变化　气温变化对血压影响很大，夏天气温升高，血管扩张出现血压下降，高血压患者的血压波动大。冬天由于气温下降，血管收缩导致血压升高，如果气温出现骤变或者早晚温差大，血压波动也会变大，冬天血压波动幅度在5～10mmHg，最高可达20mmHg。气温波动大时应在医师指导下调整降压药服用剂量。

四、能力训练

（一）操作条件

① 资料：《中国高血压防治指南》和《高血压分级管理》。
② 设施设备：电子血压计、计算机系统等。
③ 环境：模拟药店。
④ 药店慢病管理服务流程。

（二）注意事项

1. 诊断为高血压之后，除了药物治疗需长期坚持，治疗期间注意直立性低血压的危险，还要结合生活方式的干预。生活方式干预在任何时候对任何高血压患者（包括正常高值者和需要药物治疗的高血压患者）都是合理、有效的治疗，其目的是降低血压、控制其他危险因素和临床情况。所有高血压患者都应采用。

2. 生活方式干预应该连续贯穿高血压治疗全过程，必要时联合药物治疗。

3. 不建议服用钾补充剂（包括药物）来降低血压。肾功能不全者补钾前应咨询医师。

4. 随着饮食模式的改变，加工食品中的钠盐也将成为重要的钠盐摄入途径，生活中应注意计算食盐摄入量。

（三）操作过程

序号	实施步骤	操作方法及说明	注意事项/操作标准
1	确定高血压患者/高危患者	（1）查阅药店会员健康档案，筛查出高血压患者/高危患者 （2）对目标患者进行高血压健康教育	（1）筛查出所有高血压患者/高危患者 （2）可采取讲座、分享高血压相关视频、图文或一对一询问答疑方式进行
2	检测和收集健康数据	询问、检测、收集高血压患者的血压、血糖、既往病史、家族史、生活习惯、使用药品、工作特点等信息	（1）测量血压时要求患者至少安静休息5min后开始测量坐位上臂血压，上臂应置于心脏水平。数字记录准确 （2）初次测量需要分别测量左右上肢的血压值，然后选取血压值较高的那个手臂作为今后固定测量的手臂 （3）偏瘫患者应在健侧上肢进行测量 （4）操作者测量患者血压时，先将袖带内的气体排空，然后将袖带平整地缚于受测者的上臂，袖带不可过松或过紧，以能放进一根手指为宜，以免影响测量值的准确性 （5）在袖带打气时，操作者应注意观察袖带黏合口是否裂开。若黏合口裂开了，操作者应为受测者重新缠紧袖带进行测量 （6）电子血压计使用期间应定期校准，每年至少1次 （7）患者自测血压时，可详细记录每次测量血压的日期、时间以及所有血压读数，而不是只记录平均值。精神高度焦虑患者，不建议家庭自测血压。如果有头晕、头痛症状的，随时测量血压 （8）与高血压危险因素相关的既往史、家族史、生活习惯、使用药品和工作特点记录应详尽
3	提取危险因素	根据我国人群高血压发病重要危险因素分析高血压患者/高危患者健康数据，提取个人危险因素	（1）根据《中国高血压防治指南》中高血压发病重要危险因素分析患者健康数据 （2）全面分析患者既往史、家族史、用药史、生活习惯和工作特点，结合患者用药情况提取个人危险因素

工作任务C-2　常见慢病会员的健康指导　**201**

续表

序号	实施步骤	操作方法及说明	注意事项/操作标准
4	制订健康指导方案	根据个人危险因素制订相应健康指导方案	（1）根据《高血压分级管理》制订健康指导方案，应包含高血压患者/高危患者所有危险因素对应指导内容 （2）钠的摄入量减少至 2400mg/d，烹调时尽可能使用定量盐勺；增加富钾食物摄入量 （3）膳食参照 DASH 饮食，并控制体重 （4）根据每位患者每日吸烟数量及吸烟习惯等，评估吸烟者的戒烟意愿后，帮助吸烟者在 1～2 周的准备期后采用"突然停止法"开始戒烟；戒烟时尽量避免使用电子烟替代疗法；必要时应用戒烟药物 （5）建议患者不饮酒。如饮酒，每日酒精摄入量男性不超过 25g，女性不超过 15g；每周酒精摄入量男性不超过 140g，女性不超过 80g。白酒、葡萄酒、啤酒摄入量分别少于 50mL、100mL、300mL （6）运动强度须因人而异，常用运动时最大心率来评估运动强度，中等强度运动为能达到最大心率 [最大心率（次/分钟）= 220 - 年龄]的 60%～70% 的运动。高危患者运动前需进行评估 （7）减重计划应长期坚持，速度因人而异，不可急于求成。建议将目标定为一年内体重减少初始体重的 5%～10% （8）指导患者进行个体化认知行为干预。必要情况下建议患者到专业医疗机构就诊，采取心理治疗联合药物治疗缓解焦虑和精神压力 （9）可每周自测 1～2 天血压，早晚各 1 次；固定时间自测坐位血压
5	执行健康指导方案	将健康指导方案形成打卡、任务、奖励等多种形式互动，让患者有计划地执行科学的健康方案	（1）烹调时使用定量盐勺；增加富钾食物摄入量 （2）多吃全谷食物和蔬菜，适度吃瘦禽肉和鱼类（有益心脏），限制食盐摄入量，每人每日食盐摄入量降至＜6g （3）超重和肥胖患者减重，一年内体重减少初始体重的 5%～10% （4）每日酒精摄入量男性不超过 25g，女性不超过 15g （5）每周至少 4 天，每天累计 30min 的中等强度运动（如步行、慢跑、骑自行车、游泳等） （6）心态平和，睡眠充足 （7）周期性督促会员健康打卡
6	健康动态跟踪及记录	定期跟踪并记录患者执行健康指导方案的情况，并结合效果改进健康指导方案	详细记录患者血压、心脑血管疾病发病率等健康情况，分析血压是否平稳或有降低，是否降低心脑血管疾病发病频率。提醒患者按时健康体检。结合执行方案中出现问题，改进健康指导方案

【 问题情境一 】

患者，男，57 岁，诊断为高血压，服用硝苯地平缓释片，能按时按量服药，血压控制良好，现来药店复购此药品。父母有高血压，家人都爱吃肥肉。患者平时外出应酬较多，饮酒多，吸烟多。请问你作为高血压慢病管理专员该如何处理？

解答： 经患者同意，将该患者信息录入慢病管理系统，详细询问并记录该患者及其家人的生活习惯、服药情况。根据患者具体情况，制订健康指导方案：因患者属于家族聚集性高血压，应告诉家人改变平时生活习惯，控制好高血压，降低心脑血管疾病风险。过多食用肥肉会增加高血压的风险，平时饮食应注意减少肥肉的摄入。饭菜要少放盐，清淡些，可以多吃点蔬菜水果，比如芹菜、小白菜等，少吃油腻的食物。减少外出就餐，因外面饭菜多为调味品和含钠盐量较高的加工食品。尽量少抽烟，逐渐戒烟；尽量不喝酒，如饮酒，白酒、啤酒摄入量分别少于50mL、300mL。平时注意多散步，增加运动量。提醒患者定期打卡健康方案，记录自身健康状态。

【问题情境二】

某患者，60岁，患有高血压，应用依那普利片，按时按量服药，血压控制良好，前两天，家庭变故，心情郁闷，失眠，导致头晕，血压130/89mmHg，较之前稍高。来药店咨询是否需增加用药剂量，请问你该如何处理？

解答： 经患者同意，将该患者信息录入慢病管理系统，详细询问并记录该患者生活习惯、服药情况。根据患者具体情况，制订健康指导方案：根据血压测量值，血压并不是很高，所以不必增加药量。建议应调节个人情绪，避免大喜大悲，减少思想负担。平时进行个体化认知行为干预。必要情况下建议到专业医疗机构就诊，采取心理治疗联合药物治疗缓解焦虑和精神压力；养成早睡早起的生活习惯，改善睡眠质量，必要时医院就诊，使用安眠药。同时记录血压水平及健康状态。

（四）学习结果评价

序号	评价内容	评价标准	评价结果（是/否）
1	确定高血压患者/高危患者	能筛查出所有高血压患者/高危患者，不缺漏	
2	检测和收集健康数据	能检测、收集高血压患者的血压、血糖、既往病史、家族史、生活习惯、工作特点等信息	
3	提取危险因素	能全面分析患者健康数据，提取个人危险因素	
4	制订健康指导方案	能根据个人危险因素制订相应个体化健康指导方案	
5	执行健康指导方案	能将健康指导方案形成打卡、任务、奖励等多种形式互动，让患者有计划地执行科学的健康方案	
6	健康动态跟踪及记录	能定期跟踪记录患者执行健康指导方案的情况，并结合效果改进健康指导方案	

工作任务C-2　常见慢病会员的健康指导　**203**

五、课后作业

1. 简述自测血压的方法和频率。

2. 某药店欲针对会员提供免费测量血压的活动，请问如何指导会员正确使用电子血压计？

职业能力C-2-2　能为2型糖尿病患者提供健康指导

一、核心概念

1. 血糖监测

血糖监测指对于血糖值的定期检查。目前临床上的血糖监测方法包括利用血糖仪进行的毛细血管血糖监测、持续葡萄糖监测（CGM）、糖化血红蛋白（GHb）和糖化白蛋白（GA）的检测等。其中毛细血管血糖监测包括患者自我血糖监测（SMBG）及在医院内进行的床边快速血糖检测。

2. 空腹血糖

空腹血糖指在隔夜空腹（至少 8 ~ 10h 未进任何食物，饮水除外）后，早餐前采的血浆检测出的血糖值。

3. 餐后 2h 血糖

餐后 2h 血糖指进食 2h 后检测的血糖值。

4. 糖化血红蛋白

糖化血红蛋白指红细胞中的血红蛋白与血清中的糖类相结合的产物。GHb 由 HbA1a、HbA1b、HbA1c 组成，其中 HbA1c 约占 70%，且结构稳定，因此被用作糖尿病控制的监测指标。

5. 糖化白蛋白

糖化白蛋白指血清蛋白（主要是白蛋白）与葡萄糖发生非酶促反应的产物。以血清糖化白蛋白与血清白蛋白的百分比表示。白蛋白的半衰期为 17 ~ 20 天，因此 GA 值能反映测定前 2 ~ 3 周血糖的平均水平。糖化白蛋白值和白蛋白与葡萄糖接触的量及时间成正比，血糖越高，持续时间越长，糖化白蛋白的值就越高。

二、学习目标

1. 能指导 2 型糖尿病患者 / 高危患者进行正确的血糖监测。

204　模块C　药店慢病会员管理维护

2. 能执行 2 型糖尿病患者 / 高危患者健康教育。

3. 能根据 2 型糖尿病患者 / 高危患者的症状及危险因素制订健康指导方案并执行。

三、基本知识

1. 不同时间段监测血糖的意义

（1）空腹血糖　主要反映在基础状态下（最后一次进食后 8 ～ 10h）没有饮食负荷时的血糖水平，是糖尿病诊断的重要依据。

（2）餐后 2h 的血糖　反映胰岛 B 细胞储备功能的重要指标，即进食后食物刺激胰岛 B 细胞分泌胰岛素的能力。测餐后 2h 的血糖能发现可能存在的餐后高血糖，可以反映进食与使用降糖药是否合适，这是空腹血糖不能反映的。

（3）睡前血糖　反映胰岛 B 细胞对进食晚餐后高血糖的控制能力，是指导夜间用药或注射胰岛素剂量的依据。

（4）随机血糖　可以了解机体在特殊情况下对血糖的影响，如进餐的多少、饮酒、劳累、生病、情绪变化、月经期等。

2. 不同血糖监测方法的意义

（1）毛细血管血糖监测　患者自我血糖监测（SMBG）是糖尿病综合管理和教育的组成部分，建议所有糖尿病患者均需进行 SMBG。不同监测时间点的适用范围详见表 C-2-2-1。SMBG 的频率应根据患者病情的实际需要来决定，详见表C-2-2-2，例如每天轮换进行餐前和餐后 2h 的配对血糖监测。

表 C-2-2-1　毛细血管血糖监测时不同监测时间点的适用范围

监测时间点	适用范围
餐前	血糖水平很高或有低血糖风险时
餐后 2h	空腹血糖已获得良好控制,但糖化血红蛋白仍不能达标者;需要了解饮食、运动对血糖影响者
睡前	注射胰岛素(特别是晚餐前注射)患者
夜间	胰岛素治疗已接近达标,但空腹血糖仍高者;疑有夜间低血糖者
其他	出现低血糖症状时应及时监测血糖;剧烈运动前后宜监测血糖

表 C-2-2-2　不同治疗方案人群毛细血管血糖监测原则

不同治疗方案人群	监测原则
生活方式干预者	根据需要有目的地通过血糖监测了解饮食控制和运动对血糖的影响,从而调整饮食和运动方案
使用口服抗糖尿病药者	可每周监测 2～4 次空腹血糖或餐后 2h 血糖
基础胰岛素治疗者	应监测空腹血糖
预混胰岛素治疗者	应监测空腹血糖和晚餐前血糖
特殊人群	个体化的监测方案

采用生活方式干预控制糖尿病的患者，可根据需要有目的地通过血糖监测了解饮食控制和运动对血糖的影响，从而调整饮食和运动方案。使用基础胰岛素的患者应监测空腹血糖，根据空腹血糖调整睡前胰岛素的剂量。使用预混胰岛素者应监测空腹和晚餐前血糖，根据空腹血糖调整晚餐前胰岛素剂量，根据晚餐前血糖调整早餐前胰岛素剂量。特殊人群（围手术期患者、低血糖高危人群、危重症患者、老年患者、1型糖尿病患者）的监测，应遵循以上血糖监测的基本原则，实行个体化的监测方案。

（2）HbA1c 由于糖化血红蛋白通过缓慢、持续及不可逆的糖化反应形成，其含量的多少取决于血糖浓度以及血糖与血红蛋白接触时间，由过去的而非即时的血糖浓度决定，与抽血时间、患者是否空腹、是否使用胰岛素等因素无关。因此，HbA1c可有效地反映过去8～12周平均血糖水平。

HbA1c在临床上已作为评估长期血糖控制状况的"金标准"，也是临床决定是否需要调整治疗的重要依据。标准的HbA1c检测方法的正常参考值为4%～6%。

（3）糖化白蛋白（GA） GA能反映糖尿病患者检测前2～3周的平均血糖水平，其正常参考值为11%～17%。GA对短期内血糖变化比HbA1c敏感，是评价患者短期糖代谢控制情况的良好指标。

（4）持续葡萄糖监测（CGM）CGM是指通过葡萄糖传感器连续监测皮下组织间液的葡萄糖浓度变化的技术，可以提供更全面的血糖信息，了解血糖变化的特点。CGM包括回顾性CGM系统、实时CGM系统以及扫描式CGM系统等，如2型糖尿病患者在自我血糖监测指导下使用降糖治疗仍出现无法解释的严重低血糖、反复低血糖、高血糖、血糖波动大及刻意保持高血糖状态（恐惧低血糖）时，可采用持续葡萄糖监测。在胰岛素强化治疗的2型糖尿病患者、妊娠糖尿病或糖尿病合并妊娠、患者教育时也可采用此监测。

3.2 型糖尿病的健康教育

糖尿病是一种长期慢性疾病，患者的日常行为和自我管理能力是影响糖尿病控制状况的关键因素之一。因此，糖尿病的控制不是传统意义上的治疗而是系统的管理。

糖尿病治疗的近期目标是通过控制高血糖和代谢紊乱来消除糖尿病症状和防止出现急性并发症。糖尿病治疗的远期目标是通过良好的代谢控制达到预防慢性并发症、提高患者生活质量和延长寿命的目的。药店慢病管理员应该考虑治疗负担和患者自我管理的效能以及社会与家庭支持的程度，为患者提供糖尿病自我管理教育。药店慢病管理员应在最佳时机为糖尿病患者尽可能提供个体化的糖尿病自我管理教育，以患者为中心，尊重和响应患者的个人爱好、需求和价值观，评估糖尿病相关心理压力，并采取有效的应对措施，改善患者心理问题，并逐步建立定期随访和评估系统，以确保所有患者都能进行咨询并得到及时的正确指导。

糖尿病教育的基本内容包括糖尿病的自然进程，糖尿病的临床表现，糖尿病的危害及如何防治急慢性并发症，个体化的治疗目标，个体化的生活方式干预措施和饮食计划，规范的胰岛素注射技术，血糖测定结果的意义和应采取的干预措施，SMBG、尿糖监测（当血糖监测无法实施时）、口腔护理、足部护理、皮肤护理的具体技巧，特殊情况应对措施（如疾病、低血糖、应激和手术），糖尿病妇女受孕计划及监护，糖尿病患者的社会心理适应，糖尿病自我管理的重要性。

4.2 型糖尿病的生活方式干预

（1）体重管理　超重和肥胖是 2 型糖尿病发病的重要危险因素。通过合理的体重管理，不仅可以改善血糖控制、胰岛素抵抗、胰岛 B 细胞功能、减少抗糖尿病药物的使用，其中有部分糖尿病患者还可以停用降糖药物，达到糖尿病"缓解"的状态。此外，体重管理对糖尿病患者的代谢相关指标，如血压、血脂等，同样具有改善作用。超重和肥胖糖尿病患者的短期减重目标为 3 ～ 6 个月减轻体重的 5% ～ 10%；对于已经实现短期目标的患者，应进一步制订长期（例如 1 年）综合减重计划。可通过个人或小组形式予以干预方案，关注饮食、体育锻炼和行为等方面，采用低热量饮食，保持每周 200 ～ 300min、高强度的体育锻炼，以达到每天减少 500 ～ 750 kcal 总能量的目标。

部分患者可考虑应用减重药物，比如奥利司他，但应注意药物减重治疗的前 3 个月，至少每个月应评估 1 次治疗的有效性与安全性。如果前 3 个月患者体重减轻＜ 5%，或在任何时候存在安全性或耐受性问题，都应考虑停药，选择其他药物或治疗方法。年龄在 18 ～ 60 岁，一般状况较好，手术风险较低，经生活方式干预和各种药物治疗难以控制的 2 型糖尿病患者或伴发疾病，并符合一定条件（参照《中国 2 型糖尿病防治指南（2020 版）》），可考虑代谢手术治疗。

（2）合理膳食　建议糖尿病患者能量摄入参考通用系数方法，按照 105 ～ 126 kJ（25 ～ 30 kcal）/[kg（标准体重）·d] 计算能量摄入。再根据患者身高、体重、性别、年龄、活动量、应激状况等进行系数调整，详见表 C-2-2-3。不推荐糖尿病患者长期接受极低能量（＜ 800 kcal/d）的营养治疗。

表 C-2-2-3　不同身体活动水平成人糖尿病患者每日能量供给量

单位：[kJ(kcal)/kg 标准体重]

身体活动水平	体重过低	正常体重	超重 / 肥胖
重（如搬运工）	188～209（45～50）	167（40）	146（35）
中（如电工安装）	167（40）	125～146（30～35）	125（30）
轻（如坐位工作）	146（35）	104～125（25～30）	84～104（20～25）
休息状态（如卧床）	104～125（25～30）	84～104（20～25）	62～84（15～20）

建议大多数 2 型糖尿病患者膳食中碳水化合物所提供的能量占总能量的

50% ～ 65%。餐后血糖控制不佳的糖尿病患者，可适当降低碳水化合物的供能比。在控制碳水化合物总量的同时应选择低血糖生成指数碳水化合物，可适当增加非淀粉类蔬菜、水果、全谷类食物，减少精加工谷类的摄入。全谷类应占总谷类的一半以上。不建议长期采用极低碳水化合物膳食。

食盐摄入量限制在每天 5g 以内，合并高血压的患者可进一步限制摄入量。同时应限制摄入含盐高的食物，如味精、酱油、盐浸加工食品、调味酱等。增加膳食纤维的摄入量。严格控制蔗糖、果糖制品（如玉米糖浆）的摄入。喜好甜食的糖尿病患者可适当摄入糖醇和非营养性甜味剂。

糖尿病患者容易缺乏 B 族维生素、维生素 C、维生素 D 以及铬、锌、硒、镁、铁、锰等多种微量营养素，可根据营养评估结果适量补充。长期服用二甲双胍者应防止维生素 B_{12} 缺乏。

（3）积极运动　运动锻炼在 2 型糖尿病患者的综合管理中占重要地位。规律运动可增加胰岛素敏感性、改善身体成分及生活质量，有助于控制血糖、减少心血管危险因素，而且对糖尿病高危人群一级预防效果显著。运动宜在相关专业人员指导下进行。成年 2 型糖尿病患者每周至少 150min（如每周运动 5 天、每次 30min）中等强度（健步走、太极拳、骑车、乒乓球和羽毛球等）的有氧运动。即使 1 次进行短时的体育运动（如 10min），累计一天 30min，也是有益的。如无禁忌证，每周最好进行 2 ～ 3 次抗阻运动（两次锻炼间隔≥ 48h），锻炼肌肉力量和耐力。锻炼部位应包括上肢、下肢、躯干等主要肌肉群，训练强度宜中等。

（4）戒烟限酒　吸烟是糖化血红蛋白升高的独立危险因素，吸烟数量每增加20 包 / 年，HbA1c 升高 0.12%。此外，被动吸烟会增加儿童和青少年的肥胖和胰岛素抵抗风险。吸烟还会增加糖尿病各种并发症的发生风险，尤其是大血管病变。

女性一天饮酒的酒精量不超过 15g（15g 酒精相当于 350mL 啤酒、150mL 葡萄酒或 45mL 蒸馏酒），男性不超过 25g。每周饮酒不超过 2 次。

5. 2 型糖尿病的心血管疾病及危险因素管理

糖尿病患者常伴有高血压、血脂紊乱等心血管疾病的重要危险因素。糖尿病患者至少应每年评估心血管疾病的风险因素。对多重危险因素的综合控制可显著改善糖尿病患者心脑血管疾病和死亡风险。

对糖尿病患者的心血管疾病预防，需要针对所有患者每年进行危险因素筛查，包括超重与肥胖、高血压、血脂紊乱、吸烟、冠心病家族史、慢性肾病、白蛋白尿等。

四、能力训练

（一）操作条件

① 资料：《中国 2 型糖尿病防治指南（2020 版）》和《成人糖尿病食养指南》。

② 设施设备：血糖仪、计算机系统等。

③ 环境：模拟药店。

④ 药店慢病管理服务流程。

（二）注意事项

1. 在治疗之初建议每 3 个月检测 1 次 HbA1c，一旦达到治疗目标可每 6 个月检查 1 次。对于贫血和血红蛋白异常疾病的患者，HbA1c 的检测结果是不可靠的。

2. 合并某些疾病如肾病综合征、肝硬化等影响白蛋白更新速度时，GA 检测结果并不可靠。

3. 2 型糖尿病患者只要感觉良好，一般不必因高血糖而推迟运动。如果在进行剧烈的体力活动时血糖 > 16.7mmol/L，则应谨慎，确保其补充充足的水分。

4. 糖尿病患者常存在易饥症状，戒烟后尼古丁的食欲抑制作用解除，进食增加，可引起体重增加。戒烟还会改变肠道菌群，亦可导致体重增加。戒烟者可首先关注戒烟，然后再关注体重管理。

5. 一般糖尿病合并高血压患者，在安全达标的前提下，血压目标 < 130/80mmHg 较合适。

（三）操作过程

序号	实施步骤	操作方法及说明	注意事项 / 操作标准
1	确定 2 型糖尿病患者 / 高危患者	（1）查阅药店会员健康档案，筛查出 2 型糖尿病患者 / 高危患者 （2）对目标人群进行 2 型糖尿病健康教育	（1）筛查出所有 2 型糖尿病患者 / 高危患者 （2）糖尿病的教育和指导应该是长期和及时的，特别是当血糖控制较差、需调整治疗方案时，或因出现并发症需进行胰岛素治疗时，必须给予具体的教育和指导。而且教育应尽可能标准化和结构化，并结合各地条件做到"因地制宜"
2	检测和收集健康数据	询问、检测、收集 2 型糖尿病患者 / 高危患者的年龄、性别、体重、心率、血脂、糖化血红蛋白、既往史、个人史、家族史等信息	（1）既往史应包括患者过去体重变化的情况，是否有高血压、血脂异常、冠心病、脑血管病变、周围血管病变、脂肪肝、自身免疫病、肿瘤、睡眠呼吸暂停综合征及治疗情况 （2）个人史包括吸烟、饮酒、饮食等情况 （3）家族史包括一级亲属是否患糖尿病及治疗情况，是否有高血压、血脂异常、冠心病、脑血管病变、周围血管病变、脂肪肝、自身免疫病、肿瘤等疾病 （4）应了解患者的文化、工作、经济及宗教信仰情况
3	提取危险因素	根据我国糖尿病流行特点及影响因素分析 2 型糖尿病患者 / 高危患者健康数据，提取个人危险因素	（1）根据《中国 2 型糖尿病防治指南（2020 版）》中我国糖尿病流行特点及影响因素分析患者健康数据 （2）找出患者在知识和行为上主要存在的问题 （3）全面分析患者既往史、家族史、个人史，结合用药情况提取个人危险因素

工作任务C-2　常见慢病会员的健康指导　**209**

续表

序号	实施步骤	操作方法及说明	注意事项/操作标准
4	制订健康指导方案	根据个人危险因素制订相应健康指导方案	（1）根据《中国2型糖尿病防治指南（2020版）》和《成人糖尿病食养指南》制订健康指导方案，应包含2型糖尿病患者/高危患者所有危险因素对应指导内容 （2）超重和肥胖的糖尿病患者选择降糖药物时应当综合考虑药物对体重的影响，并尽量减少增加体重的降糖药物 （3）2型糖尿病患者进餐应定时定量。注射胰岛素的患者应保持碳水化合物摄入量与胰岛素剂量和起效时间相匹配 （4）运动项目要与患者的年龄、病情、喜好及身体承受能力相适应，并定期评估，适时调整运动计划。运动前后要加强血糖监测，运动量大或激烈运动时应建议患者临时调整饮食及药物治疗案，以免发生低血糖。运动中要注意及时补充水分 （5）应警惕酒精可能诱发的低血糖，尤其是服用磺胺类药物或注射胰岛素及胰岛素类似物的患者应避免空腹饮酒并严格监测血糖 （6）糖尿病患者首次来药店时及随访过程中应常规测量血压，应推荐糖尿病患者监测家庭血压，以提高糖尿病患者的高血压知晓率、治疗率与控制率 （7）使用口服降糖药者可每周监测2~4次空腹或餐后2h血糖。兼顾有效性和便利性 （8）使用胰岛素治疗者可根据胰岛素治疗方案进行相应的血糖监测 （9）随身携带葡萄糖糖块、糖果、饼干等预防低血糖，携带有姓名、联系电话等信息的紧急联系卡
5	执行健康指导方案	将健康指导方案形成打卡、任务、奖励等多种形式互动，让患者有计划地执行科学的健康方案	（1）定期测量血糖、血压、心率、身高、体重、腰围、臀围，并计算BMI和腰臀比 （2）定期询问患者膳食情况、体重是否有变化、是否有糖尿病症状、是否有低血糖症状、是否存在并发症及伴发病的症状、对现有健康指导方案是否满意 （3）周期性督促患者健康打卡
6	健康动态跟踪及记录	定期跟踪并记录患者执行健康指导方案的情况，并结合效果改进健康指导方案	至少每个月由慢病管理专员随访1次，持续监测体重，跟踪饮食及运动情况。每3个月测量体重、腰围和臀围。详细记录患者血糖、血压、心脑血管疾病发病率等健康情况，提醒患者按时健康体检。结合执行方案中出现问题，改进健康指导方案

【问题情境一】

患者，男，55岁，空腹血糖6.9mmol/L，肥胖，体重指数（BMI）28kg/m²，

平时爱吃面食，爱吃肥肉；外出应酬较多，饮酒多，吸烟多。请问你作为糖尿病慢病管理专员该如何处理？

解答： 经患者同意，将该患者信息录入慢病管理系统，详细询问并记录该患者的既往史、个人史、家族史。根据患者具体情况，制订健康指导方案：因患者肥胖，空腹血糖较高，应告诉他改变平时生活习惯，有计划地减肥，降低血糖。超重和肥胖是2型糖尿病发病的重要危险因素。关注个人血压、血脂情况。平时饮食应注意减少肥肉的摄入，建议膳食中碳水化合物所提供的能量占总能量的50%～65%，可适当增加非淀粉类蔬菜、水果、全谷类食物，减少精加工谷类的摄入。饭菜要少放盐，清淡些，可以多吃点蔬菜水果，比如芹菜、小白菜等，少吃油腻的东西。减少外出就餐，因外面饭菜多为调味品和含钠盐量较高的加工食品。尽量少抽烟，逐渐戒烟，尽量不喝酒。每周运动5天，每次30min中等强度（健步走、太极拳、骑车、乒乓球和羽毛球等）的有氧运动。提醒患者定期打卡健康方案，记录自身健康状态。

【问题情境二】

患者，女，60岁，患有2型糖尿病，服用二甲双胍，按时按量服药，血糖控制良好，来药店再次购买二甲双胍片，测量血糖有所升高，经询问，得知该患者无其他疾病，爱吃甜食，平时喜欢吃面条、肥肉，不吸烟不喝酒。请问你作为糖尿病慢病管理专员该如何处理？

解答： 经患者同意，将该患者信息录入慢病管理系统，详细记录该患者的既往史、个人史、家族史。根据患者具体情况，制订健康指导方案。建议去医院就诊，临时调整二甲双胍剂量，并注意膳食中碳水化合物所提供的能量占总能量的50%～65%，可适当增加非淀粉类蔬菜、水果、全谷类食物，减少精加工谷类的摄入。饭菜要少放盐，清淡些，可以多吃点蔬菜水果，比如芹菜、小白菜等，少吃油腻的东西。严格控制蔗糖、果糖制品（如玉米糖浆）的摄入，可食用非营养性甜味剂。提醒患者每天记录碳水化合物的摄入量，定期监测血糖，记录自身健康状态。

（四）学习结果评价

序号	评价内容	评价标准	评价结果（是/否）
1	确定2型糖尿病患者/高危患者	能筛查出所有2型糖尿病患者/高危患者，不缺漏，并能进行健康教育	
2	检测和收集健康数据	能询问2型糖尿病患者/高危患者的年龄、性别、糖化血红蛋白数值、既往史、个人史、家族史，能检测2型糖尿病患者/高危患者的体重、心率、血脂，能收集并记录以上数据	
3	提取危险因素	能全面分析分析患者健康数据，提取个人危险因素	
4	制订健康指导方案	能根据个人危险因素制订相应个体化健康指导方案	

工作任务C-2 常见慢病会员的健康指导 **211**

续表

序号	评价内容	评价标准	评价结果(是/否)
5	执行健康指导方案	能将健康指导方案形成打卡、任务、奖励等多种形式互动,让患者有计划地执行科学的健康方案	
6	健康动态跟踪及记录	能定期跟踪记录患者执行健康指导方案的情况,并结合效果改进健康指导方案	

五、课后作业

1. 简述 2 型糖尿病患者健康教育基本内容。

2. 王先生,50 岁,BMI 指数 29kg/m²,2 年前确诊 2 型糖尿病,请你向王先生简述超重和肥胖糖尿病患者的减重目标,并指导其怎样减重。

职业能力C-2-3　能为高脂血症患者提供健康指导

一、核心概念

1. 血脂异常

血脂异常指血清中总胆固醇和(或)甘油三酯水平升高。

2. 缺血性心血管病

缺血性心血管病指心血管由于缺血而引起的一些病理变化。最常见的缺血性心血管病为冠心病,它是由于冠状动脉粥样硬化而引起的冠状动脉管腔狭窄或闭塞,而导致的心肌缺血或坏死,它属于心血管的大血管病变。

3. 皮肤黄色瘤

皮肤黄色瘤指吞噬脂质的组织细胞呈局限性集聚在真皮内,临床上表现为黄色斑片、丘疹或结节的一组疾病的总称,往往伴发脂质增高和其他器官异常。

4. 食药物质

食药物质指传统作为食品,且列入《中华人民共和国药典》(2020 年版)的物质。

二、学习目标

1. 能指导高脂血症患者/高危患者进行正确的血脂监测。

2. 能执行高脂血症患者/高危患者健康教育。

3. 能根据高脂血症患者/高危患者的症状及危险因素制订健康指导方案并执行。

三、基本知识

1. 血脂监测及临床意义

（1）血脂异常的检出　血脂异常主要是通过医院日常工作来检出，不限于因心血管病去医院就诊的患者，而应该包括去医院就诊的所有血脂异常和心血管病易患人群。一般人群的常规健康体检也是血脂异常检出的重要途径。

（2）血脂检查的重点对象　包括有冠心病、脑血管病或动脉粥样硬化病者；已有高血压、糖尿病、肥胖、吸烟者；有冠心病或动脉粥样硬化病家族史者，尤其是直系亲属中有早发冠心病或其他动脉粥样硬化性疾病者；有皮肤黄色瘤者；有家族性高脂血症者。

（3）各监测项目意义　总胆固醇（TC）是指血液中各脂蛋白所含胆固醇之总和。影响 TC 水平的主要因素有：①年龄与性别，TC 水平常随年龄而上升，但到 70 岁后不再上升甚或有所下降，中青年期女性低于男性，女性绝经后 TC 水平较同年龄男性高；②饮食习惯，长期高胆固醇、高饱和脂肪酸摄入可造成 TC 升高；③遗传因素，与脂蛋白代谢相关酶或受体基因发生突变，是引起 TC 显著升高的主要原因。

临床上所测定的 TG 是血浆中各脂蛋白所含 TG 的总和。TG 水平也受遗传和环境因素的双重影响。与 TC 不同，同一个体的 TG 水平受饮食和不同时间等因素的影响较大，所以同一个体在多次测定时，TG 值可能有较大差异。

2. 高脂血症的健康教育

（1）高脂血症的危害　如果高脂血症长期不控制，会导致血管狭窄，从而诱发心绞痛、冠心病，严重时可能会出现急性心肌梗死。如果是脑血管出现动脉粥样硬化，则会导致脑部血管供血不足，从而出现短暂性脑缺血，严重时还有可能会导致大面积的脑梗死，使得患者出现肢体活动障碍、言语不利等表现，甚至会危及生命。

长期处于高血脂的状态当中，会容易导致脂肪肝，还会造成肝动脉粥样硬化，从而造成肝伤害。而由于高血脂的压迫，会使得肝小叶出现损伤，造成结构的变化。

高甘油三酯血症会造成急性胰腺炎，患者常会出现急性上腹痛、恶心、呕吐等症状，也会出现暂时性的高血糖，而急性胰腺炎又可以合并感染为腹膜炎、急性呼吸衰竭、急性肾功能衰竭等，严重时会危及生命。

如果糖尿病合并高脂血症，高脂血症与血糖起到相互促进的作用，很容易出现周围血管病变。因此，患者在进行糖尿病治疗的同时，也需要兼顾高脂血症的治疗。

（2）高脂血症的治疗原则　高脂血症治疗最主要的目的就是为了防治冠心

病，所以应根据是否已有冠心病或冠心病等危症及有无心血管危险因素，结合血脂水平进行全面评价，来决定治疗措施及血脂的目标水平。由于血脂异常与饮食和生活方式密切相关，所以饮食治疗和改善生活方式是血脂异常治疗的基础措施。

3. 高脂血症的生活方式干预

（1）吃动平衡，保持健康体重　高脂血症人群在满足每日必需营养需要的基础上，通过改善膳食结构，控制能量摄入，维持健康体重，减少体脂含量，有利于血脂控制；尤其对于超重和肥胖人群，应通过控制能量摄入以减重，实现能量摄入小于能量消耗，使体重减少 10% 以上；体重正常的人群，保持能量摄入和消耗平衡，预防超重和肥胖。

高脂血症人群，除部分不宜进行运动人群外，无论是否肥胖，建议每周 5～7 次体育锻炼或身体活动，每次 30min 中等及以上强度身体运动，包括快走、跑步、游泳、爬山和球类运动等。

（2）调控脂肪，少油烹饪　限制总脂肪、饱和脂肪、胆固醇和反式脂肪酸的摄入，是防治高脂血症和动脉粥样硬化性心血管病的重要措施。脂肪摄入量以占总能量 20%～25% 为宜，高甘油三酯血症者更应，尽可能减少每日脂肪摄入总量。以成年人每日能量摄入 1800～2000kcal 为例，相当于全天各种食物来源的脂肪摄入量在 40～55g 之间。

其中，一是饱和脂肪摄入量应少于总能量的 10%。高胆固醇血症者应降低饱和脂肪摄入量，使其低于总能量的 7%。二是高脂血症人群胆固醇每日摄入量应少于 300mg，而高胆固醇血症者每日胆固醇摄入量应少于 200mg。少吃富含胆固醇的食物，如动物脑和内脏等。三是反式脂肪酸摄入量应低于总能量的 1%，即每天不宜超过 2g，减少或避免食用部分氢化植物油等含有反式脂肪酸的食物。四是适当增加不饱和脂肪酸的摄入，特别是富含 n-3 系列多不饱和脂肪酸的食物。

高脂血症人群食物制作应选择少油烹饪方式，减少食品过度加工，少用油炸、油煎等多油烹饪方法，多选择蒸、煮等方式。

（3）食物多样，蛋白质和膳食纤维摄入充足　在控制总能量及脂肪的基础上，选择食物多样的平衡膳食模式。碳水化合物摄入量应占总能量的 50%～60%，以成年人每日能量摄入 1800～2000kcal 为例，相当于全天碳水化合物摄入量在 225～300g 之间。在主食中应适当控制精白米面摄入，适量多吃含膳食纤维丰富的食物，如全谷物、杂豆类、蔬菜等。膳食纤维在肠道与胆酸结合，可减少脂类的吸收，从而降低血胆固醇水平。同时，高膳食纤维可降低血胰岛素水平，提高人体胰岛素敏感性，有利于脂代谢的调节。

蛋白质摄入应充足。动物蛋白摄入可适当选择脂肪含量较低的鱼虾类、去皮禽肉、瘦肉等；奶类可选择脱脂或低脂牛奶等。应提高大豆蛋白等植物性蛋白质的摄入，每天摄入含 25g 大豆蛋白的食品，可降低发生心血管疾病的风险。

（4）少盐控糖，戒烟限酒　高脂血症是高血压、糖尿病、冠心病、脑卒中的重要危险因素，为预防相关并发症的发生，要将血脂、血压、血糖控制在理想水平。高脂血症人群膳食除了控制脂肪摄入量，还要控制盐和糖的摄入量。同时，少吃酱油、鸡精、味精、咸菜、咸肉、酱菜等高盐食品。限制单糖和双糖的摄入，少吃甜食，肥胖和高甘油三酯血症者添加糖摄入应更低。

高脂血症人群生活作息应规律，保持乐观、愉快的情绪，劳逸结合，睡眠充足，戒烟限酒，培养健康生活习惯。完全戒烟和有效避免吸入二手烟，有利于预防动脉粥样硬化性心血管疾病，并改善高密度脂蛋白胆固醇水平。研究证明即使少量饮酒也可使高甘油三酯血症人群甘油三酯水平进一步升高，因此提倡限制饮酒。

（5）因人制宜，辨证施膳　根据高脂血症人群年龄、性别、体质、生活习惯、职业等不同特点，辨别不同证型，综合考虑膳食搭配的原则，给予个性化食养方案，以达到精准施膳的目的。长期过量食用油腻和甘甜的食物能够使人产生内热、胸腹胀满，导致肥胖，引发各种疾病，高脂血症人群尤应注意。

（6）因时制宜，分季调理　人与自然是一个有机整体，在四时节律影响下，人体血脂水平亦会存在一定差异，针对不同季节的特点，食养有不同的要求，详见表 C-2-3-1。

表 C-2-3-1　不同季节的食养特点

季节	特点	膳食
春季	阳气上升 万物萌发	以护阳保肝为主，多食时令蔬菜，可适当食用具有疏肝理气、养肝清肝作用的食药物质
初夏	天气渐热 阳气旺盛	以益气清心为主，可适当食用鸭肉、鱼类、兔肉、小麦、绿豆、豆腐及时令蔬菜瓜果
长夏	长夏主湿	以清利湿热、健运脾胃为主，所食之物应清淡，少油腻，要以温食为主；适当食用健脾化湿作用的食药物质，如陈皮、薏苡仁、白扁豆、赤小豆、莱菔子等
秋季	气候萧条 燥胜地干	当以滋阴润肺为主，适当食用具有滋阴作用的食药物质，如桑椹、黑芝麻、乌梅、百合等
冬季	天寒地冻 万物收藏	重在散寒邪，补肾阳，可适当食用羊肉等性质偏温的食物，以及具有滋阴补肾作用的食药物质，如枸杞子、黄精、山茱萸等

（7）因地制宜，合理搭配　受不同地区气候、环境影响，居民膳食习惯、生理特征存在差异，根据地域调整膳食，对人体健康具有重要作用，详见图 C-2-3-1。

（8）会看慧选，科学食养，适量食用食药物质　可通过标签来选择合适的食品，满足营养需求，例如通过看营养标签选择脂肪含量低的食品，同时了解食品中能量和相关营养成分的含量，包括碳水化合物、蛋白质、膳食纤维以及钠等，做到科学合理选择。

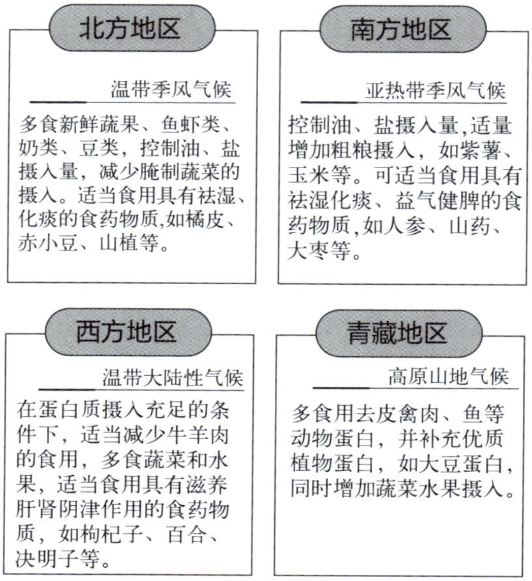

北方地区	南方地区
温带季风气候	亚热带季风气候
多食新鲜蔬果、鱼虾类、奶类、豆类，控制油、盐摄入量，减少腌制蔬菜的摄入。适当食用具有祛湿、化痰的食药物质，如橘皮、赤小豆、山楂等。	控制油、盐摄入量，适量增加粗粮摄入，如紫薯、玉米等。可适当食用具有祛湿化痰、益气健脾的食药物质，如人参、山药、大枣等。

西方地区	青藏地区
温带大陆性气候	高原山地气候
在蛋白质摄入充足的条件下，适当减少牛羊肉的食用，多食蔬菜和水果，适当食用具有滋养肝肾阴津作用的食药物质，如枸杞子、百合、决明子等。	多食用去皮禽肉、鱼等动物蛋白，并补充优质植物蛋白，如大豆蛋白，同时增加蔬菜水果摄入。

图C-2-3-1　不同地区的膳食搭配推荐

可适当多吃富含植物甾醇、多糖等植物化学物的食物，如大豆、洋葱、香菇以及深色蔬果等。一些食药物质能调节血脂水平，高脂血症人群适量食用，可以起到辅助降低血脂的作用。

四、能力训练

（一）操作条件

① 资料：《中国血脂管理指南（2023 年版）》和《成人高脂血症食养指南（2023 年版）》。

② 设施设备：血脂监测仪、计算机系统等。

③ 环境：模拟药店。

④ 药店慢病管理服务流程。

（二）注意事项

1. 对于稳定性动脉粥样硬化性心血管疾病患者应先进行运动负荷试验，充分评估其安全性后，再进行身体活动。

2. 运动强度宜循序渐进、量力而行，以运动后第 2 天感觉精力充沛、无不适感为宜。

3. 食物的脂肪来源包括烹调油、动物性食品及坚果等食物中的油脂。

（三）操作过程

序号	实施步骤	操作方法及说明	注意事项/操作标准
1	确定高脂血症患者/高危患者	（1）查阅药店会员健康档案，筛查出高脂血症患者/高危患者 （2）对目标患者进行高脂血症健康教育	（1）筛查出所有高脂血症患者/高危患者 （2）可采取讲座、分享高脂血症相关视频、图文或一对一询问答疑方式进行
2	检测和收集健康数据	询问、检测、收集高脂血症患者/高危患者的血压、血糖、血脂、既往病史、家族史、生活习惯、使用药品、工作特点等信息	（1）建议20岁以上的成年人至少每5年测量1次空血脂，包括TC、TG、LDL-C和HDL-C测定 （2）对于缺血性心血管病及其高危人群，应每3～6个月测定1次血脂 （3）建议40岁以上男性和绝经后女性应每年均进行血脂检查 （4）高脂血症患者/高危患者进店时应创造条件使用血脂检测仪检测血脂 （5）高脂血症患者/高危患者每次进店均应监测血压，并告知患者每周自测1～2天血压，早晚各1次；最好在早上起床后，服降压药和早餐前，排尿后，固定时间自测坐位血压 （6）定期检测血糖 （7）与高脂血症危险因素相关的既往史、家族史、生活习惯、使用药品和工作特点记录应详尽
3	提取危险因素	根据我国人群高脂血症发病重要危险因素分析高脂血症患者/高危患者健康数据，提取个人危险因素	（1）根据《中国血脂管理指南（2023年版）》中高脂血症发病重要危险因素分析会员健康数据； （2）全面分析会员既往史、家族史、用药史、生活习惯和工作特点，结合会员用药情况提取个人危险因素
4	制订健康指导方案	根据个人危险因素制订相应健康指导方案	（1）根据《中国血脂管理指南（2023年版）》制订健康指导方案，应包含高脂血症患者/高危患者所有危险因素对应指导内容 （2）对于超重和肥胖人群，每天可减少300～500kcal的能量摄入 （3）高脂血症人群，每天锻炼至少消耗200kcal （4）每日烹调油应不超过25g （5）食物每天应不少于12种，每周不少于25种 （6）推荐每日膳食中包含25～40g膳食纤维（其中7～13g水溶性膳食纤维）。多食新鲜蔬菜，推荐每日摄入500g，深色蔬菜应当占一半以上。新鲜水果每日推荐摄入200～350g （7）培养清淡口味，食盐用量每日不宜超过5g （8）添加糖摄入不应超过总能量的10% （9）饮食不过烫、过凉，要做到寒温适中，规律进食，勿饥饱不均 （10）每日可摄入2g左右植物甾醇 （11）已知对某种食药物质过敏者，正在服用某些药物与食药物质有禁忌时，应在医师、执业药师及营养指导人员等专业人员指导下使用

工作任务C-2　常见慢病会员的健康指导

续表

序号	实施步骤	操作方法及说明	注意事项/操作标准
5	执行健康指导方案	将健康指导方案形成打卡、任务、奖励等多种形式互动，让患者有计划的执行科学的健康方案	（1）定期测量血脂、血压、血糖、心率、身高、体重、腰围、臀围，并计算 BMI 和腰臀比 （2）定期询问患者膳食情况、体重是否有变化，是否有心绞痛、冠心病、脂肪肝症状或短暂性脑缺血等并发症及伴发病的症状，现有健康指导方案是否有效 （3）周期性督促患者健康打卡
6	健康动态跟踪及记录	定期跟踪并记录会员执行健康指导方案的情况，并结合效果改进健康指导方案	至少每个月由慢病管理专员随访 1 次，持续监测体重，跟踪饮食及运动情况。每 3 个月测量体重、腰围和臀围，定期监测血脂。详细记录患者血脂、血糖、血压、心脑血管疾病发病率等健康情况，提醒患者按时健康体检。结合执行方案中出现问题，改进健康指导方案

【问题情境一】

患者，男，30 岁，体检时发现血脂偏高，但并无不适症状。去医院复查，诊断为高脂血症，医师开了阿托伐他汀钙片，今天来药店复购此药。患者平时喜欢食用动物内脏，外出应酬较多，饮酒多，吸烟多。请问你作为高脂血症慢病管理专员该如何处理？

解答： 经患者同意，将该患者信息录入慢病管理系统，详细询问并记录该患者及其家人的生活习惯、服药情况。根据患者具体情况，制订健康指导方案。因患者平时喜欢吃肉，外出应酬较多，饮酒多，吸烟多。故应改变平时生活习惯，减少饮食中脂肪摄入量，以占总能量20%～25%为宜，少吃动物内脏一类富含胆固醇的食物，减少外出应酬，平时饮食多选择蒸、煮等方式，每日烹调油应不超过25g。建议每周5～7次体育锻炼或身体活动，每次30min中等及以上强度身体运动，包括快走、跑步、游泳、爬山和球类运动等。多食新鲜蔬菜，推荐每日摄入500g，深色蔬菜应当占一半以上。新鲜水果每日推荐摄入 200～350g。少盐控糖，戒烟限酒，定期监测血脂，每天监测血压，注意监测血糖。提醒患者定期去医院检查肝肾功能，定期打卡健康方案，记录自身健康状态。

【问题情境二】

患者，女，60 岁，患有高血压，应用依那普利片，按时按量服药，血压控制良好，今年体检发现高脂血症，医师给开了阿托伐他汀钙片，已服药大半年。来药店复购此药，请问你作为高脂血症慢病管理专员该如何处理？

解答： 经患者同意，将该患者信息录入慢病管理系统，详细询问并记录该患者及其家人的生活习惯、服药情况。根据患者具体情况，制订健康指导方案：建议遵医嘱，按疗程服药。每天监测血压，每年监测血脂，注意监测血糖。平时饮食多选择蒸、煮等方式，每日烹调油应不超过25g，食盐用量每日不宜超过 5g，多食新鲜蔬菜，推荐每日摄入 500g，深色蔬菜应当占一半以上。新鲜水果每日推荐摄入 200 ～ 350g，少吃动物内脏一类富含胆固醇的食物。建议每周 5 ～ 7 次体育锻炼或身体活动，每次 30min 中等及以上强度身体运动，包括快走、跑步、游泳、爬山和球类运动等。提醒患者定期打卡健康方案，记录自身健康状态。

定期询问患者膳食情况、体重是否有变化，是否有心绞痛、冠心病、脂肪肝症状或短暂性脑缺血等并发症及伴发病的症状，现有健康指导方案是否有效果。

（四）学习结果评价

序号	评价内容	评价标准	评价结果（是 / 否）
1	确定高脂血症 / 高危患者	能筛查出所有高脂血症 / 高危患者，不缺漏	
2	检测和收集健康数据	能检测、收集高血压患者的血压、血糖、血脂、既往病史、家族史、生活习惯、使用药品、工作特点等信息	
3	提取危险因素	能全面分析分析患者健康数据，提取个人危险因素等信息	
4	制订健康指导方案	能根据个人危险因素制订相应个体化健康指导方案	
5	执行健康指导方案	能将健康指导方案形成打卡、任务、奖励等多种形式互动，让患者有计划地执行科学的健康方案	
6	健康动态跟踪及记录	能定期跟踪记录患者执行健康指导方案的情况，并结合效果改进健康指导方案	

五、课后作业

1. 简述高脂血症的危害。

2. 会员张阿姨平时注重养生，但其父母兄弟都陆续查出得了高脂血症，张阿姨来咨询如何根据四季变化选择健康的食物。请问你该为张阿姨提供哪些指导？

职业能力C-2-4　能为慢性阻塞性肺疾病（COPD）患者提供健康指导

一、核心概念

1. GOLD

GOLD 指慢性阻塞性肺病诊断 / 治疗和预防全球策略。可使用 GOLD 分级，按照气流受限严重程度进行肺功能评估，即以第一秒最大用力呼气量（FEV1）

占预计值百分比为分级标准。慢阻肺患者根据气流受限程度分为 1 ~ 4 级。

2. 肺功能评估

肺功能评估指使用肺功能检查评估慢阻肺患者气流受限的严重程度，参考的主要指标为第一秒最大用力呼气量（FEV1），是指在深吸气后用最大力气、最快速度所能呼出的最大气体量。肺功能评估有助于临床上早期发现肺气道内病变，评估疾病的严重程度及预后，也可以评定药或其他治疗方法的疗效，同时也可以鉴别呼吸困难的原因，诊断疾病的发病的部位。

3. 呼吸康复

呼吸康复指对慢性呼吸疾病患者，在进行细致的患者评估后，所采取的个体化治疗，包括（但不限于）运动训练、教育和行为改变等综合干预措施，以期改善其生理与心理状况，并促进长期健康增进行为。

4. 氧疗

氧疗指各类缺氧的治疗，除了消除引起缺氧的原因外，均可给予吸氧治疗。

二、学习目标

1. 能督促 COPD 患者 / 高危患者进行肺功能检查及评估。

2. 能执行 COPD 患者 / 高危患者健康教育。

3. 能根据 COPD 患者 / 高危患者的症状及危险因素制订健康指导方案并执行。

三、基本知识

1. 肺功能检查及评估

慢性阻塞性肺疾病（COPD）最先损伤的靶器官是肺脏，还会引发多种肺外并发症，累及全身器官，常见的并发症有肺动脉高压、肺心病、气胸、肺栓塞等，更会诱发焦虑、抑郁等心理疾病，严重影响生存和生活质量。

40 岁以上的吸烟者、长时间咳嗽伴有咳痰、运动时气急、反复气道感染、长期接触有害化学粉尘的人都是慢阻肺患病高危人群，都应每年至少做一次肺功能检查。

对于明确诊断慢阻肺的患者，应在医师的指导下科学用药，并至少每三个月到医院进行一次健康评估，每半年进行一次肺功能评估。

合并低氧血症的慢阻肺患者可在医师的指导下进行家庭氧疗，每天连续低流量吸氧不仅可以延迟和防止肺心病的发生和发展，还可以提高免疫力，减少急性呼吸道感染和慢阻肺急性加重的发生，延长寿命。家庭氧疗的时间应该保证每天24h 中有 10 ~ 15h 的低流量吸氧，才能起到上述的临床效果。

2. COPD 的健康教育

由 COPD 慢病管理员负责 COPD 患者的健康教育，不同人群的宣讲内容有所不同，详见表 C-2-4-1。

表 C-2-4-1　不同人群 COPD 宣讲内容

人群	具体宣讲内容
COPD 的高危人群	1. 什么是 COPD，COPD 的危害，健康生活方式，定期检查肺功能 2. COPD 的危险因素，有针对性的行为纠正和生活方式指导 3. COPD 是可以预防的及预防的措施
已确诊的 COPD 患者	1. 什么是 COPD，COPD 的危害，健康生活方式，定期检查肺功能 2. COPD 的危险因素，有针对性的行为纠正和生活方式指导 3. COPD 的危险因素综合管理 4. 非药物治疗与长期随访的重要性和坚持终身治疗的必要性 5. COPD 是可以治疗的，正确认识 COPD 药物的疗效及副作用 6. COPD 自我管理的技能

3. COPD 的生活方式干预

（1）戒烟　戒烟是慢阻肺预防的关键，不论患者的 GOLD 分级是什么，应大力鼓励和支持所有吸烟者戒烟。药物和尼古丁替代治疗可有效增加长期戒烟率。但不推荐电子烟作为戒烟辅助工具。戒烟同时也应避免接触二手烟。

（2）预防感染　COPD 的加重可由多个因素促成，最常见的原因是呼吸道感染。避免或防止粉尘、烟雾及有害气体的吸入，减少空气污染暴露和职业暴露，注意个人防护，注意保暖，保持口腔清洁，避免呼吸道感染。可每年接种流感疫苗、肺炎球菌疫苗和百日咳疫苗（取决于当地指南），降低呼吸道感染的发病率，随之减少慢阻肺急性加重。在呼吸道传染病流行期间，尽量少去公共场所。

（3）心理支持　引导患者适应慢性病并以积极的心态对待疾病，其家属应该在精神上安慰、体贴和鼓励患者，提高患者战胜疾病的信心，缓解紧张焦虑的情绪，多与患者沟通，积极观察患者的病情状态。

（4）饮食指导　适当降低碳水化合物的供能比例，减少 CO_2 的生成，降低肺功能负荷，应适当限制谷薯类食物的摄入量，如米、面、糕点、甜食、粉条、粉丝等，适当增加肉、蛋、奶等动物性食物摄入。还应进食高蛋白食物，并补充维生素 A，应摄食绿色新鲜蔬菜、水果等。维持患者良好的营养状态和理想体重，增强机体免疫力。

烹饪方式宜选择清炖、蒸、拌、白切等，辛辣刺激的调味品都不适合 COPD 患者。保证食物质地软烂，口味清淡，容易消化，不对呼吸道造成刺激。

如无禁忌（心力衰竭、肾衰竭等），尽量保证水分摄入充足，不要等到口渴再喝水，因为水分不足会导致痰变黏稠不易咳出。

（5）运动指导　根据病情制订有效锻炼计划，可选择散步、太极拳、体操、上下楼、骑自行车等。开始运动 5min，每天 4～5 次，适应后延长至 20～30min，每天 3～4 次。一般 1～2 周后可使心肺功能逐渐改善。

（6）呼吸功能锻炼

① 缩唇呼吸：用鼻吸气，缩唇做吹口哨样缓慢呼气，在不感到费力的情况下，自动调节呼吸频率、呼吸深度和缩唇程度，以能使距离口唇 15～20cm 处与唇等高水平的蜡烛火焰随气流倾斜又不致熄灭为宜，每天 3 次，每次 30min。

工作任务 C-2　常见慢病会员的健康指导　　**221**

详见图 C-2-4-1 所示。

② 腹式呼吸：患者可取立位、平卧或半卧位，两手分别放于胸部和上腹部，用鼻吸入，尽量挺胸，呼气时用口呼出，同时收缩腹部，胸廓保持最小活动幅度，缓呼深吸，每分钟 7～8 次，每次 10～20min，每日 2 次，反复训练。详见图 C-2-4-2 所示。

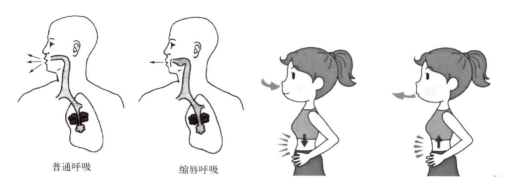

图 C-2-4-1　缩唇呼吸　　　　图 C-2-4-2　腹式呼吸

（7）氧疗指导　对于 COPD 患者特别是伴有慢性二氧化碳潴留的患者，应鼻导管低流量持续给氧，一般每分钟 1～2L，以避免二氧化碳潴留的加重和对呼吸的抑制。每日需要氧疗至少 12～15h，达到 12h 效果更佳。

四、能力训练

（一）操作条件

① 资料：《慢性阻塞性肺疾病诊治指南》和《中国慢性呼吸道疾病呼吸康复管理指南》。
② 设施设备：吸入装置、计算机系统等。
③ 环境：模拟药店。
④ 药店慢病管理服务流程。

（二）注意事项

1. 诊断为 COPD 之后，应遵医嘱坚持长期用药，不可随意停药。维持长期治疗有助于提高生活质量，减少慢阻肺急性加重次数，降低死亡风险。

2. 建议患者应每半年左右到医院进行肺功能等检查，了解病情进展。肺功能检查对慢阻肺的诊断、严重度评价、疾病进展、预后及治疗反应均有重要意义。

3. 如短期内出现咳嗽、咳痰或喘憋症状加重时，应减少活动，建议患者尽快联系医师或到附近医院就诊，严重者尽快拨打急救电话。

4. 如出现呼吸困难加重或嘴唇发紫、腿肿、腹胀、食欲差、胸痛、头晕、头疼或昏迷等症状时，提示存在并发症，应尽快就诊。

（三）操作过程

序号	实施步骤	操作方法及说明	注意事项/操作标准
1	确定COPD患者/高危患者	（1）查阅药店会员健康档案，筛查出COPD患者/高危患者 （2）对目标患者进行COPD健康教育	（1）筛查出所有COPD患者/高危患者 （2）可采取讲座、分享COPD相关视频、图文或一对一询问答疑方式进行
2	检测和收集健康数据	询问、检测、收集COPD患者/高危者的血压、既往病史、家族史、生活习惯、使用药品、工作特点等信息	（1）定期测量血压并记录准确 （2）与COPD危险因素相关的既往史、家族史、生活习惯、使用药品、药物吸入技巧掌握程度和工作特点记录应详尽
3	提取危险因素	根据《慢性阻塞性肺疾病诊治指南》中COPD发病重要危险因素分析COPD患者/高危患者健康数据，提取个人危险因素	（1）根据《慢性阻塞性肺疾病诊治指南》中COPD发病重要危险因素分析会员健康数据 （2）全面分析患者既往史、家族史、用药史、生活习惯和工作特点，结合患者用药情况提取个人危险因素
4	制订健康指导方案	根据个人危险因素制订相应健康指导方案	（1）根据《慢性阻塞性肺疾病诊治指南》和《中国慢性呼吸道疾病呼吸康复管理指南》制订健康指导方案，应包含COPD患者/高危患者所有危险因素对应指导内容 （2）鼓励和支持所有吸烟者戒烟。根据每位患者每日吸烟数量及吸烟习惯等，评估吸烟者的戒烟意愿后，帮助吸烟者在1~2周的准备期后采取"突然停止法"开始戒烟；戒烟时尽量避免使用电子烟替代疗法；必要时应用戒烟药物 （3）预防呼吸道感染，注意个人防护，注意保暖，可每年接种相关疫苗 （4）注意提醒家人观察患者的病情状态 （5）运动量由慢至快，由小至大逐渐增加，以不引起明显的呼吸困难为基础，以身体耐受情况为度 （6）平时可进行科学的呼吸运动，改善通气功能 （7）需定期评估患者使用吸入药物技巧 （8）患者应每半年左右到医院进行肺功能等检查，了解病情进展
5	执行健康指导方案	将健康指导方案形成打卡、任务、奖励等多种形式互动，让患者有计划地执行科学的健康方案	（1）建立会员健康指导方案执行记录 （2）督促患者每半年左右到医院进行肺功能等检查，并记录结果 （3）定期进行呼吸功能锻炼指导 （4）定期评估患者使用吸入药物技巧 （5）周期性督促患者健康打卡
6	健康动态跟踪及记录	定期跟踪并记录患者执行健康指导方案的情况，并结合效果改进健康指导方案	（1）定期评估患者使用吸入药物技巧 （2）详细记录患者呼吸困难发生频率，记录定期血压测量值、心脏功能等健康情况。提醒患者每半年左右到医院进行肺功能等检查。结合执行方案中出现问题，改进健康指导方案

工作任务C-2　常见慢病会员的健康指导　　**223**

【问题情境一】

患者，男，57 岁，诊断为 COPD，使用沙美特罗替卡松吸入气雾剂，症状控制良好，但近两天因家庭压力抽烟增多，在活动时出现气短症状，来药店咨询原因。

解答：经患者同意，将该患者信息录入慢病管理系统，详细询问并记录该患者的生活习惯、吸入药物技巧等。根据患者具体情况，制订健康指导方案。因患者以往吸入沙美特罗替卡松吸入气雾剂，症状控制良好，吸入药物技巧掌握良好，近两天抽烟增多，加重慢阻肺呼吸困难症状，可临时加用沙丁胺醇吸入气雾剂缓解症状。根据患者每日吸烟数量及吸烟习惯等，建议患者戒烟，可在 1～2 周的准备期后采用"突然停止法"开始戒烟，必要时应用戒烟药物。平时也应注意预防感染，不要有心理负担。平时可选择散步、太极拳、骑自行车等来运动，开始运动 5min，每天 4～5 次，适应后延长至 20～30min，每天 3～4 次。一般 1～2 周后可使心肺功能逐渐改善。平时也应锻炼呼吸功能，采用缩唇呼吸和腹式呼吸方式。建议患者去医院进行肺功能等检查。提醒患者定期打卡健康方案，记录自身健康状态。

【问题情境二】

患者，女，60 岁，患有 COPD，药物控制较好。听病友说缩唇呼吸法对疾病有好处，来店购买药物时向你咨询如何进行缩唇呼吸。请你对她进行指导。

解答：用鼻吸气，缩唇做吹口哨样缓慢呼气，在不感到费力的情况下，自动调节呼吸频率、呼吸深度和缩唇程度，以能使距离口唇 15～20cm 处与唇等高水平的蜡烛火焰随气流倾斜又不致熄灭为宜，每天 3 次，每次 30min。

（四）学习结果评价

序号	评价内容	评价标准	评价结果(是/否)
1	确定 COPD 患者/高危患者	能筛查出所有 COPD 患者/高危患者,不缺漏	
2	检测和收集健康数据	能询问、检测、收集 COPD 患者/高危患者的血压、既往病史、家族史、生活习惯、使用药品、工作特点等信息	
3	提取危险因素	能全面分析分析患者健康数据,提取个人危险因素	
4	制订健康指导方案	能根据个人危险因素制订相应个体化健康指导方案	
5	执行健康指导方案	能将健康指导方案形成打卡、任务、奖励等多种形式互动,让患者有计划地执行科学的健康方案	
6	健康动态跟踪及记录	能定期跟踪记录患者执行健康指导方案的情况,并结合效果改进健康指导方案	

五、课后作业

1. 简述腹式呼吸的技巧。

2. 患者，男，65 岁，患有 COPD，吸入沙美特罗替卡松吸入气雾剂，症状控制良好。近来天气转冷，来药店咨询平时应该注意点什么。请你对其提供健康指导。

职业能力C-2-5　能为冠状动脉粥样硬化性心脏病患者提供健康指导

一、核心概念

1. 地中海饮食

地中海饮食泛指希腊、西班牙、法国和意大利南部等处于地中海沿岸的南欧各国以蔬菜、水果、鱼类、五谷杂粮、豆类和橄榄油为主的饮食风格。

2. 正念疗法

正念疗法指对以正念为核心的各种心理疗法的统称，较为成熟的正念疗法包括正念减压疗法、正念认知疗法、辩证行为疗法和接纳与承诺疗法。正念疗法被广泛应用于治疗和缓解焦虑、抑郁、强迫、冲动等情绪心理问题，在人格障碍、成瘾、饮食障碍、人际沟通、冲动控制等方面的治疗中也有大量应用。

3. 阻塞性睡眠呼吸暂停低通气综合征

一种病因不明的睡眠呼吸疾病，临床表现有夜间睡眠打鼾伴呼吸暂停和白天嗜睡。由于呼吸暂停引起反复发作的夜间低氧和高碳酸血症，可导致高血压、冠心病、糖尿病和脑血管疾病等并发症及交通事故，甚至出现夜间猝死。

二、学习目标

1. 能指导冠心病患者/高危患者进行正确的血压监测。
2. 能执行冠心病患者/高危患者健康教育。
3. 能根据冠心病患者/高危患者的症状及危险因素制订健康指导方案并执行。

三、基本知识

1. 冠心病的健康教育

由冠心病慢病管理员负责冠心病患者的健康教育，不同人群的宣讲内容有所不同，详见表 C-2-5-1。

表 C-2-5-1　不同人群冠心病宣讲内容

人群	具体宣讲内容
正常人群	冠心病相关理论知识,如冠心病是什么,冠心病的发病机制、临床表现、紧急处理、诊断治疗等
冠心病的高危人群	1.冠心病相关理论知识:如冠心病是什么,冠心病的发病机制、临床表现、紧急处理、诊断治疗等 2.危险因素:介绍冠心病发病危险因素,如高血压、糖尿病、肥胖、高血脂、吸烟等 3.生活方式指导:包括饮食、运动、日常活动等
已确诊的冠心病患者	1.冠心病相关理论知识:如冠心病是什么,冠心病的发病机制、临床表现、紧急处理、诊断治疗等 2.危险因素:介绍冠心病发病危险因素,如高血压、糖尿病、肥胖、高血脂、吸烟等 3.生活方式指导:包括饮食、运动、日常活动等,并鼓励患者遵从处方,坚持药物治疗 4.心理教育:对患者进行心理教育,指导患者放松身心、减少压力 5.监测要求:冠心病可防可治,定期监测血压和心率,并强调长期随访的重要性

2. 冠心病的生活方式干预

（1）合理膳食　健康饮食可以减少冠心病患者的死亡率和不良事件的发生风险。

推荐患者采用地中海饮食模式,摄取足量的水果、蔬菜、豆类、纤维素、不饱和脂肪酸、坚果和鱼类,减少精细碳水、红肉、饱和脂肪酸以及乳制品的占比,合并高血压的患者还应限制盐的摄入。

冠心病患者饮食推荐：每日摄入蔬菜 300 ～ 500g,水果 200 ～ 400g,谷类 250 ～ 400g,胆固醇 < 300mg/d（约一个鸡蛋黄的含胆固醇量）,食用油 < 25g,每日饮水量至少 1200mL；每日食盐控制在 5g 以内；每天钾盐 ≥ 4.7g（含钾多的食物有坚果、豆类、瘦肉、桃、香蕉、苹果、西瓜、橘子等以及海带、木耳、蘑菇、紫菜等）。

老年冠心病患者饮食推荐：蔬菜和水果每日各摄入 ≥ 200g；纤维素每日摄入 35 ～ 45g,且以谷物类为主；坚果类每日摄入 30g；每周摄入鱼类 1 ～ 2 次；少量摄入瘦肉、低脂乳制品以及植物油；盐的摄入每日少于 5g；减少饱和脂肪酸和反式不饱和脂肪酸的摄入。

（2）运动康复　运动可提高心肺功能、改善血管内皮功能、延缓动脉粥样硬化发展进程、减少心肌重塑、降低血栓栓塞风险、改善心肌缺血、降低猝死风险。运动除减少冠心病患者心血管事件风险以外,还能改善其基础身体状态,对于防止跌倒、保持步行和改善肌肉力量和功能都有益处。在运动过程中,应密切关注心电情况和运动强度,避免运动损害和运动过量。

建议老年冠心病患者坚持轻中度的体育活动,例如日常步行、家务劳动,以及一周 1 ～ 2 次的体育锻炼。对于合并肥胖、关节炎等疾病的患者,应调整运动方案的组成,并通过增加频率、降低强度等方式避免产生损伤。太极拳、八段锦、五禽戏等中医健身锻炼方法结合了传统导引、吐纳的方法,注重练身、练气、练意三者之间的紧密协调，动作平稳缓和，对提高心脏病患者的活动耐量，改善生活质量有着积极的作用。

（3）体重管理　肥胖和超重是冠心病的独立危险因素。冠心病患者应适当控制体重，BMI 控制在 20～25kg/m²，可以减少心血管事件发生风险。腰围控制在男性≤90cm，女性≤85cm。

对于高龄老年患者（80 岁以上）来说，体重管理争议较大，超重乃至轻度肥胖的患者可能较正常 BMI 的患者有更低的死亡风险。

（4）良好生活习惯　冠心病患者应戒烟，避免被动吸烟和远离烟草环境。

不建议任何人出于预防心脏病的目的饮酒包，含少量饮酒，有饮酒习惯的患者原则上应该戒酒或者严格控制饮酒量。建议成年男性饮酒量≤25g/d（相当于啤酒 750mL，或葡萄酒 250mL，或高度白酒 50g，或 38 度白酒 75g）。成年女性饮酒量≤15g/d（相当于啤酒 450mL，或葡萄酒 150mL，或高度白酒 30g，或 38 度白酒 50g）。

（5）控制血压、调节血脂、控制血糖

①目标血压控制为≤130/80mm/Hg。

②目标糖化血红蛋白控制为＜7%。

③减少饱和脂肪酸占总热量的比例（＜7%）、反式脂肪酸和胆固醇的摄入（＜200mg/d），增加植物固醇的摄入（2g/d）。

（6）心理干预和睡眠管理　冠心病患者相较于健康人群更易有情绪和心理的失调。焦虑是冠心病患者的独立危险因素，多种精神心理问题会影响冠心病患者的预后。为患者介绍成功治疗的案例，提升其治疗自信心，改善焦虑、抑郁等负性情绪。随着"心身医学"的发展，为冠心病患者提供心理支持逐渐受到重视。基于正念干预可通过唤醒患者的内在专注力，接纳当下自我状态，从而缓解压力，提高治疗效果，促进疾病恢复。

冠心病患者的失眠患病率显著高于普通人群。这对冠心病患者的预后和生活质量造成非常恶劣的影响。而冠心病患者发生失眠与冠心病本身密切相关。对冠心病患者的睡眠健康教育有利于冠心病患者识别自身的睡眠问题，尤其要注意识别和发现阻塞性睡眠呼吸暂停低通气综合征，及时去医院就诊。

四、能力训练

（一）操作条件

① 资料：《老年冠心病慢病管理指南》《冠心病康复二级预防中国专家共识》和《心脏康复分级诊疗中国专家共识》。

② 设备设施：带秒针的手表、电子血压计、患者健康档案表、计算机系统等。

③ 环境：模拟药店。

④ 药店慢病管理服务流程。

（二）注意事项

1. 药师需掌握相关的提问技巧，尽量使用通俗语言。

2. 应收集患者年龄、性别、医疗保险、工作、民族等信息，需关注患者的民族和其宗教信仰的禁忌，在后续沟通中应注意规避禁忌。

3. 对患者基本情况进行评估，包括经济状况、疾病程度、用药情况、文化程度、运动习惯、生活习惯及饮食习惯等，结合患者出现的健康问题及治疗方案，制订有关健康指导的路径表，并持续跟进和随访。

（三）操作过程

序号	实施步骤	操作方法及说明	注意事项/操作标准
1	确定冠心病患者/高危患者	查阅药店会员档案，筛查出冠心病的患者和高危患者	（1）筛查所有冠心病患者/冠心病高危患者 （2）可采取患者教育讲座，一对一问答，微信交流等形式进行
2	询问、检测和搜集患者相关健康数据	询问、检测、收集冠心病患者的血压、血糖、心率、既往病史、家族史、生活习惯、使用药品、工作特点等信息	注意关注患者民族和宗教信仰禁忌
3	提取危险因素	根据我国人群冠心病发病重要危险因素分析冠心病高危患者健康数据，提取个人危险因素	数据分析应全面、准确
4	制订健康指导方案	根据个人危险因素制订相应健康指导方案	（1）健康指导方案需因人制宜，具有针对性 （2）对有焦虑、抑郁等负面情绪的冠心病患者使用正念干预相关方法提供心理支持，必要时建议患者到专业医疗机构就诊 （3）指导其关注血压、心率、血脂和血糖，可定期自测血压和心率
5	执行健康指导方案	有计划地执行患者健康指导方案	（1）定期安排健康讲座 （2）定期电话/微信回访 （3）适时采取有奖打卡等互动形式
6	动态跟踪与记录	定期跟踪和记录患者的复诊和执行健康指导方案的情况，并结合效果改进健康指导方案	（1）完整填写的患者健康档案需要定期认真分析，分析患者的血压、血糖、心率的情况，分析冠心病的情况是否稳定 （2）提醒患者定期复诊和健康体检

【问题情境一】

患者，女，66岁，诊断为冠心病，服用硫酸氢氯吡格雷片；血压略高，服用酒石酸美托洛尔片；有糖尿病史，服用二甲双胍；能按时服药，但是对长期服药及冠心病有一定的焦虑和担忧情绪。请问您作为慢病管理专员该如何处理？

解答： 经患者同意，搜集患者的相关信息及具体的用药情况，制订相关的患者健康指导方案。应照顾患者的焦虑和担忧情绪，鼓励患者使用正念疗法，正确看待慢病，必要时建议患者到专业医疗机构就诊；重视冠心病相关的健康教育，对患者予以重点辅导；强调冠心病、糖尿病和高血压可防可控，提醒患者定期复诊和健康体检。

【问题情境二】

患者，女，52 岁，诊断为冠心病，想要通过运动来改善健康，前来咨询。请你对其进行健康指导。

解答： 建议冠心病患者坚持轻中度的体育活动，例如日常步行、家务劳动，以及一周 1～2 次的体育锻炼。对于合并肥胖、关节炎等疾病的患者，应调整运动方案的组成，并通过增加频率、降低强度等方式避免产生损伤。也可采用太极拳、八段锦、五禽戏等中医健身锻炼方法

（四）学习结果评价

序号	评价内容	评价标准	评价结果（是/否）
1	确定冠心病患者/高危患者	能筛查出所有冠心病患者/高危患者，不缺漏	
2	询问、检测和搜集患者相关健康数据	能询问、检测、收集冠心病患者的血压、血糖、心率、既往病史、家族史、生活习惯、使用药品、工作特点等信息。尤其要关注民族和宗教信仰和禁忌	
3	提取危险因素	能全面分析分析患者健康数据，提取危险因素	
4	制订健康指导方案	能根据患者危险因素制订健康化个体方案	
5	执行健康指导方案	能与患者有效互动，指导患者根据既定的健康指导方案执行	
6	动态跟踪与记录	运用健康档案表询问患者的基本情况，并能根据患者患病阶段进行健康指导	

五、课后作业

1. 简述地中海饮食模式的特点。

2. 患者，男，59 岁，有饮酒史和抽烟史，体重偏胖，诊断为冠心病伴高血压，有冠心病和高血压的 3 年用药史。请你为其提供个性化的健康指导方案。

职业能力C-2-6　能为脑卒中患者提供健康指导

一、核心概念

1. 脑卒中 1-2-0 三步识别法

"1" 是指 "看到 1 张脸（口角歪）"，"2" 是指 "查两只胳膊（一侧不能抬）"，

"0"是指"聆（零）听语言（说话不清楚、大舌头）"。

2. FAST 快速评估法

"F"（Face）脸是指让患者微笑一下，如果微笑时面部不对称，提示患者面瘫；"A"（Arm）手臂是指让患者双手平举，如果 10s 内一侧肢体下落，提示肢体瘫痪；"S"（Speech）语言指让患者说一句较长的话，如果不理解、说话有困难或者找不到词，提示语言障碍；"T"（Time）指时间，如果上述三项有一项存在，请立即拨打急救电话 120。

3. 针灸疗法

针灸疗法指临床上头针和体针联用，帮助改善恢复期及后遗症期缺血性脑卒中患者言语、肢体功能及吞咽功能。

4. 推拿疗法

推拿疗法指在恢复期及后遗症期对脑梗死患者酌情运用推拿治疗以改善尿潴留、肢体功能和日常生活活动能力等。

5. 中医定向透药疗法

一项融合了中频药物导入技术、中频仿生按摩技术及热磁技术的综合治疗方法，可通过药物离子产生的定向推动力而发挥消炎、镇痛、疏经通络、松解粘连、改善微循环、缓解麻木及刺痛感等作用。

二、学习目标

1. 能指导急性脑卒中的快速识别。
2. 能执行脑卒中患者和高危患者的健康教育。
3. 能根据脑卒中患者/高危患者的症状及危险因素制定健康指导方案并执行。

三、基本知识

1. 脑卒中的三级预防

一级预防指针对具有脑卒中危险因素的人群，积极治疗危险因素，同时定期监测其他危险因素的发生并采取针对性措施，减少疾病发生。已经证明禁烟、限制膳食中的盐含量、多食新鲜水果蔬菜、有规律地进行身体锻炼、避免过量饮酒可降低罹患心血管疾病的危险。此外，还需要对糖尿病、高血压和高脂血症患者采取药物治疗，以减少心血管病危险并预防脑卒中。

二级预防指针对已发生过一次或多次脑卒中的患者，给予早期诊断和早期治疗，防止严重脑血管病发生，常用的 5 类降压药均可用于脑卒中二级预防；控制血压对脑卒中预防的效果显著。对病情稳定的脑卒中患者，仍然需要长期坚持服用抗高血压药物。对已经患有糖尿病等其他疾病的人员开展心血管疾病二级预防，这些干预措施与戒烟相结合，往往可以预防近 75% 的血管性反复发作事件。有效的二级预防是减少复发和死亡的重要手段。

三级预防指对脑卒中患者加强康复护理，防止病情加重。

2. 脑卒中健康教育

由脑卒中慢病管理员负责脑卒中患者的健康教育，不同人群的宣讲内容有所不同，详见表 C-2-6-1。

表 C-2-6-1　不同人群脑卒中宣讲内容

人群	具体宣讲内容
正常人群	脑卒中相关理论知识，如脑卒中是什么，脑卒中的发病机制、临床表现、紧急处理、诊断治疗等
脑卒中的高危人群	1. 脑卒中相关理论知识：脑卒中是什么，脑卒中的发病机制、临床表现、紧急处理、诊断治疗等 2. 介绍脑卒中发病危险因素：高血压、血脂异常、糖尿病、心房颤动或瓣膜性心脏病、吸烟史、明显超重或肥胖、缺乏运动、卒中家族史等8项 3. 脑卒中的高危人群指的是什么，如何控制脑卒中危险因素 4. 生活方式指导：包括饮食、运动、日常活动等 5. 急性期脑卒中的快速识别及呼救，溶栓和取栓的时间窗、获益和风险
已确诊的脑卒中患者	1. 脑卒中相关理论知识：脑卒中是什么，脑卒中的发病机制、临床表现、紧急处理、诊断治疗等 2. 介绍脑卒中发病危险因素：高血压、血脂异常、糖尿病、心房颤动或瓣膜性心脏病、吸烟史、明显超重或肥胖、缺乏运动、卒中家族史等8项 3. 脑卒中的高危人群指的是什么，如何控制脑卒中危险因素 4. 生活方式指导：包括饮食、运动、日常活动等，并鼓励患者遵从处方，坚持药物治疗 5. 心理教育：对患者进行心理教育，指导患者放松身心、减少压力 6. 急性期脑卒中的快速识别及呼救，溶栓和取栓的时间窗、获益和风险 7. 脑卒中的三级预防策略，脑卒中的康复和二级预防 8. 脑卒中恢复期及后遗症期中除了中药和中成药治疗外，还可以使用针灸疗法、推拿疗法、中医定向透药疗法等帮助恢复

3. 卒中患者的生活方式干预

（1）合理膳食　膳食种类多样化，适量补充蛋白质，增加新鲜蔬菜（400～500g/d）和水果（1～2个/天），增加膳食钙摄入（如低脂奶类及奶制品，部分患者需在医师指导下补充钙制剂），减少饱和脂肪酸和反式脂肪酸的摄入。

食用各种天然食物，减少深度加工食品，如高度精练食品、糖果、含糖饮料和加工肉类。对未限制钠摄入量的合并高血压患者，采用低盐饮食（食盐摄入量≤6g/d）或含钾代盐、地中海饮食。

（2）运动康复　按照适量、经常性和个体化的原则开展有规律的锻炼。除日常生活活动外，每周4～7天参加中等强度的运动（如快步走、慢跑、游泳、骑自行车），每次至少10min，每周至少150min。

对存在运动功能障碍、有受伤风险或合并其他疾病（如心脏病）的患者，医疗保健专业人员（物理治疗师、心脏康复专业人员）监督执行常规康复之外的锻炼计划。

避免久坐，每30min进行1次轻微运动或至少站立3min。

工作任务C-2　常见慢病会员的健康指导　　**231**

（3）体重管理　控制体重，保持 BMI 指数 18.5 ～ 24.9kg/m²；或女性腰围 < 88cm，男性腰围 < 102cm。如有必要，可咨询营养师，为超重患者制订个性化、健康的减肥计划。

（4）养成良好生活习惯　有吸烟史的患者应戒烟，可结合药物疗法和行为疗法制订戒烟方案。采用激励性干预、劝告、尼古丁替代产品或口服戒烟药物的手段戒烟。避免被动吸烟，远离吸烟场所。

不建议任何人出于预防心脏病的目的饮酒，包含少量饮酒，有饮酒习惯的患者原则上应该戒酒或者严格控制饮酒量。建议成年男性饮酒量 ≤ 25g/d（相当于啤酒 750mL，或葡萄酒 250mL，或高度白酒 50g，或 38 度白酒 75g）。成年女性饮酒量 ≤ 15g/d（相当于啤酒 450mL，或葡萄酒 150mL，或高度白酒 30g，或 38度白酒 50g）。

（5）控制血压、调节血脂、控制血糖　规范测量血压，使用经过认证的全自动电子血压计测量血压，测量时取坐位，静息 5min 后，连续测量 3 次，取平均值。家庭自测血压时需连续测量 5 天，早晚各测 1 次。

血压控制目标为 < 140/90mmHg，可耐受的情况下可降至 < 130/80mmHg。同时合并高血压和糖尿病患者的血压控制目标为 < 130/80mmHg。

对合并糖尿病患者，根据不良事件风险、患者特征和喜好制订个体化血糖控制目标。

糖化血红蛋白（HbA1c）控制目标为 < 7%（空腹血糖或餐前血糖目标为4.0 ～ 7.0mmol/L，餐后 2h 血糖目标为 5.0 ～ 10.0mmol/L）。

年轻、预期寿命长、未发生低血糖或其他严重不良反应、无严重心血管疾病、糖尿病病史短的患者，HbA1c 控制目标为 < 6.5%（平均血糖为 7.8mmol/L）；预期寿命短、有严重低血糖史、存在严重的微血管或大血管并发症或其他严重并发症、糖尿病病史长且药物治疗难以控制血糖的患者，HbA1c 控制目标可提高到8.0%（平均血糖为 10.2mmol/L）。

低密度脂蛋白胆固醇（LDL-C）控制目标为 < 1.8mmol/L（70mg/dL）或至少降低 50%。对非心源性缺血性脑卒中患者，虽然已达到 LDL-C < 1.8mmol/L（70mg/dL）或至少降低 50%，还需要使 LDL-C 进一步降低 30%。

（6）心理干预和睡眠管理　保持规律作息和良好睡眠，至少保证 6h 高质量连续睡眠。

避免负性情绪，培养抗压能力，可利用心理咨询等措施减轻精神压力。

四、能力训练

（一）操作条件

① 资料：《中国脑卒中防治报告 2020》《脑卒中防治科普宣教专家共识》和

《基层冠心病与缺血性脑卒中共患管理专家共识2022》。

② 设备设施：带秒针的手表、电子血压计、患者健康档案表、计算机系统等。

③ 环境：模拟药店。

④ 药店慢病管理服务流程。

（二）注意事项

1. 对患者基本情况进行评估，包括经济状况、疾病程度、用药情况、文化程度、运动习惯、生活习惯及饮食习惯等，结合患者出现的健康问题及治疗方案，制订有关健康指导的路径表，并持续跟进和随访。

2. 对于心脑共患的患者，改善预后主要是预防心肌梗死、脑卒中、死亡等不良心血管事件的发生。除药物治疗外，心血管病危险因素的日常管理、饮食及生活方式管理非常重要，应着重提醒。

（三）操作过程

序号	实施步骤	操作方法及说明	注意事项/操作标准
1	确定脑卒中患者/高危患者	查阅药店会员档案，筛查出脑卒中的患者和高危患者	（1）筛查所有脑卒中患者/脑卒中高危患者 （2）可采取患者教育讲座，一对一问答，微信交流等形式进行
2	询问、检测和搜集患者相关健康数据	询问、检测、收集脑卒中患者/脑卒中高危患者的血压、血糖、心率、血脂、既往病史、家族史、生活习惯、使用药品、工作特点等信息	关注患者民族和宗教信仰禁忌
3	提取危险因素	根据脑卒中人群重要危险因素分析健康数据，提取个人危险因素	准确告知脑卒中的典型症状及识别方法。一旦发生脑卒中，应尽早识别，立即呼叫急救系统并转运到适合的医院及时就诊
4	制订健康指导方案	根据个人危险因素制订相应健康指导方案	（1）膳食种类多样化 （2）按照适量、经常性和个体化的原则开展有规律的锻炼 （3）超重和肥胖者应通过改善生活方式及饮食习惯、增加身体活动等措施减轻体重 （4）建议吸烟者应戒烟，不吸烟者避免被动吸烟和远离烟草环境；有饮酒习惯的患者原则上应该戒酒或者严格控制饮酒量
5	执行健康指导方案	有计划地执行患者健康指导方案	（1）定期安排健康讲座 （2）定期电话/微信回访 （3）有奖打卡等互动形式
6	动态跟踪与记录	定期跟踪和记录患者的复诊和执行健康指导方案的情况，并结合效果改进健康指导方案	（1）完整填写的患者健康档案需要定期认真分析，分析患者的血压、血脂、血糖、吸烟史、肥胖情况、运动情况，分析脑卒中的情况是否稳定；尤其是已经确诊为脑卒中和冠心病共病的患者 （2）提醒患者定期复诊和健康体检

工作任务C-2　常见慢病会员的健康指导　　233

【问题情境一】

患者，男，58岁，工作较忙，诊断为冠心病，既往有高血压和糖尿病史，家族有脑卒中史，血脂正常，有吸烟史，无饮酒史，周末运动不固定，体重正常，按时服药，但对血压和血糖的监测不固定。请问您作为慢病管理专员应该如何处理？

解答： 经患者同意，搜集患者的相关信息及具体的用药情况，制订个性化的患者健康指导方案；重视冠心病、脑卒中相关的健康教育，对患者予以重点辅导；强调冠心病、糖尿病和脑卒中可防可控，提醒患者定期复诊和健康体检；针对患者目前的情况，重点提醒患者应重视心血管病危险因素的日常管理：规范血压常规监测，每季度监测糖化血红蛋白，针对患者目前的情况，重点给予饮食及生活方式的管理指导。

【问题情境二】

患者，45岁，男性，自述头痛来门店购头痛药。微笑时面部不对称，口眼略歪斜，有高血压、糖尿病史，无血脂异常，无其他不适。请问您作为慢病管理专员应该如何处理？

解答： 经患者同意，用电子血压表测量血压和心率。用 FAST 快速识别法识别卒中症状，向患者说明脑卒中的主要发病表现、危害和时间窗，提醒患者识别脑卒中的风险，协助患者就医或拨打120。

（四）学习结果评价

序号	评价内容	评价标准	评价结果（是/否）
1	确定脑卒中患者/高危患者	能筛查出所有脑卒中患者/高危患者，不缺漏	
2	询问、检测和搜集患者相关健康数据	能询问、检测、收集脑卒中患者的血压、血糖、心率、既往病史、家族史、生活习惯、使用药品、工作特点等信息。尤其要关注其民族和宗教信仰和禁忌	
3	提取危险因素	能全面分析分析患者健康数据，提取危险因素	
4	制订健康指导方案	能根据患者危险因素制订健康化个体方案	
5	执行健康指导方案	能与患者有效互动，指导患者根据既定的健康指导方案执行	
6	动态跟踪与记录	运用健康档案表询问患者的基本情况，并能根据患者患病阶段进行健康指导	

五、课后作业

1. 简述 FAST 快速识别法。

2. 患者，女，59岁，无抽烟史和饮酒史，体重正常，诊断为脑卒中伴冠心病，有糖尿病史，体重正常，如何制订个性化的健康指导方案？

职业能力C-2-7　能为其他慢病患者提供健康指导

一、核心概念

1. 中心性肥胖

中心性肥胖指患者体内脂肪沉积是以心脏、腹部为中心发展的一种肥胖类型，通常指成年男性腰围≥90.0cm、女性腰围≥85.0cm。

2. 终止高血压饮食

终止高血压饮食指从美国大型高血压防治计划发展而来的膳食模式，强调增加蔬菜、水果、低脂（或脱脂）奶、全谷类食物摄入，减少红肉、油脂、精制糖及含糖饮料摄入，进食适量的坚果、豆类。

3. 作业疗法

作业疗法指有选择性和目的性地应用与日常生活、工作、学习和休闲等有关的各种活动来治疗患者躯体、心理等方面的功能障碍。其目的是使患者最大限度地恢复或提高独立生活和劳动的能力，使其作为家庭和社会一员过着有意义的生活。

4. 骨质疏松性骨折

骨质疏松性骨折指受到轻微创伤（相当于从站立高度或更低的高度跌倒）即发生的骨折，是骨质疏松症的严重后果。骨质疏松性骨折的常见部位包括椎体、前臂远端、髋部、肱骨近端和骨盆等，其中椎体骨折最为常见。骨质疏松性骨折的危害很大，是老年患者致残和致死的主要原因之一。

二、学习目标

1. 能执行肥胖和超重患者的健康教育。
2. 能执行骨质疏松患者和高危人群的健康教育。
3. 能根据肥胖和超重患者的症状及危险因素制订健康指导方案并执行。
4. 能根据骨质疏松和骨质疏松症患者的症状及危险因素制订健康指导方案并执行。

三、基本知识

1. 肥胖的三级预防

一级预防指针对容易发生肥胖的高危人群，通过生活方式干预，如改造环境、促进健康的饮食和规律运动等，预防超重和肥胖的发生。

二级预防指对已经确诊为超重和肥胖的个体进行并发症评估，通过积极的生活方式干预阻止体重的进一步增加，并防止肥胖相关并发症的发生，必要时可考虑使用药物减轻体重。

三级预防指采用生活方式干预、膳食管理联合减重治疗的方式，实现减轻体重或改善肥胖相关并发症、预防疾病进一步发展的目标，必要时可采用代谢性手术治疗。

2. 骨质疏松症防治

初级预防指对尚无骨质疏松症但具有骨质疏松症危险因素者，应防止或延缓其发展为骨质疏松症并避免发生第一次骨折。

骨质疏松症二级预防及治疗指对已有骨质疏松症或已经发生过脆性骨折的患者，防治目的是避免发生骨折或再次骨折。

3. 肥胖和骨质疏松的健康教育

由肥胖和骨质疏松的慢病管理员负责肥胖和骨质疏松患者的健康教育，不同人群的宣讲内容有所不同，详见表 C-2-7-1。

表 C-2-7-1　不同人群肥胖和骨质疏松宣讲内容

人群	具体宣讲内容
正常人群	1. 肥胖／超重的相关理论知识：肥胖和超重是什么，肥胖／超重的流行状况和主要影响因素；肥胖／超重的危害；肥胖／超重的筛查和诊断方法 2. 骨质疏松症的相关理论知识：骨质疏松症是什么，骨质疏松症的定义和分类；骨质疏松症的危害；骨质疏松症的筛查和诊断方法
肥胖／超重／骨质疏松症的高危人群	1. 肥胖／超重的相关理论知识：肥胖和超重是什么，肥胖／超重的流行状况和主要影响因素；肥胖／超重的危害；肥胖／超重的筛查和诊断方法 2. 骨质疏松症的相关理论知识：骨质疏松症是什么，骨质疏松症的定义和分类；骨质疏松症的危害；骨质疏松症的筛查和诊断方法 3. 危险因素：介绍肥胖／超重／骨质疏松症发病危险因素 4. 生活方式指导：包括饮食、运动、日常活动等 5. 骨质疏松症的临床表现 6. 肥胖的三级预防策略
已确诊的肥胖／超重／骨质疏松症的患者	1. 肥胖／超重的相关理论知识：肥胖和超重是什么，肥胖／超重的流行状况和主要影响因素；肥胖／超重的危害；肥胖／超重的筛查和诊断方法 2. 骨质疏松症的相关理论知识：骨质疏松症是什么，骨质疏松症的定义和分类；骨质疏松症的危害；骨质疏松症的筛查和诊断方法 3. 危险因素：介绍肥胖／超重／骨质疏松症发病危险因素及风险评估 4. 生活方式指导：包括饮食、运动、日常活动等 5. 骨质疏松症的临床表现：疼痛、脊柱变形、骨折 6. 肥胖的三级预防策略 7. 骨质疏松症的防治：应贯穿于生命全过程 8. 骨质疏松症的康复治疗：运动疗法、作业疗法

4. 肥胖／超重患者的生活方式干预

（1）营养干预　营养干预是生活方式干预的核心。营养干预的核心原则是基于能量的精准评估，使患者的能量代谢负平衡。

常见体重控制膳食方法有终止高血压饮食，地中海饮食，低血糖指数饮食，营养代餐，低碳水化合物饮食，限能量膳食等。

（2）运动干预　对无运动禁忌的患者，采取不同的运动量建议。对于儿童青少年，建议每周进行中等强度、全身性有氧运动至少150min，每天运动30～60min，每周运动4～7天。对于成年人，建议每周进行适当中低强度有氧运动至少150min，每天运动30～90min，每周运动3～7天。对于老年人，建议每周进行适当中低强度有氧运动至少150min，每周3～5天。对于孕产妇，建议每天进行中低强度有氧运动15～30min，以步行、游泳、水中运动为主。

（3）认知和行为干预　改变患者对肥胖和体重控制的观点和知识，建立信念，采取有效减轻并维持健康体重的行为措施。

5. 骨质疏松症患者的生活方式干预

（1）加强营养，均衡膳食　建议摄入富钙、低盐（5g/d）和适量蛋白质，每日蛋白质摄入量控制为1.0～1.2g/kg，日常进行抗阻训练的老年人每日蛋白质摄入量为1.2～1.5g/kg。动物性食物摄入总量应争取达到平均120～150g/d，推荐摄入牛奶300～400mL/d或蛋白质含量相当的奶制品。戒烟、限酒，避免过量饮用咖啡及碳酸饮料。

（2）充足日照　直接暴露皮肤于阳光下接受足够紫外线照射。注意避免涂抹防晒霜，但需防止强烈阳光照射灼伤皮肤。

（3）规律运动　增强骨骼强度的负重运动，包括散步、慢跑、太极、瑜伽、跳舞和打乒乓球等活动；增强肌肉功能的运动，包括重量训练和其他抵抗性运动。在日常活动中，采取清除室内障物、安装扶手等方式避免跌倒。

四、能力训练

（一）操作条件

① 资料：《原发性骨质疏松症诊疗指南（2022）》《中国居民肥胖防治专家共识》。

② 设备设施：患者健康档案表、计算机系统等。

③ 环境：模拟药店。

④ 药店慢病管理服务流程。

（二）注意事项

1. 骨质疏松症的治疗是一个长期的过程，在接受治疗期间应建议患者对疗效好坏、钙和维生素D摄入是否充足、药物不良反应，以及对治疗的依从性和新出现的可能改变治疗预期效果的共患病等情况进行监测。

（三）操作过程

序号	实施步骤	操作方法及说明	注意事项/操作标准
1	确定患者/高危患者	查阅药店会员档案,筛查出肥胖/超重/骨质疏松症的患者和高危患者	(1)筛查所有肥胖/超重/骨质疏松症高危患者 (2)可采取患者教育讲座,一对一问答,微信交流等形式进行
2	询问、检测和搜集患者相关健康数据	询问、检测、收集肥胖/超重/骨质疏松症患者的身高、体重、骨密度、既往病史、家族史、生活习惯、使用药品、工作特点	关注患者民族和宗教信仰禁忌
3	提取危险因素	根据肥胖/超重/骨质疏松症患者重要危险因素分析健康数据,提取个人危险因素	分别提取不可控因素和可控因素,对于可控因素应重点分析
4	制订健康指导方案	根据个人危险因素制订相应健康指导方案	(1)肥胖/超重的指导方案包括肥胖/超重的三级预防,营养干预、运动和心理支持干预 (2)骨质疏松症的防治措施主要包括基础措施、药物干预和康复治疗
5	执行健康指导方案	有计划地执行会员健康指导方案	(1)定期安排健康讲座 (2)定期电话/微信回访 (3)有奖打卡等互动形式
6	动态跟踪与记录	定期跟踪和记录患者的复诊和执行健康指导方案的情况,并结合效果改进健康指导方案	(1)完整填写的患者健康档案需要定期认真分析,分析患者的血压、血脂、血糖、吸烟史、肥胖情况、运动情况 (2)提醒患者定期复诊和健康体检

【问题情境一】

患者小李,男,48岁,有高血压病史和抽烟史,体型偏胖,BMI指数30kg/m²。前来咨询如何采用运动方法改善健康,请你对他进行健康指导。

解答:经患者同意,搜集患者的相关信息(身高、体重等)及具体的用药情况。根据其实际情况,推荐每周进行适当中低强度有氧运动至少150min,每天运动30～90min,每周运动3～7天。

【问题情境二】

患者小秦,女,60岁,有高血压伴糖尿病病史10年,服药史10年,目前血糖和血压控制得宜;骨质疏松症史6年,目前没有服用骨质疏松药物,无抽烟和饮酒史,无其他重大疾病,血常规和尿常规复查正常。请问你该为她介绍哪些骨质疏松的生活方式干预方法?

解答:经患者同意,搜集患者的相关信息(身高、体重等)及具体的用药情况,针对患者目前的情况,重点给予饮食及生活方式的管理指导。加强营养,均衡膳食:建议摄入富钙、低盐(5g/d)食品和适量蛋白质;戒烟、限酒,避免过量饮用咖啡及碳酸饮料;充足日照,直接暴露皮肤于阳光下接受足够紫外线照射,但应注意避免涂抹防晒霜,但需防止强烈阳光照射灼伤皮肤。规律运动,增强骨骼强度的负重运动，包括散步、慢跑、太极、瑜伽、跳舞和打乒乓球等活动，避免跌倒。

（四）学习效果评价

序号	评价内容	评价标准	评价结果（是/否）
1	确定肥胖/超重/骨质疏松症患者/高危患者	能筛查出所有肥胖/超重/骨质疏松症患者，不缺漏	
2	询问、检测和搜集患者相关健康数据	能询问、检测、收集肥胖/超重/骨质疏松症患者的体重、身高、骨密度、既往病史、家族史、生活习惯、使用药品、工作特点等信息。尤其要关注其民族和宗教信仰和禁忌	
3	提取危险因素	能全面分析分析患者健康数据，提取危险因素	
4	制订健康指导方案	能根据会员危险因素制订健康化个体方案	
5	执行健康指导方案	能与患者有效互动，指导患者根据既定的健康指导方案执行	
6	动态跟踪与记录	运用健康档案表询问患者的基本情况，并能根据患者患病阶段进行健康指导	

五、课后作业

1. 简述肥胖的三级预防策略。

2. 小蔡，男，60岁。糖尿病史3年，有吸烟史，不饮酒，身高170cm，体重80kg，腰围95cm。血压正常，血脂偏高无用药史，最近经常出现腰背疼痛，夜间加重并伴有痉挛。请你作为慢病管理员为其制订个性化的健康指导方案。

工作任务C-3 常见慢病会员的信息维护

职业能力C-3-1 能采集慢病会员的信息

一、核心概念

信息收集

信息收集指通过各种方式获取所需要的信息。信息收集是信息得以利用的第一步，也是关键的一步。信息收集工作的好坏，直接关系到整个信息管理工作的质量。

二、学习目标

1. 能结合患者访谈准确辨别慢病病种。
2. 能正确填写慢病会员档案。
3. 能根据采集到的会员信息按照慢病病种进行分类整理。
4. 能把慢病会员信息导入慢病健康管理系统。

三、基本知识

1. 信息收集方法

（1）访谈法 指调查者根据调查需要向访谈者提出相关问题，并根据回答收集材料，以此用于学术研究的方法。与文献研究法、数据分析法等的研究方式不同，访谈法的研究对象是"人"，整个研究工作都需要围绕着人进行，是一项直接从受众身上得到所需数据或结论，并作用于研究对象的方法。

多数情况下，访谈法更多地被应用于心理学研究，但随着研究需要的扩大，现在有许多其他学科也将访谈法视为重要的研究方法。慢病会员信息的采集最常用的访谈法主要有面对面访谈、电话访谈、个别访谈。

（2）直接观察法 指由观察者到现场对观察对象进行直接观察、检查、测量

240 模块C 药店慢病会员管理维护

或计数而取得资料的一种形式。观察者基本上是单方面进行观察获得，如在全身体检中，通过观察者的视、听、触、叩、嗅等，对被观察者进行体格检查、实验室检查、器械检查等；生长发育调查中，调查员直接对儿童进行身高、体重等的测量。本方法取得的资料较为真实可靠，但所需人力、物力、财力较多。在实际调查中，访谈法与直接观察法常结合使用，互相补充。

（3）调查问卷法　指调查者通过统一设计的问卷来向被调查者了解情况，征询意见的一种资料收集方法。问卷是指为了调查和统计用的一种问题表格，是常用的一种收集资料的工具。健康问卷又称健康危险因素调查问卷，是进行健康信息收集的常用工具。问卷的主要用途是收集个体健康危险因素的信息，进行评价，收集群体相关信息，确定健康影响因素，了解服务对象的需求等。一份设计完好的问卷应做到语言表述规范、精炼、明确，问卷结构合理，调查项目完整，说明详尽易懂。

2. 慢病会员档案的内容

（1）一般资料　包括姓名、性别、民族、血型、文化程度、宗教、婚姻状况、职业、收入、居住地址、联系方式等。

（2）目前健康状况　包括会员自主健康状况、目前现病史、家族史、婚育史等。

（3）健康行为资料　包括吸烟、饮酒、饮食结构、体育锻炼、睡眠、既往健康状况、就医行为、心理健康状况、体检指标（身高、体重）等。

3. 慢病管理系统的内容

（1）健康档案　为慢性病患者建立的管理档案，档案涵盖患者的门诊、住院、体检、随访、投诉、咨询等各方面档案信息查询、管理。

（2）慢病分级　系统根据慢性病不同病种，依据国家慢性病分级评估标准设计，为药店构建慢病患者分级管理。

（3）随访跟踪　基于慢病分级，针对不同群体，采取不同的随访方式及干预措施。为慢性病患者制订出个性化、切实可行的诊疗、康复和回访计划。

（4）健康干预　支持依从性教育及患者自我监测。

（5）先进的运动管理　运动疗法是慢性病治疗的两大基石之一。其原则是因人而异、量力而为、循序渐进、持之以恒。身体条件好的患者，可以慢跑、跳绳、上楼梯、爬山、骑自行车、游泳、跳韵律操等。

（6）智能化的饮食管理　结合患者的实际情况，为慢性病患者制订合理的饮食计划。对患者每天的饮食做出适当的指导并长期跟踪、调整，系统根据食物营养模型和热量模型，自动计算患者摄入食物的营养成分和热量，使得慢性病患者的饮食得以科学、合理地控制。

（7）用药及病情管理　可以将患者日常用药和病情情况在系统中进行记录，由后台结合慢性病患者的实际情况，对患者的用药和病情进行指导。帮助患者正确用药，更好地进行治疗和康复。

四、能力训练

（一）操作条件

① 资料：《慢病会员档案》《全国慢性病预防控制工作规范》。
② 设施设备：记号笔、计算机、慢病管理系统等。
③ 环境：模拟药店。
④ 采集慢病会员信息的流程。

（二）注意事项

1. 责任单位采集、利用、管理人口健康信息应当按照法律法规的规定，遵循医学伦理原则，保证信息安全，保护个人隐私。
2. 慢病会员信息核实要认真细心，避免出现错误。

（三）操作过程

序号	实施步骤	操作方法及说明	注意事项/操作标准
1	店员接待顾客	（1）主动热情接待顾客 （2）将慢病顾客身体问题告知慢病专员	（1）接待顾客时要主动热情，并详细询问相关问题 （2）告知慢病专员患者的相关疾病信息
2	慢病专员录入慢病会员档案	（1）根据慢病管理系统及慢病会员档案相关问题进行询问 （2）准确录入信息，并对错误信息进行识别	（1）慢病会员信息采集时要询问患者双亲、兄弟姐妹以及子女的健康情况，特别要询问是否有与患者患有同样的疾病 （2）慢病会员信息采集既往史包括患者既往的健康状况和过去曾经患过的疾病、外伤手术、预防注射、过敏史，特别是与现病有密切关系的疾病 （3）准确辨别确定慢病病种，填写慢病会员档案 （4）录入数据时，应遵循便于录入，便于核查，便于分析的原则 （5）将数据录入慢病会员档案
3	慢病专员核查数据	（1）检查原始数据的准确性 （2）检查原始数据的完整性	（1）认真核查慢病会员信息，不完整的需要再重新录入 （2）将原始数据与录入的数据一一核对，更正错误 （3）所采集的信息应当严格实行信息复核程序，避免重复采集、多头采集
4	慢病专员整理信息	（1）根据会员信息资料按照慢性病的不同类别进行分类 （2）按照不同的慢病对会员信息进行汇总和编辑	（1）根据慢病会员档案资料的性质、内容或特征进行分类，将相同或相近的资料合为一类，将相异的资料区别开来 （2）按照研究目的和要求，对分类后的资料进行汇总和编辑，使之成为能反映研究对象客观情况的系统、完整、集中、简明的材料

242　模块C　药店慢病会员管理维护

续表

序号	实施步骤	操作方法及说明	注意事项/操作标准
5	慢病专员储存信息	（1）把慢病会员信息录入慢病管理系统 （2）按照不同慢病进行慢病会员档案的储存	（1）不得将人口健康信息在境外的服务器中存储，不得托管、租赁在境外的服务器 （2）慢病专员根据《全国慢性病预防控制工作规范》要求的数据存储、容灾备份和管理条件进行核实，并予以整改，建立可靠的健康信息容灾备份工作机制，定期进行备份和恢复检测，确保数据能够及时、完整、准确恢复

【问题情境一】

现某慢病专员针对慢病会员进行信息采集后，发现在既往家族遗传史一栏没有信息，出现这种情况应该如何处理？

解答：慢病专员对现有的该慢病会员信息进行核查，查看数据的完整性和准确性。根据采集慢病会员信息的原则提醒店员相关要求，并予以整改，认真核查慢病会员信息，不完整的需要向会员核实后再重新录入。

【问题情境二】

现某慢病专员在将慢病会员信息录入慢病管理系统时忘记保存，导致系统内没有数据，请问出现这种情况应该如何处理？

解答：慢病专员根据该慢病会员原始数据进行再次录入，为避免雷同情况再次发生，根据《全国慢性病预防控制工作规范》要求的数据存储、容灾备份和管理条件进行核实，并予以整改，建立可靠的健康信息容灾备份工作机制，定期进行备份和恢复检测，确保数据能够及时、完整、准确恢复。

（四）学习结果评价

序号	评价内容	评价标准	评价结果（是/否）
1	店员接待顾客	能将慢病顾客引导至慢病专员处	
2	慢病专员录入慢病会员档案	能填写慢病会员档案	
3	慢病专员核查数据	能将采集数据和原始数据一一对应进行核实	
4	慢病专员整理信息	能根据会员信息资料按照慢性病的不同病种进行分类整理	
5	慢病专员储存信息	能正确将信息录入慢病管理系统并依据相关要求对慢病会员信息进行备份	

五、课后作业

1. 简述信息收集的方法。

2. 某药店欲对一高血压慢病会员进行信息采集后，发现该患者家族史一栏中没有信息，请问这种情况应该如何处理？

职业能力C-3-2　能管理慢病会员的信息

一、核心概念

1. 信息管理

信息管理指人类综合采用技术的、经济的、政策的、法律的和人文的方法和手段对信息流进行控制，以提高信息利用效率、最大限度地实现信息效用价值为目的的一种活动。

2. 信息利用

信息利用指以提高科学决策和便民服务水平为目的而对信息加以利用。

二、学习目标

1. 能根据慢病信息管理的基本原则管理慢病会员信息。
2. 能进行慢病会员信息的日常维护与更新。
3. 能正确使用慢病会员信息。

三、基本知识

1. 慢病信息管理的基本原则

（1）立足服务、务求实效　以向居民提供经济、有效、便捷、持续的慢病干预、指导、管理和服务为目的，注重慢病信息管理工作的公平、效率和可及性。

（2）统筹规划、分步实施　统筹兼顾，充分考虑不同地区和城乡社会经济发展的差异，制订相应的政策措施；分步实施，稳步推动城乡慢病信息管理工作的协调发展。

（3）统一标准、规范管理　按照"统一工作规范、标准信息编码、开放技术接口"的要求，实现信息的交流和互换，规范慢病信息管理工作。

（4）因地制宜、优化资源　在现有的工作基础上，充分利用现在居民健康档案、设备技术和人员等卫生资源，因地制宜，建立和完善慢病信息管理系统，避免浪费和重复建设。

（5）信息共享、分级管理　以居民健康档案为核心，建立不同层次的信息交换平台，实现信息共享，满足不同主体对慢病信息的需求；根据职责分工，制订慢病信息使用的分级管理制度。

2. 慢病会员的信息日常维护与更新

慢病会员信息日常维护包括新会员激活、生日祝福、会员日、会员积分、定期通信等方式，应当结合企业服务和管理工作需要对信息需要不断更新，确保信

244　模块C　药店慢病会员管理维护

息处于最新，连续、有效状态。慢病会员信息更新的方式包括通过慢病会员主动就诊更新信息、通过电话访谈对居民健康信息进行更新、通过其他方式更新健康信息，如居民健康体检等。

3. 慢病会员信息的利用

慢病会员信息的利用包括个体和群体层面。在个体层面，主要是利用个人的健康信息分析、评价其健康状况和主要的健康危险因素，科学制订个人健康管理计划，提出具体的健康改善目标和健康管理指导方案，并针对健康危险因素的发展趋势进行相应的生活行为方式干预指导。个体层面的健康信息还可用来进行动态的健康管理效果评价，如心脑血管病、糖尿病等慢性病管理有效性的评价。在群体层面，主要利用群体健康信息，分析、汇总和评估一个特定群体的主要健康问题、危险因素和目标人群，为制订总体干预计划提出依据，提供健康的指导建议和相关的健康需求参考资料，通过各种方式，切实落实有效的干预措施，达到最大的防治疾病和改善健康的效果。群体健康信息还可提供基础数据和结果数据，评价人群健康管理效果，以促进健康管理工作的完善和科学发展。

4. 慢病会员专案管理

糖尿病、高血压、高脂血症等慢病患者群都需要长期的药物治疗与维持，但是很多患者在按时服药和定期关键指标检测等方面的医嘱顺从度较差，导致关键指标如血糖、血压控制不理想。针对部分优质慢病会员，提供用药疗效追踪等药学服务，提醒会员重视指标控制和按时服药，引导会员适量运动，为会员介绍最新的食疗菜谱，为会员排解心理压力。连锁总部可以和专业医疗机构的专家合作，将每次回访的程序流程化，将每次沟通的内容标准化，提供更优质的服务。

四、能力训练

（一）操作条件

① 资料：《慢性病健康管理规范》《全国慢性病预防控制工作规范》、会员回访记录表。

② 设施设备：记号笔、计算机、慢病管理系统等。

③ 环境：模拟药店。

④ 慢病会员信息管理的流程。

（二）注意事项

1. 慢病会员信息利用单位或个人不得超出授权范围利用和发布会员健康信息，不得将获得的会员健康信息擅自提供给他人利用，不得用于危害公民权益、社会秩序和国家安全的用途。

2. 责任单位应当提供慢病会员信息的查询和复制服务，并提供安全的信息查询和复制渠道，保证个人隐私信息不被非授权泄露。

（三）操作过程

序号	实施步骤	操作方法及说明	注意事项／操作标准
1	慢病专员更新慢病会员信息	（1）慢病会员主动与慢病专员交流更新信息 （2）慢病专员通过电话咨询慢病会员	（1）正确更新慢病会员身体健康状况 （2）正确更新慢病会员新增疾病及用药情况
2	店员维护会员	（1）送生日祝福 （2）开展会员日促销活动 （3）定期回访会员 （4）兑换会员积分	（1）会员生日当天发送祝福信息 （2）避开会员的工作、休息、学习、就餐时间 （3）确定回访主题及时间 （4）定期对会员进行回访并填写会员回访记录表
3	慢病专员管理慢病会员	（1）慢病会员分级管理 （2）慢病会员随访跟踪 （3）慢病会员健康干预 （4）慢病会员运动管理 （5）慢病会员饮食管理 （6）慢病会员用药及病情管理	（1）及时、准确更新慢病会员管理系统 （2）依据国家慢性病分级评估标准设计，为药店构建慢病患者分级管理 （3）结合慢病会员的实际情况，为慢性病患者制订合理的饮食计划 （4）在慢病管理系统中由后台结合慢性病会员的实际情况，对患者的用药和病情进行指导

【问题情境一】

现某药店针对会员进行慢病管理科普讲座活动，请问你作为药店店员该如何处理？

解答： 店员需要先在系统中筛选出慢病会员，店员发送活动信息或者电话告知会员。

【问题情境二】

现某药店定期针对优质慢病会员信息进行更新，请问你作为药店慢病专员该如何处理？

解答： 慢病专员需要先把优质慢病会员的信息调出来核实最近一次信息更新的时间，再进行电话回访逐一进行回访进行慢病会员新增疾病及用药情况更新。

（四）学习结果评价

序号	评价内容	评价标准	评价结果（是／否）
1	慢病专员更新慢病会员信息	能正确更新慢病会员新增疾病及用药情况	
2	店员维护会员	能进行新会员激活、生日祝福、会员日、会员积分、定期通信等日常维护	
3	慢病专员管理慢病会员	能为慢病会员制订出个性化、切实可行的诊疗、康复和回访计划	

五、课后作业

1. 简述慢病信息管理的基本原则。

2. 某药店欲针对"三高"会员做慢病专案管理，请问需要慢病专员做哪些工作？

职业能力C-3-3　能评估慢病会员的健康风险

一、核心概念

健康风险评估

健康风险评估指对个体或群体的健康状态和健康危险因素导致特定疾病和（或）死亡的频率及潜在的健康损失程度的描述和估计，是风险评估的一种特殊类型，是进行健康风险管理的基础和关键。

二、学习目标

1. 能结合健康风险评估指标进行慢病会员的健康风险评估。

2. 能结合慢病会员信息和慢病会员回访记录评估慢病会员的健康风险。

三、基本知识

1. 风险评估

（1）一般健康风险评估　指主要对危险因素和可能发生疾病的评估。危险因素评估包括生活方式和行为危险因素评估（主要是对吸烟状况、体力活动、膳食状况的评估）、生理指标危险因素评估（主要是对血压、血脂、血糖、体重、身高、腰围等指标的评估）以及个体存在危险因素的数量和危险因素严重程度的评估，发现主要问题以及可能发生的主要疾病，对危险因素进行分层管理，如高血压危险度分层管理，血脂异常危险度分层管理等。是药店现在比较常用的评估慢病会员的健康风险的方法。

（2）疾病风险评估　指对特定疾病患病风险的评估，主要有以下4个步骤：选择要预测的疾病；不断发现并确定与该疾病发生有关的危险因素；应用适当的预测方法建立疾病风险预测模型；验证评估模型的正确性和准确性。

2. 常见慢病的健康风险评估

（1）高血压健康风险评估　《中国高血压防治指南》中高血压诊断标准分类见表C-3-3-1。

工作任务C-3　常见慢病会员的信息维护　**247**

表 C-3-3-1　高血压诊断标准

血压水平	收缩压 /mmHg	舒张压 /mmHg
正常血压	＜ 120	＜ 80
正常高值	120～139	80～89
高血压	≥ 140	≥ 90
1 级高血压（轻度）	140～159	90～99
2 级高血压（中度）	160～179	100～109
3 级高血压（重度）	≥ 180	≥ 110
单纯收缩期高血压	≥ 140	＜ 90

（2）2 型糖尿病健康风险评估　评估方法可参考《中国 2 型糖尿病防治指南》，判断糖尿病患病风险的初点是 25 分，故总分≥ 25 分，需进行口服葡萄糖耐量试验（oral glucose tolerance test，OGTT）进行糖尿病筛查。

（3）高血脂健康风险评估

① 极高危：明确心血管疾病，包括既往心肌梗死 / 急性冠脉综合征（ACS）、冠脉血运重建（PCI、冠脉搭桥）和其他血管血运重建、卒中和短暂性脑缺血发作（TIA）、外周动脉疾病（PAD）以及影像学检查如冠脉造影或颈动脉超声发现明显斑块。

糖尿病合并靶器官损伤，例如出现蛋白尿，或伴有吸烟、高血压、血脂紊乱等主要危险因素之一。

严重慢性肾病 [GFR ＜ 30mL/（min・1.73m²）]。

10 年致命性心血管风险≥ 10%。

② 高危：单一危险因素显著升高，尤其是胆固醇＞ 8mmol/L（＞ 310mg/dL，例如家族性高胆固醇血症）或血压≥ 180/110mmHg。

大多数其他糖尿病患者（一些年轻 1 型糖尿病患者可能属于中低危）。

慢性肾脏病 3 期 [GFR 30 ～ 59mL/（min・1.73m²）]。

10 年致命性心血管风险≥ 5% 但＜ 10%。

③ 中危：10 年致死性心血管风险≥ 1% 但＜ 5%。

④ 低危：10 年致死性心血管风险＜ 1%。

（4）慢性阻塞性肺疾病（COPD）健康风险评估　慢性阻塞性肺疾病全球倡议（2019 版）对 COPD 的评估分别从症状、气流受限程度、急性加重风险和并发症 4 个方面进行，最后综合评估来确定疾病严重程度。

① 症状评估：呼吸困难指数（mMRC）≥ 2 或 COPD 评估测试（CAT）总分≥ 10，表明症状较重。因 CAT 可提供较为准确的临床症状评估，推荐使用。

② 气流受限程度评估：对于气流受限程度，仍采用肺功能严重度分级，即 FEV1 占预计值 80%、50%、30% 为分级标准。COPD 患者肺功能分为 4 级，依次为轻度、中度、重度和极重度。

③ 急性加重风险评估：GOLD 肺功能 3 级或 4 级表明具有高风险；根据患者

急性加重的病史进行判断，在过去 1 年中有 ≥ 2 次急性加重，表明具有高风险。若气流受限程度评估与急性加重史获得的风险分类不一致时，以评估所得最高风险为准。

④ 并发症评估：COPD 患者常合并心血管病、骨质疏松症、焦虑和抑郁、肺癌、感染、代谢综合征和糖尿病等，其中以心血管病、抑郁和骨质疏松症最常见。并发症可发生于各级患者并影响其住院和病死率，故应积极发现并治疗。

⑤ COPD 的综合评估：应综合评估患者情况，进行分组，为治疗提供个性化治疗方案。

（5）冠状动脉粥样硬化健康风险评估　目前主要参照中华医学会心血管病分会 2011 年版《中国心血管病预防指南》的国人缺血性心血管疾病 10 年发病危险度评估表进行风险评估。该方法来自国家"十五"攻关冠心病、脑卒中综合危险度评估及干预方案的研究。此研究采用 Cox 比例风险模型，以缺血性心血管病事件作为预测模型的因变量，以年龄、收缩压（SBP）、体重指数（BMI）、血清总胆固醇（TC）、是否糖尿病（GLU）和是否吸烟等 6 个主要危险因素为主。

（6）脑卒中健康风险评估　病情程度评估目前国际上最常使用美国国立卫生院脑卒中量表（National Institute to Health Stroke Scale，NIHSS）来评估病情程度。低危组建议可给予阿司匹林进行治疗或不予治疗；中危组建议给予阿司匹林或 1 种口服的抗凝药物治疗；高危组建议给予抗凝治疗。

四、能力训练

（一）操作条件

① 资料：慢病会员信息登记表、会员回访记录表、《中国高血压防治指南》《中国 2 型糖尿病防治指南》《中国心血管病预防指南》等。
② 设施设备：记号笔、计算机、慢病管理系统等。
③ 环境：模拟药店。
④ 慢病会员健康风险评估的流程。

（二）注意事项

1. 在进行健康风险评估时结合慢病会员的检查结果或测量指标，以及收集到的慢病会员的信息。
2. 在健康风险评估结束后，记得提醒慢病会员有任何不适要随时就医。

（三）操作过程

序号	实施步骤	操作方法及说明	注意事项 / 操作标准
1	慢病专员提取慢病会员信息	（1）提取慢病会员的相关信息 （2）将相关的危险因素重点列出	（1）提取的慢病会员信息包含目前健康状况和健康行为资料 （2）提取的信息应完整、准确、没有遗漏

工作任务C-3　常见慢病会员的信息维护　**249**

续表

序号	实施步骤	操作方法及说明	注意事项/操作标准
2	慢病专员根据慢病选择正确的评估方式	（1）根据慢病会员的信息确定要评估的慢病 （2）根据慢病确定健康风险评估方式	（1）慢病会员的慢病诊断要准确 （2）根据提取的信息选择合适的健康风险评估方式
3	慢病专员进行健康风险估算	根据选择的健康风险评估方式进行风险评估	提取的有效信息和结合评估方式进行健康风险评估

【问题情境一】

现某慢病会员张先生最近一次在店内免费测血压测血糖的活动中，发现收缩压198mmHg、舒张压120mmHg。请你作为慢病专员评估张先生的健康风险等级？

解答：作为慢病专员根据高血压的健康风评估指标，判断该慢病会员是3级高血压，属于重度风险。

【问题情境二】

现某慢病会员朱女士最近三周的空腹血糖超标并有血脂紊乱，并且半年前做了心脏搭桥手术。作为慢病专员，你来评估下该慢病会员的健康风险？

解答：作为慢病专员根据高血脂的健康风评估指标，判断该慢病会员是极高危患者。

（四）学习结果评价

序号	评价内容	评价标准	评价结果（是/否）
1	提取慢病会员信息	能正确提取慢病会员的信息	
2	根据慢病选择正确的评估方式	能根据慢病类型选择合适的健康风险评估方式	
3	进行健康风险估算	能正确进行健康风险评估	

五、课后作业

1. 简述COPD健康风险评估项目。

2. 某慢病会员小甲，年龄47岁，身高180cm，体重110kg。平时喜欢吃辛辣油腻的食物，在最近三周的空腹血糖均能达到9.0mmol/L。请你评估下他的2型糖尿病健康风险。

模块D

营销活动策划和管理

工作任务D-1　不同策略下药店营销活动的策划与管理

职业能力D-1-1　能策划和管理广告营销活动

一、核心概念

1. 广告营销活动

广告营销活动指企业在确定广告目标的前提下，通过广告对企业、产品展开宣传推广，促进入店前目标消费者的购买认知、反应、态度、意向及行动决定，促成消费者的直接购买，扩大产品的销售，提高企业的知名度、美誉度和影响力的活动。其中药店能策划、管理的一般为手绘 POP 广告营销活动。

2. POP 广告

POP 广告指在各种营业现场，如药店的橱窗里、走道旁、货架、柜台、墙面、天花板上及商品陈设的地方悬挂、摆放的可以促进商品销售的广告媒体，如海报、广告指示牌、标贴、陈列品、彩旗等。药店手绘 POP 海报主要有药品（保健品）介绍类、药店活动类、联合用药类以及中药搭配类四种类型。

二、学习目标

1. 能结合药店广告营销活动目的设计制作手绘 POP 广告。
2. 能根据手绘 POP 广告的设计制作原则及相关法规对手绘 POP 广告进行审核。
3. 能正确使用手绘 POP 广告。

三、基本知识

1. 手绘 POP 广告的基本元素

（1）文字　手绘 POP 广告的文字内容包括主标题、副标题、正文、指示文等。主标题指广告文案的重心，是手绘 POP 提示性语言的重点，最能引起消费者的注意；副标题指解释和说明主标题的文字，字体、色彩、大小应与主标题有所区别；正文是海报详细内容的体现，字数相对较多，可分为条文式和叙述式，常通过色彩、字号的变换来和主标题、副标题实现区分；指示文指具体商业户声明事项，一般在版面的最上和最下端，以记号笔书写为主。

（2）图画　手绘POP广告的图画内容包括插图和装饰图案。插图是整张海报的点睛部分，能起到调节画面色彩和平衡、解释说明主标题、活跃广告氛围的作用。装饰图案指各式各样的背景图案和边框底纹，包括字形装饰、配件装饰、饰框、指示图案、辅助线、底线、点缀物等，能起到整合画面、划分区域、丰富版面的作用。

（3）版式　手绘POP广告的版式指海报画面结构的安排，常用的版式有对称式、对角线式、三角式、上下式、自由式等。

对称式构图中广告诸元素都以中轴线为准居中排列或以中轴线为准向左右分开均等排列，观者的视线会由上而下流动，讲究秩序，先通过插图引起人们的兴趣，接着利用标题诱导读者的注意力，随后了解全部，视觉流程设计十分合理，给人以安定、舒适的感受。

对角线式构图中广告诸元素呈对角线式分布，是一种强有力的、带有动感的构图，视线自倾斜角度由上及下或由下及上地被引导流动，具有多样而统一的视觉效果。

三角式构图利用标题和文字或插图组合成稳定的三角造型，或利用装饰插图围绕说明性文字，围成半包围结构，画面稳定而生动。

上下式构图中，标题字在上，符合受众的阅读习惯，字体视觉冲击力强；说明性文字在下，辅助说明广告内容，可配插图和装饰边框。图形在上，标题字在下，可以使画面生动、跳跃、引人注意。

自由式构图没有固定格式，样式多样，变化较大，较零散，近似于绘画构图。

2. POP广告的设计制作原则

（1）主题明确、卖点突出　主题清晰、卖点鲜明的手绘POP广告往往能最终决定消费者的购买选择。设计制作手绘POP广告时，要切中主题，清晰明了、直截了当地向消费者传达商品的信息，使消费者快速理解广告信息内容，最终达到有效销售的目的。一张手绘POP广告上的商品原则上不超过两个，书写商品名称时要写全称。

（2）造型简洁、信息顺畅　广告的目的是向消费者传达信息、进行沟通，因此信息传播的顺畅是手绘POP广告最根本的要求。设计制作手绘POP广告时，要注意保证造型的简洁和有效的视觉诱导，以促使消费者快速、准确地理解和接受信息，不要过分地追求标新立异而把设计复杂化、偏激化。

（3）新颖独特、个性鲜明　新颖、独创是广告创意的关键，设计制作手绘POP广告要强调个性的表现，使手绘POP广告脱颖而出、引人注目，避免流于平淡、落入俗套。

工作任务D-1　不同策略下药店营销活动的策划与管理　**253**

（4）形象生动、亲和悦人　手绘POP广告要通过美好的形象给人以美好的品质感受，并在轻松愉悦的氛围中让人接受商品信息。设计制作POP广告时可采用一些动漫、卡通等形象作为插图，增加其生动性。

（5）切合商品、整体协调　手绘POP广告要结合商品特点进行设计表现，其风格要与门店整体风格保持一致。设计制作手绘POP广告时需要考虑零售药店的经营内容与特点、空间的布局、陈列风格，以及是否与已有的其他商品的广告视觉信息相冲突等。

四、能力训练

（一）操作条件

① 资料：《中华人民共和国广告法》《药品、医疗器械、保健食品、特殊医学用途配方食品广告审查管理暂行办法》及药店广告营销活动方案。

② 设施设备：马克笔、记号笔、荧光笔、橡皮、彩色铅笔、油画棒、直尺、A2铜版纸（42cm×57cm）等。

③ 环境：模拟药店。

④ 手绘POP广告营销活动的策划和管理流程。

（二）注意事项

1. 在策划和管理广告营销活动时不仅要考虑药店经营需求和竞争情况，还要遵守相关法律的管理规定，遵守行业规范和社会公德，不得发布不当、低俗内容。

2. 在制作和发布POP广告时要实事求是，不得含有虚假、夸大、误导性内容，不能做虚假宣传。

（三）操作过程

序号	实施步骤	操作方法及说明	注意事项/操作标准
1	店长确定广告营销活动主题	（1）阅读药店广告营销活动方案，明确活动的目的及主题 （2）将活动主题及需要传递的核心信息告知店员	（1）辨别区分广告营销活动的目的，如提升销量、提升品牌认知度、新品上市、抽奖活动、医药知识宣传、商品介绍等 （2）传递的信息应完整、准确，没有遗漏
2	店员整理素材	寻找、收集、制作与活动相关或产品相关的内容素材，包括文字、图形图像	（1）文字表述信息应简洁、贴切，保证直接性、有效性 （2）图形素材应选择切合活动主题、与产品有相关性的图形图像
3	店员选择版式	（1）分析商品的卖点，提炼标题 （2）精简正文文字 （3）选择合适的颜色搭配 （4）用铅笔在纸上勾勒轮廓草稿，定出格局	（1）卖点可以为营销活动最主要的中心思想、商品的核心价值、吸引顾客的购买点、商店特别推荐的主题等，主标题字数控制在2～5个，副标题字数控制在5～10个 （2）正文文字以30～50个字为宜 （3）整张POP不超过4种颜色，一般红、黄、蓝、绿、黑中挑4色即可 （4）排版时要注意四边适当留白，留白量占画面的1/5～1/2，避免版面飞散

254　模块D　营销活动策划和管理

续表

序号	实施步骤	操作方法及说明	注意事项/操作标准
4	店员制作手绘POP广告	(1)绘制主标题 (2)绘制插图 (3)绘制副标题 (4)绘制正文 (5)绘制其他装饰要素	(1)选用宽头、颜色鲜亮的油性马克笔绘制主标题,可以采用横排的方式,也可以采用竖排的方式书写,并采用点装饰、线装饰、面装饰的方法做基础装饰。装饰方法控制在2～3种,占整幅海报面积的1/3～1/2,确保醒目 (2)插图约占整个版面的1/4 (3)副标题的字体要比主标题小,颜色也要比主标题少,不能超出主标题。排列的形状可以采用字和字之间反方向倾斜,副标题整体变成拱形或S形,依直角形靠边从横排转成竖排书写等方式。可以采用勾线笔细的一头做中线装饰。副标题装饰方法控制在1～2种,约占整幅海报面积的1/4 (4)正文内容分条书写,简练有力,行数最多不超过7行,每行不超过15个字,最有魅力的信息写在最前面;书写价格时要注意小数点前后的数字,要大小明显,要注明原价和现价,以体现降价的幅度;重点字句如"仅""特价、会员价、免费、换购、赠送、抽奖""获赠精美礼品一份、免费领取"等句子及词语时要注意突出 (5)其他元素的颜色和花纹不能过于花哨,大框线用浅色系,小框线用深色系,避免喧宾夺主
5	店长审核手绘POP广告	(1)检查是否符合POP广告的设计制作原则 (2)对照法律法规检查是否有不符合法律条款的内容	(1)广告中的字体应看得清、看得懂,无错别字 (2)药品、医疗器械、保健食品和特殊医学用途配方食品广告需要经过审查才能发布,因此宣传药品、医疗器械、保健食品和特殊医学用途配方食品时,只可以宣传名称(通用名称或者商品名称),如发布"××药品已到货" (3)除上述需要审查之外的产品比如食品、化妆品等,具有营业执照、产品的批准证书等文件,即可张贴POP发布广告 (4)不得使用带"最""一""1""极限词语""级别""独家"等绝对化用语 (5)不得使用"家庭必备、店长推荐、安全无毒副作用、能提高成绩、当天就见效、治愈率为××%、轻松告别、都治好、一次性治愈不复发、全部康复、彻底消除"等保证性内容 (6)不得使用"祖传、特效、无敌、纯天然、永久、万能"等无法提供证明的虚假夸大类宣传词语 (7)广告中表明推销的商品或者服务附带赠送的,应当明示所附带赠送商品或者服务的品种、规格、数量、期限和方式

工作任务D-1　不同策略下药店营销活动的策划与管理　　**255**

续表

序号	实施步骤	操作方法及说明	注意事项/操作标准
6	店员使用手绘POP广告	将手绘POP广告张贴在合适的位置	（1）橱窗1.2m线以上可张贴手绘POP广告，以60cm×40cm左右大小为宜，不宜张贴的过高，以纸张底线接1.2m上线为佳 （2）吊挂式手绘POP广告一般用鱼线绑着夹子从吊顶上悬挂在花车及促销架上方，以90cm×120cm左右大小为宜，以便顾客从较远处就能看到前面的商品价格或其他信息而吸引其驻足观看 （3）OTC柜台的主要使用插卡牌和跳牌式手绘POP广告，可以在牌子上写上主推商品的特惠价及使用建议等 （4）Rx柜可选择较小的爆炸卡或插卡牌式手绘POP广告，以免挡住其他商品，不宜在插卡牌上写买赠信息，可写些温馨提示或者小建议及特价价格

【问题情境一】

现某店员针对推销某非处方药品的目的设计制作了手绘POP广告，在文案中标有"家庭必备、保证有效"字样，请问你作为店长该如何处理？

解答：店长在店员制作好手绘POP广告后应从是否符合POP广告的设计制作原则、是否有不符合法律条款的内容两方面进行审核。文案中"家庭必备、保证有效"字样属于保证性内容，不能出现在手绘POP广告中，审核不通过。店长应提醒店员相关要求，并要求店员予以整改，重新制作。

【问题情境二】

现某药店针对促销架上的商品设计制作了手绘POP广告，请问该如何使用？

解答：促销架上方建议使用吊挂式手绘POP广告，一般用鱼线绑着夹子从吊顶上悬挂在促销架上方，大小以90cm×120cm左右为宜，以便顾客从较远处就能看到前面的商品价格或其他讯息，而吸引其驻足观看。

（四）学习结果评价

序号	评价内容	评价标准	评价结果(是/否)
1	确定广告营销活动主题	能明确活动的目的及主题并将核心信息传递给店员	
2	整理素材	能寻找、收集与活动或产品相关的合适的内容素材	
3	选择版式	能分析卖点，提炼精简标题、正文文字，选择合适的颜色，勾勒草图	
4	制作手绘POP广告	能依次绘制主标题、插图、副标题、正文、装饰要素、画面	
5	审核手绘POP广告	能依据法规要求及设计制作原则对手绘POP广告进行审核	
6	使用手绘POP广告	能将手绘POP广告放置在合适的位置	

五、课后作业

1. 简述手绘 POP 广告应包含的基本元素。

2. 某药店欲针对会员提供了免费测量血压的活动，请问根据这一活动主题该确定何种主标题和副标题。

职业能力D-1-2　能策划和管理事件营销活动

一、核心概念

1. 事件营销

事件营销指企业在真实和不损害公众利益的前提下，有计划地策划、组织和利用具有新闻价值、社会影响及名人效应的人物或事件，吸引媒体、社会团体和消费者的兴趣和注意，以达到提高企业或产品的社会知名度，塑造企业或产品的良好形象，并最终促进产品或服务销售目的的手段和方式。

2. 整合营销

整合营销指对广告、直接营销、销售促进、人员推销、包装、事件、赞助和客户服务等各种营销工具和手段的系统化结合，以产生协同效应，并根据环境进行即时性的动态修正，以实现价值增值的营销理念与方法。

二、学习目标

1. 能利用事件营销的原则和方法制订药店事件营销活动的营销计划。
2. 能实施药店事件营销活动并评价营销活动效果。

三、基本知识

1. 事件营销的原则和方法

（1）原则　在进行事件营销时，应遵循以下原则：寻找并制造具有独特价值的新闻事件，吸引公众关注；确保产品、服务和品牌与所选事件具有较高的关联度，从而将公众的关注转移到品牌上；通过媒体制造新闻并发布新闻，并与媒体建立良好的合作关系，确保事件的传播效果；注重短期效果和整合营销，运用公益性质的事件营销策略，逐步实现品牌与价格战略的协同发展；利用政府民生事件进行市场营销，为政府解决问题，增加企业与政府的互动，提升企业形象。

工作任务D-1　不同策略下药店营销活动的策划与管理　　**257**

（2）方法　由于药店经营的商品具有特殊性，因此在运用事件营销时，要多从行业特性出发。如举办专题健康讲座，以塑造品牌的公益形象，并提升品牌的知名度；举办中医药文化节，展示中医药的独特特色和定位，吸引目标受众的兴趣和关注；巧妙地融入重大历史事件，将品牌理念与历史事件结合，以取得舆论制高点的优势；在社会关注度较高的热点事件和重要节假日期间，可以创造相关的新闻事件，以吸引公众的关注和参与。同时，借助公众关注的事物，进行策划和推动事件的发展，以达到预期的市场效果。另外，在体育领域运用事件制造策略，利用名人资源巧妙地制造事件，也是有效的策略方法，可以吸引更多的关注和讨论。

2. 活动效果评估方法和指标

（1）方法　主要包括销售数据分析、顾客满意度调查、品牌知名度调查以及口碑和社交媒体评价等。通过活动前后相关数据的收集和分析，可以评估活动对销售额、品牌形象和顾客满意度等方面的影响。

（2）指标　常用指标有销售增长率、顾客满意度指数、品牌知名度指数、分享和转发率等。

四、能力训练

（一）操作条件

① 资料：《中华人民共和国广告法》、药店事件营销活动方案。

② 设施设备：电脑、电子显示屏、宣传横幅、海报、灯箱、音响、促销物料等。

③ 环境：模拟药店。

④ 流程：药店事件营销活动的策划和管理流程。

（二）注意事项

1. 要确保选择的事件具有足够的新闻性和公众关注度，能吸引媒体和公众的注意力。

2. 要充分考虑参与度和受众的特点。如果选择的事件无法让目标对象引起共鸣或者只能吸引到少数人的兴趣，事件营销的效果将会明显降低。

3. 要重视策划和实施的平衡。在实施过程中确保将策划的方案有效地付诸实施，并及时处理遇到的问题和挑战，以确保事件营销能够取得预期的效果。

4. 要善于借势，只靠自己单枪匹马造势是事件营销的一项禁忌，可能会导致事件的影响力受限，或造成投入远超预期收获的局面。

（三）操作过程

序号	实施步骤	操作方法及说明	注意事项/操作标准
1	确定事件营销活动目标与主题	（1）根据药店经营目标和市场需求，确定事件营销活动的目标，例如增加销售额、提高品牌知名度等 （2）根据目标筛选符合主题的事件，如季节性病症宣传、特殊群体健康讲座等	（1）营销活动选择的事件应具备吸引力和关注度 （2）活动目标应是明确、可衡量和可实现的 （3）选择符合药店定位和品牌形象的事件主题
2	制订事件营销活动计划	（1）制订详细的活动计划，包括活动时间、地点、内容、预算等 （2）确定宣传策略和渠道，包括宣传内容、宣传时间等 （3）确定相关活动物料，如宣传册、活动海报等	（1）活动计划应考虑资源和能力，避免不切实际，预算和资源需求应可行且符合预期结果 （2）宣传策略应针对目标市场和人群，充分利用各种渠道 （3）营销活动如涉及产品，产品卖点信息应精练、易理解，核心利益点明确，宣传内容符合法律法规的规定，无夸大虚假成分
3	配置活动资源	（1）根据活动计划，安排场地、设备、人员等资源 （2）与相关合作伙伴进行沟通，例如医疗机构、医药企业、社区组织等达成合作意向 （3）做好活动前的准备工作，包括物料准备、场地布置等 （4）培训门店店员参与活动的知识和技能	（1）资源安排满足活动需求，要求场地适中、设备齐全、人员专业 （2）合作伙伴应具备高度配合意愿和能力，能够实现互利共赢 （3）物料设备和场地应提前配备和布置，确保活动期间准时到位 （4）培训内容应包括门店店员必须掌握的活动内容、产品知识、销售技巧和服务态度
4	执行事件营销活动	（1）通过预定的渠道及宣传方式进行活动宣传，如药店内部宣传、社区公告栏、社交媒体等 （2）在活动现场进行有序的组织和执行，包括接待顾客、专业讲解、产品展示等 （3）活动过程中保持关注顾客反馈，收集顾客意见和建议 （4）店长监督和指导活动的进展和质量	（1）为确保信息传播到位，建议提前两周开始宣传 （2）活动现场应有明确的流程和人员分工，确保活动顺利进行 （3）关注顾客反馈应及时调整活动策略，提升顾客满意度 （4）店长和店员应严格按照执行要求行动，确保活动效果最大化 （5）店长监督和指导应及时有效，确保活动顺利进行和达到预期效果
5	总结事件营销活动	（1）根据活动效果和顾客反馈，评估活动的成功程度和不足之处 （2）分析活动效果原因，总结经验和教训，为以后的营销活动提供参考 （3）对活动相关资料和数据进行整理和归档，例如活动报告、照片、视频等	（1）活动效果评估应客观公正，以事实为依据 （2）原因分析应全面深入，为后续活动提供实用的参考意见 （3）资料和数据整理规范完整，易于查询和使用

【问题情境一】

某药店计划在冬季举行一场关于呼吸道健康的讲座，拟邀请当地知名的呼吸

工作任务D-1　不同策略下药店营销活动的策划与管理　　**259**

科医师作为主讲嘉宾。店长在筹备此次活动时，需要配置哪些活动资源？

解答： 店长在筹备活动时，需要配置的活动资源包括以下几点。①场地：考虑到呼吸道疾病在冬季的高发，活动场地应选择一个宽敞且保暖性良好的室内环境，药店可以提供自己的场地，也可以租用其他合适的场地。②活动物资：包括讲座用的音响设备、投影设备、电脑等；同时也要准备宣传用的海报、传单，以及为来参加讲座的顾客准备的礼品（如口罩、健康手册等）。③嘉宾：邀请知名呼吸科医师作为主讲嘉宾，并为嘉宾提供必要的行程安排和接待工作。④工作人员：明确活动现场的工作人员及其职责，例如负责接待顾客、分发宣传资料、维护现场秩序等。⑤安全保障用品：考虑到呼吸道疾病传播的风险，店长需要定制并提供一些安全保障用品，如确保活动现场的清洁卫生、提供必要的防护用品等。

【问题情境二】

某药店在 5.29 世界肠道健康日举办了一次健康讲座，为顾客提供肠道知识专业介绍和免费的肠道问题咨询。活动结束后药店店长想做本次事件营销活动的总结，请问该需要收集哪些信息。

解答： 店长在进行活动总结时，需要收集以下信息。①活动数据：包括活动前、活动期间、活动后的销售数据。②顾客反馈：通过问卷调查、电话访问等方式收集顾客对活动的满意度、建议等。③活动宣传效果：通过社交媒体、网站、宣传单等渠道收集活动信息覆盖率和传播效果的数据。④活动执行情况：记录活动从策划到执行过程中的具体情况，如时间安排、场地布置、嘉宾邀请、活动照片及视频等。⑤其他相关数据：例如活动期间药店客流量、会员增加数量等。

（四）学习结果评价

序号	评价内容	评价标准	评价结果（是/否）
1	确定事件营销活动目标与主题	能清楚描述活动的目标和预期结果，活动时间设定有前置性	
2	制订事件营销活动计划	能订定和活动目标一致的营销计划，计划详细并且可落地执行	
3	配置活动资源	能充分推进筹备工作，落实场地设备、工作人员、宣传物料等活动要素	
4	执行事件营销活动	能有序执行活动，环节之间衔接流畅并能有效控制进展和质量	
5	总结事件营销活动	能全面收集和处理活动反馈，并对活动进行评估、总结	

五、课后作业

1. 请简述药店事件营销的概念和原则。

2. 10 月 18 日为"世界更年期关怀日"，某药店计划开展"更年期，更健康，更美丽"更年期关怀日主题活动，请制订一份具体的营销计划帮助药店开展活动。

职业能力D-1-3　能策划和管理文化营销活动

一、核心概念

1. 文化营销

文化营销指把商品作为文化的载体，通过市场交换进入消费者意识的一种营销方式。它在一定程度上反映了消费者对物质和精神追求的各种文化要素。文化营销不仅包含浅层次的构思、设计、造型、装潢、包装、商标、广告、款式，同时也包含对营销活动的价值评判、审美评价和道德评价。

2. 品牌建设

品牌建设指品牌拥有者对品牌进行的设计、宣传、维护等行为，旨在建立和消费者之间的信任、忠诚和关联，从而让消费者对品牌产生认可和依赖。品牌建设的核心是品牌形象的建设，即通过各种方式塑造出独特的品牌形象，从而吸引目标消费者，提高市场占有率。其中，品牌形象包括品牌文化、品牌形象标识（logo、名称等）、品牌形象传播（广告、公关等）等。

二、学习目标

1. 能复述文化营销的概念、常见方式和实施过程。
2. 能制订药店文化营销活动的营销计划。
3. 能实施药店文化营销活动并评价营销活动效果。

三、基本知识

1. 文化营销的层次

（1）产品文化营销　产品是价值观的实体化，产品的文化营销包括产品的设计、造型、生产、包装等各个方面体现的产品文化价值。医药门店中的各种产品不仅仅是满足人们的健康需求，若要实施文化营销，可以在门店内创造全方位、高品位的文化氛围，以文化点缀和装饰产品。门店可以传承医药文化的优良传统，也可以创新融合时代特色，或者利用文化差异增添产品的魅力。例如，某医药门店致力于推广中医养生文化，在门店内设计了古风装修风格，展示中医药文化的各个方面，同时还提供中药熬制、中医咨询等服务。这种产品文化营销不仅

工作任务D-1　不同策略下药店营销活动的策划与管理　**261**

能吸引顾客的注意，还营造出一种独特的文化氛围，提升顾客的购物体验。

（2）品牌文化营销　品牌不仅仅是产品识别的标志，还是企业文化的象征，品牌是产品的一种"视觉语言"，有着丰富的文化内涵。例如，某知名医药门店坚持提供优质的健康产品和专业的健康咨询服务，品牌形象凸显对顾客健康的关心和承诺。该医药门店以"关爱您的健康"为品牌口号，在广告宣传中强调了对顾客的关爱和关注，同时门店的标志和装饰也体现这种关怀的文化内涵。

（3）企业文化营销　企业文化营销是较高层次的文化营销战略，其核心在于建立与顾客价值观一致的企业文化，从而促进顾客对产品包括整个企业的认同。如某医药门店以"以人为本、关爱健康"作为企业宗旨，强调员工的专业素养和服务态度，倡导顾客健康教育，提供全方位的健康管理。该门店注重培养员工的医药知识和服务技能，倡导团队合作与沟通，营造出一种关怀和温暖的企业文化氛围。顾客在接触到门店的产品和服务时，能够感受到门店所传递的价值观念和关怀，从而产生认同感并持续选择该门店的产品和服务。

2. 文化营销的常见方式

（1）源头营销　强调从文化的根源出发，将产品或服务与特定的文化元素相结合，从而在消费者心中唤起对文化的认同和情感共鸣。药店可以通过强调其历史渊源、独特的产品配方或优异的品质等特点与文化元素相结合，从而在消费者心中建立信任和情感联系。例如老字号药店在营销中就经常强调药店的百年历史以及它对传统中医文化的坚守和传承。

（2）故事营销　通过讲述有关品牌或产品的故事，打造出令人信服且具有感染力的情节，以吸引消费者的注意力和兴趣。例如药房可以拍摄一系列感人至深的故事，展现其专业、人性化的服务，从而赢得消费者的青睐。

（3）跨界营销　将不同领域或行业的文化资源进行跨界整合和创新，以创造独特的文化体验和价值。例如某药店与当地艺术家合作，推出了一系列以当地文化为主题的药品包装和宣传材料，既弘扬了当地传统文化，又为药店带来了新的销售增长点。

（4）背书营销　通过名人或权威人士的背书，将其影响力和形象与品牌进行关联，从而提升品牌的认可度和价值。

（5）公益营销　通过将品牌与公益事业相结合，积极参与社会公益活动，而更进一步树立企业的社会责任形象，赢得消费者的好感和信任。例如某药店长期参与捐赠药品和资金给贫困地区的公益活动，不仅赢得了社会的广泛赞誉，也吸引了大量消费者的关注和购买。另外某药店还通过推出"家庭药箱"计划，为消费者提供专业的家庭药师服务，进一步增强了其品牌形象和消费者的忠诚度。

3. 医药文化营销的方法

（1）培育文化营销理念　在医药门店实施文化营销活动前，首先需要形成全员认同的文化营销理念。医药行业竞争激烈，仅靠产品质量和价格很难获取市场优势。文化营销为医药门店提供了展示良好形象、赢得消费者信任的机会。因此，在实施文化营销之前，医药门店需对所有员工进行文化营销理念的传播，使其成为全员共识，并在企业内部培养员工的自律意识。

（2）选择合理的文化定位　对医药产品和品牌进行合理的文化定位是成功实施文化营销的关键。选择适合目标市场特点和企业能力条件的文化产品定位至关重要。医药门店在进行文化定位时，不能简单地照搬或生搬硬套别的企业的做法，只有找到适合自己的文化定位才能取得最好的效果。

（3）发展多种文化策略　医药门店在开展文化营销时，应采用全方位、多层次、适应性强的策略。例如某家医药门店在其文化策略中注重健康、关爱和专业性。他们通过提供健康咨询服务、组织公益活动以及与社区卫生机构合作等方式，营造出一个关注顾客健康并具备专业性的形象。这种多元化的文化策略有助于满足不同消费者的需求，增加顾客的认可度。

（4）实现品牌长期效应　文化营销包括产品文化营销、品牌文化营销和企业文化营销三个层次，这三个层次是逐步展开的。在这三个层面上形成文化营销定位，并保持稳定，有助于在企业内部形成一种文化积淀，也成为消费者对品牌的情感归属和利益认知。通过长期的文化营销努力，医药门店可以促进品牌的建设，实现长期效应。

四、能力训练

（一）操作条件

① 资料：《中华人民共和国广告法》、药店文化营销活动方案。

② 设施设备：电脑、电子显示屏、宣传横幅、海报、灯箱、音响、促销物料等。

③ 环境：模拟药店。

④ 流程：药店文化营销活动的策划和管理流程。

（二）注意事项

1. 在文化营销中，将产品或服务与特定的文化元素相结合是非常重要的。药店应该选取与自身品牌、产品或服务相关的文化元素，同时考虑这些元素是否能够引起消费者的共鸣和认同。选取的文化元素应该与药店形象和品牌定位相契合。

2. 在活动前需要进行充分的市场调研，了解目标客户群体的需求、喜好和文化背景等信息，以更好地制订针对性的文化营销策略，提高营销效果。

3. 文化营销更强调在药店核心价值观念的影响下，将产品或服务与特定的文化元素相结合，通过市场交换进入消费者的意识，从而在长期内提升品牌价值。

工作任务D-1　不同策略下药店营销活动的策划与管理　**263**

（三）操作过程

序号	实施步骤	操作方法及说明	注意事项/操作标准
1	确定文化营销活动目标与主题	（1）明确药店的文化定位和核心价值观，以药店的品牌形象为基础，确定文化营销活动与药店文化的契合点 （2）深入分析目标顾客，了解他们的需求、偏好、消费行为和价值观 （3）确定文化营销活动的目标 （4）根据目标确定活动主题，如弘扬传统中医文化、传递公益精神、宣传专业品质服务等	（1）活动目标应是明确、可衡量和可实现的，且与药店核心价值相符 （2）文化营销活动主题与药店定位和品牌形象相符 （3）文化营销更强调长期品牌建设以及价值的提升，如药店的品牌形象、价值观、服务理念等
2	制订文化营销活动计划	（1）制订详细的活动计划，包括活动时间、地点、内容、预算等 （2）确定宣传策略和渠道，包括宣传内容、宣传时间等 （3）确定相关活动物料，如宣传册、活动海报等	（1）活动计划应考虑资源和能力，避免不切实际，预算和资源需求应可行且符合预期结果 （2）宣传策略应针对目标市场和人群，充分利用各种渠道 （3）营销活动如涉及产品，产品卖点信息应精练、易理解，核心利益点明确，宣传内容符合法律法规的规定，无夸大虚假成分
3	配置活动资源	（1）根据活动计划，安排场地、设备、人员等资源 （2）与相关合作伙伴进行沟通，例如医疗机构、医药企业、社区组织等达成合作意向 （3）做好活动前的准备工作，包括物料准备、场地布置等 （4）培训门店店员参与活动的知识和技能	（1）资源安排满足活动需求，要求场地适中、设备齐全、人员专业 （2）寻找的合作伙伴应具备高度配合意愿和能力，以实现互利共赢 （3）物料设备和场地应提前配备和布置，确保活动期间准时到位 （4）培训内容应包括门店店员必须掌握的活动内容、产品知识、销售技巧和服务态度。注重店员的素质培养以及和顾客的情感共鸣 （5）文化营销活动应重视场地的布置，装饰布置时结合活动主题与药店定位和品牌形象，风格和谐一致、同时特点突出
4	执行文化营销活动	（1）通过预定的渠道及宣传方式进行活动宣传，如药店内部宣传、社区公告栏、社交媒体等 （2）在活动现场进行有序的组织和执行，包括接待顾客、专业讲解、产品展示等 （3）活动过程中保持关注顾客反馈，收集顾客意见和建议，特别要关注和收集顾客对品牌价值的认知 （4）店长监督和指导活动的进展和质量	（1）为确保信息传播到位，建议提前两周开始宣传 （2）活动现场工作人员应有明确的责任分工，确保活动顺利进行 （3）注重与顾客的良好沟通和关系维护，提供热情、友好、专业的服务；密切关注顾客反馈，及时调整活动策略，提升顾客满意度 （4）店长和店员应严格按照执行要求行动，确保活动效果最大化 （5）店长监督和指导应及时有效，确保活动顺利进行和达到预期效果
5	总结文化营销活动效果	（1）根据活动效果和顾客反馈，评估活动的成功程度和不足之处 （2）分析活动效果原因，总结经验和教训，为以后的营销活动提供参考 （3）对活动相关资料和数据进行整理和归档，例如活动报告、照片、视频等	（1）活动效果评估应客观公正，以事实为依据 （2）原因分析应全面深入，为后续活动提供实用的参考意见 （3）资料和数据整理规范完整，易于查询和使用

264　模块D　营销活动策划和管理

【问题情境一】

某药店为了推广中医文化，决定在店内设置一个以"中医养生"为主题的展区。这个展区将展示一些传统的中医养生方法和药品。请问在设置这个展区时，需要注意哪些问题？

解答：设置"中医养生"主题展区时，需要注意以下五点：①合理安排展区的空间布局，确保展示内容的清晰和连贯性，同时要突出重点；②选择与药店经营品种相关的养生药品，确保产品的质量和信誉；③在展区配备专业人员为顾客提供养生知识的普及和咨询服务，提升顾客的购买欲望；④在展区组织养生课堂、优惠促销等营销活动，吸引更多顾客的关注和参与；⑤在展区采用中草药植物、古典医书等传统的中医文化元素，营造出浓郁的中医文化氛围。

【问题情境二】

某药店今年刚开张，药店负责人非常重视品牌的长期建设，请问该药店应如何将文化理念融入日常经营中，让顾客更好地了解药店文化？

解答：可以在店内布置上体现药店文化的元素，推出与药店文化相关的服务和促销活动，以及培训员工深入了解药店文化的内涵并将其融入与顾客的交流中；同时可以在店内设置宣传栏、展示墙、多媒体终端等，制作药店文化的宣传资料，以及在社交媒体上发布相关信息。

（四）学习结果评价

序号	评价内容	评价标准	评价结果（是/否）
1	确定文化营销活动目标与主题	能确定与药店定位和品牌形象相符的文化营销活动主题，并能清楚描述活动的目标和预期结果	
2	制订文化营销活动计划	能制订和活动目标一致的营销计划，计划详细并且可落地执行	
3	配置活动资源	能充分推进筹备工作，落实场地设备、工作人员、宣传物料等活动要素	
4	执行文化营销活动	能有序执行活动，环节之间衔接流畅并能有效控制进展和质量	
5	总结文化营销活动效果	能全面收集和处理活动反馈，并对活动进行评估、总结	

五、课后作业

1. 简述药店文化营销的常见方式。

2. 某社区计划新开一家药店，初定下个月开张营业，为吸引周边居民关注和消费，药店准备开展为期一周的营销活动，请问从文化营销角度制订活动，可以有哪些活动主题呢？

职业能力D-1-4　能策划和管理产品营销活动

一、核心概念

1. 产品营销

产品营销指通过有效的市场分析和策划，以产品为核心，进行有针对性的推广和销售的活动，以提高产品的知名度、影响力和销量。

2. 推广策略

推广策略指为了实现营销目标，通过特定的方法、渠道和手段，将产品或服务的信息传达给潜在客户，以促进其了解、购买或使用的一种计划，其主要目标是提高品牌知名度、扩大市场份额、增加销售额和提升客户忠诚度。

3. 市场调研

市场调研指通过系统地收集、整理、分析和评估市场信息，以了解市场需求、竞争状况、消费者行为等，从而为企业的营销决策提供科学依据。在药店领域，市场调研可以帮助药店了解目标市场的消费者需求、购买行为和偏好，以及竞争对手的销售策略和促销活动情况，从而为药店制订更有效的营销策略和促销活动提供支持。

二、学习目标

1. 能复述产品营销的概念、目的和流程。
2. 能制订药店产品营销活动的营销计划。
3. 能实施药店产品营销活动并评价营销活动效果。

三、基本知识

1. 产品营销的目的

（1）提高产品知名度和影响力　通过精心策划并实施的营销活动，让更多的消费者熟知并认识到药店内所销售的产品，进而在消费者心目中树立起药店产品的高品质形象，有效提高产品在市场中的知名度。

（2）增加产品销量　通过一系列有针对性的营销活动，不断激发消费者对药店产品的购买热情和兴趣，从而有效地推动产品的市场销量不断攀升。

（3）提升企业品牌形象　成功的产品营销活动不仅能够推广产品，还可以间接提升企业或药店的品牌形象。

（4）了解消费者需求　通过产品营销活动，可以更好地了解消费者的需求，从而对产品进行改进和优化，最终提升产品的市场占有率和竞争力。

266　模块D　营销活动策划和管理

2. 产品营销的特性

（1）目标明确　产品营销活动的目标具有较强的针对性，主要致力于推广产品，并在提高产品销量方面取得显著成效。

（2）策略灵活　产品营销活动的策略可以根据市场环境和消费者需求进行调整，比较灵活。

（3）形式多样　产品营销活动的形式非常多样，包括新品发布、打折促销、团购活动、线上线下活动、品牌活动推广等。

（4）效果可测　产品营销活动的效果可以通过销量、知名度等数据进行衡量。

3. 产品营销的推广策略

（1）产品策略　通过对产品的定位、特色和差异化来吸引目标消费者。在制订产品策略时，需要考虑产品的核心竞争力，如产品的独特性、品质、性能等。

（2）价格策略　根据市场需求、产品成本、竞争状况等因素来确定产品的定价方式和水平。在制订价格策略时，可以采用不同的定价策略，如市场导向定价、成本导向定价、竞争导向定价等。同时，还可以考虑采取差异化定价、折扣和优惠等手段来激励消费者购买。

（3）促销策略　通过各种营销活动来增加产品销量和市场份额。常见的促销方式包括广告宣传、促销活动、赠品和抽奖等。在制订促销策略时，需要根据目标市场和受众的特点选择合适的促销手段，并确保促销活动与产品定位和品牌形象相一致。

（4）渠道策略　通过不同的渠道来将产品传递给最终消费者。选择适合的渠道可以帮助产品更好接触目标市场并提高销售效果。常见的渠道包括直销、零售店、电子商务等。在制订渠道策略时，需要考虑渠道的覆盖范围、成本效益、渠道伙伴的能力和信誉等因素。

4. 药店市场调研的方法

（1）观察法　通常对药店的工作观察，以及药师、顾客等参与者的行为和交流，获取最直观的市场信息和用户反馈。

（2）深度访谈　通过与顾客、药店经营者等目标人群进行深入交流，可以了解他们的需求、态度和行为动因。深度访谈可以是面对面的，也可以通过电话或视频通话进行。

（3）专家访谈　寻求医药领域的专家和学者的意见和建议，从他们的研究和经验中获取有关医药市场的洞察力。专家访谈可以帮助药店获取行业前沿信息，以及他们对市场的看法和建议。

（4）问卷调查　通过设计问卷并分发给目标用户，以收集他们的意见和反馈。问卷调查可以覆盖更广泛的目标群体，并获取更全面的市场信息。

（5）文案调查法　通过收集各种信息（资料、情报），对调查对象进行分析研究的一种方法。这种方法的优点是可以在短时间内获取大量信息，但可能无法获取到最新的市场动态信息。

四、能力训练

（一）操作条件

① 资料：产品信息、药店产品营销活动方案。

② 设施设备：电脑、电子显示屏、宣传横幅、灯箱、音响、展示架、海报、样品、促销物料等。

③ 环境：模拟药店。

④ 流程：产品营销活动的策划和管理流程。

（二）注意事项

1. 在活动策划前期，需要对市场进行深入的调研，了解目标产品的市场需求、竞争对手情况、目标客户群体等信息。通过市场调研，才能够更好地制订有针对性的产品营销策略。

2. 明确产品的定位和目标客户群体，根据目标客户的需求和特点，制订更加精准的营销策略。同时需要对产品本身进行深入的了解和研究，把握产品的特点和差异化优势。通过独特的卖点、品牌形象等方式，让顾客更容易记住自己的产品和服务。

（三）操作过程

序号	实施步骤	操作方法及说明	注意事项/操作标准
1	确定产品营销活动目标与主题	（1）根据市场需求和目标客户，选择适合进行产品营销的产品 （2）根据药店的实际情况和市场需求，设定具体可衡量的营销目标，例如销售额提升、产品知名度提升等 （3）根据所选产品的特性和市场定位，制订相应的营销策略，包括价格策略、推广策略等 （4）根据目标确定活动主题	（1）选择的产品应具有市场潜力，有一定的知名度和用户基础 （2）设置的目标应具有可行性，符合药店的实际经营状况，同时也要考虑市场竞争状况 （3）制订的策略要符合产品特性和市场需求 （4）产品营销的目标与主题通常集中在产品的特性和功能上，如何让目标客户了解、接受并产生购买行为
2	制订产品营销活动计划	（1）制订详细的活动计划，包括活动时间、地点、内容、预算等 （2）确定宣传策略和渠道，包括宣传内容、宣传时间等 （3）确定具体的销售策略、促销活动、渠道选择 （4）确定相关活动物料，如宣传册、活动海报、POP广告等	（1）活动计划应考虑资源和能力，避免不切实际，预算和资源需求应可行且符合预期结果 （2）宣传策略应针对目标市场和人群，充分利用各种渠道 （3）产品卖点信息应精练、易理解，核心利益点明确，宣传内容符合法律法规的规定，无夸大虚假成分 （4）严格遵守相关法律法规，确保营销活动合法合规

续表

序号	实施步骤	操作方法及说明	注意事项/操作标准
3	配置活动所需资源	（1）根据活动计划,安排场地、设备、人员等资源 （2）与相关合作伙伴进行沟通,例如医疗机构、医药企业、社区组织等达成合作意向 （3）做好活动前的准备工作,包括物料准备、场地布置等 （4）培训门店店员参与活动的知识和技能	（1）资源安排满足活动需求,要求场地适中、设备齐全、人员专业 （2）合作伙伴应具备高度配合意愿和能力,能够实现互利共赢 （3）物料设备和场地应提前配备和布置,确保活动期间准时到位 （4）培训内容应包括门店店员必须掌握的活动内容、产品知识、销售技巧和服务态度 （5）布置场地时重点关注活动产品,产品陈列和提示语应明显、突出 （6）促销礼品或产品样品应数量充足
4	执行产品营销活动	（1）通过预定的渠道及宣传方式进行活动宣传,如药店内部宣传、社区公告栏、社交媒体等 （2）在活动现场进行有序的组织和执行,包括接待顾客、专业讲解、产品展示等 （3）活动过程中保持关注顾客反馈,收集顾客意见和建议 （4）店长监督和指导活动的进展和质量	（1）为确保信息传播到位,建议提前两周开始宣传 （2）活动现场应有明确的流程和人员分工,确保活动顺利进行 （3）关注顾客反馈应及时调整活动策略,提升顾客满意度 （4）店长和店员应严格按照执行要求行动,确保活动效果最大化 （5）店长监督和指导应及时有效,确保活动顺利进行和达到预期效果
5	总结产品营销活动	（1）根据活动效果和顾客反馈,评估活动的成功程度和不足之处 （2）分析活动效果原因,总结经验和教训,为以后的营销活动提供参考 （3）对活动相关资料和数据进行整理和归档,例如活动报告、照片、视频等	（1）活动效果评估应客观公正,以事实为依据 （2）原因分析应全面深入,为后续活动提供实用的参考意见 （3）资料和数据整理规范完整,易于查询和使用

【问题情境一】

在选择产品进行营销推广时,如果你是店长,会考虑哪些因素呢?

解答：在选择产品进行营销推广时,药店需要综合考虑产品的适应性、差异化、市场需求、竞争情况和成本利润等因素,以确保营销推广的效果和收益。药店需要结合产品的适用人群、适用症状、使用方法以及该产品是否符合药店的整体品牌形象和定位等因素选择适应市场需求、符合顾客需求的产品。其次,在选择产品时,药店需要考虑产品的独特性和差异化特点。这有助于让顾客记住该产品,并更愿意购买和使用。差异化的体现可以是产品成分、使用效果、安全性、设计等方面。此外,还需要关注市场的需求变化和趋势,选择市场有需求的产品进行营销推广。在选择产品时,药店也需要考虑同行业的竞争情况。如果一个产品在市场上已经有很多类似的产品,那么该产品的营销推广就比较困难,需要更加创新和有竞争力的方案。最后，药店还需要考虑产品的成本和利润情况。如果一个产品的成本过高，或者利润空间比较小，那么该产品的营销推广就可能不划算，需要慎重考虑。

【问题情境二】

某药店计划通过公众号推送消息的方式宣传某种非处方药品，并配备一些用户的好评和推荐语。请问作为店长，你会如何处理？

解答：作为店长，首先应对这种公众号推送消息的内容进行审核。根据药品广告法，非处方药的广告应当真实、客观地宣传产品的功效和适应证，并且不得含有医疗断言或者保证性内容。如果公众号推送消息中的用户好评和推荐语超出了产品实际功效的范围，我会要求编辑进行修改，确保广告内容符合法律要求。同时，也会提醒店员，确保在宣传过程中遵守相关法律法规。

（四）学习结果评价

序号	评价内容	评价标准	评价结果（是/否）
1	确定产品营销活动目标与主题	能选定与市场调研相符的活动产品，并能清楚描述活动的目标和预期结果。	
2	制订产品营销活动计划	能制订和活动目标一致的营销计划，计划详细并且可落地执行	
3	配置活动资源	能充分推进筹备工作，落实场地设备、工作人员、宣传物料等活动要素	
4	执行产品营销活动	能有序执行活动，环节之间衔接流畅并能有效控制进展和质量	
5	总结产品营销活动	能全面收集和处理活动反馈，并对活动进行评估、总结	

五、课后作业

1. 简述产品营销的推广策略的类型。

2. 某药店今日结合某皮肤用药产品开展了产品营销活动，请问应如何评估该产品营销活动的效果。

职业能力D-1-5　能策划和管理会员制营销活动

一、核心概念

1. 会员制

会员制是指通过向特定的消费群体发放会员卡，并由消费者缴纳会费或不缴会费以团体或个人的身份入会，会员在购物时持卡可以享受价格折扣、服务等方面优惠的经营形式。

2. 会员制营销

会员制营销指通过会员卡的形式，实现对有效的数据汇总、收集分析，从而针对不同的顾客提供不同且有效的营销手段，达到提高营销效果、提高投入产出比、维护顾客忠诚度、提高品牌忠诚度的目的。

二、学习目标

1. 能复述会员制营销的概念、原理和流程。
2. 能制订药店会员制营销活动的营销计划。
3. 能实施药店会员制营销活动并评价营销活动效果。

三、基本知识

1. 会员制营销的目的

（1）提高顾客终身价值　会员制营销可记录顾客反馈，以公司成果分析确定稳定消费群体，培养顾客忠诚度，建立稳定的消费者资源，保持长久关系。

（2）了解消费者需求　通过收集会员基本信息，了解消费者需求，从而帮助零售企业准确找到目标消费者群，确认消费者和目标消费者的消费标准并准确定位，为改进经营和服务提供依据。

（3）营销成本最小化，效果最大化　通过对市场和顾客有深入的了解，并且精准地定位目标客户，根据客户的实际需求，设计出最合适的营销策略，在最合适的时机，采用最合适的产品，以满足顾客的需求。

（4）实现双向个性化交流　利用双向个性化沟通促进买方和卖方实现各自的利益，所有顾客的投诉或满意度都能通过这种双向信息传输，被纳入公司的顾客数据仓库。公司会依据收到的反馈信息，对产品进行优化，或继续发扬其优势，以达成最高效率的运营状态。

（5）增加企业收入和利润　会员消费是扩大市场份额的重要支柱，成为收入和利润的新增长点。对于收费式会员制，在达到一定规模后可在短时间内获得大量可支配资金，并取得可观的会费收入。

2. 会员制营销的特性分析

（1）消费信息的采集　通过有效的会员管理系统，精确记录消费者的各类数据，包括性别、年龄、职业、月平均收入、性格偏好、受教育程度、居住范围等人口统计学数据，以及每次消费的商品品牌、型号、价格、数量、消费时间、商品间关联性、消费的门店等相关信息。

（2）个性化推荐的实施　基于已有的消费者信息和消费记录，能够分析出消费者的偏好和消费周期，从而在合适的时间向会员消费者推送符合其个性需求的商品目录或将合适的商品直接送到会员消费者手中，让消费者感受到真正的关怀。

（3）会员卡系统的"拉式"营销　根据消费者的消费记录进行分析，找出有代表性的消费者，邀请其参与企业或药店活动。被邀请的会员通过与企业或药店的零距离接触，能进一步培养会员的忠诚感，由此做出的决策将更大程度上符合消费者的需求。

（4）视客户为真正的服务对象　在实际运营中，有的药店为了眼前利益的需要，使会员和非会员所享受的服务基本无差别，这削弱了会员使用会员卡的积极性。药店应根据会员卡系统的数据，充分利用大量消费客户的口碑作用。此外，可对消费点数进行积累，以便进行会员升级，使消费者倾向于选择固定的零售药店。

（5）共享会员卡系统　与其他战略合作行业共享会员卡系统，共享市场和消费者，掌握更多信息，同时为消费者提供多方位的人性化服务。

四、能力训练

（一）操作条件

① 资料：会员管理方案、药店会员制营销活动方案。

② 设施设备：电脑、打印机、扫描仪、读卡器、宣传横幅、海报、灯箱、音响、促销物料。

③ 环境：模拟药店。

④ 流程：药店会员制营销活动的策划和管理流程。

（二）注意事项

1. 在策划会员制营销活动之前，要明确活动的目标是什么，例如吸引新会员、增加会员购买频率或提升会员忠诚度等。只有明确了目标，才能有针对性地进行策划和管理。

2. 设计会员制度，需要明确不同会员级别的权益和优惠。权益设计要有吸引力，以激发会员的参与和消费欲望。同时要结合药店的经营能力和资源进行合理规划，避免给药店带来过大的负担。

3. 建立健全的会员信息管理系统，包括收集、存储和分析会员数据，定期分析会员消费习惯和偏好，从而提供个性化的服务和推荐，增强会员黏性。

4. 建立定期的会员沟通机制，包括短信、电子邮件、社交媒体等途径，向会员传递最新的促销信息、优惠活动和药店动态，增强会员与药店的互动和参与感。

（三）操作过程

序号	实施步骤	操作方法及说明	注意事项/操作标准
1	确定会员制营销活动目标与主题	（1）根据药店的经营状况和目标客户群体，设定具体的营销目标，例如提高会员数量、增加会员消费额、提升会员忠诚度等 （2）根据目标选择与药店和会员制相关的主题，例如优惠折扣、积分累计兑换、生日特权、会员专享服务等	（1）设置的目标应具有可行性，符合药店的实际经营状况，同时也要考虑市场竞争状况 （2）活动目标应是明确、可衡量和可实现的 （3）确保主题与目标相关，能够支持药店的会员制营销策略
2	制订会员制营销活动计划	（1）确定会员制营销活动的具体方案，包括会员卡的设置、优惠内容、积分规则等 （2）对会员制营销活动的预算进行规划，包括会员卡制作成本、推广费用等 （3）制订会员制营销活动的推广计划，例如通过广告、促销活动等方式吸引会员	（1）会员卡设计和优惠内容应符合目标客户群体的需求 （2）会员制度设计应公平、透明，能吸引和留住顾客 （3）确保推广计划与目标客户群体相匹配，达到良好的传播效果 （4）预算规划应符合药店的整体战略，并考虑投入产出比
3	配置活动所需资源	（1）根据活动计划，安排场地、设备、人员等资源 （2）做好活动前的准备工作，包括物料准备、场地布置等 （3）培训门店店员参与活动的知识和技能	（1）资源安排满足活动需求，要求场地适中、设备齐全、人员专业 （2）物料设备和场地应提前配备和布置，确保活动期间准时到位 （3）培训内容应包括门店店员必须掌握的活动内容、会员制介绍、会员卡办理流程、销售技巧和服务态度
4	执行会员制营销活动	（1）通过预定的渠道及宣传方式进行活动宣传，如药店内部宣传、社区公告栏、社交媒体等 （2）在活动现场进行有序的组织和执行，包括接待顾客、会员业务办理、会员优惠福利展示等 （3）活动过程中保持关注顾客反馈，收集顾客意见和建议 （4）及时建立会员数据库，收集并整理会员信息，包括会员基本信息、购买历史、偏好、反馈等 （5）店长监督和指导活动的进展和质量	（1）为确保信息传播到位，建议提前两周开始宣传 （2）活动现场应有明确的流程和人员分工，确保活动顺利进行 （3）关注顾客反馈并及时调整活动策略，提升顾客满意度 （4）店长和店员应严格按照执行要求行动，确保活动效果最大化 （5）店长监督和指导应及时有效，确保活动顺利进行和达到预期效果 （6）注重与顾客的良好沟通和关系维护，提供热情、友好、专业的服务 （7）确保会员数据安全，遵守相关法规，尊重客户隐私
5	总结会员制营销活动	（1）根据活动效果和顾客反馈，评估活动的成功程度和不足之处 （2）分析活动效果原因，总结经验和教训，为以后的营销活动提供参考 （3）对活动相关资料和数据进行整理和归档，例如活动报告、照片、视频等	（1）活动效果评估应客观公正，以事实为依据 （2）原因分析应全面深入，为后续活动提供实用的参考意见 （3）资料和数据整理规范完整，易于查询和使用

工作任务D-1　不同策略下药店营销活动的策划与管理　273

【问题情境一】

现某药店决定开展会员制营销活动，要设计实物和电子会员卡的外观和功能，请问你作为策划人员该如何处理？

解答：作为策划人员，首先确定会员卡的设计风格与药店品牌形象相符合，确保会员卡的外观能够吸引顾客的注意力。其次，会员卡的功能应包括积分累积、优惠券领取、积分兑换等，能够提供一定的实际优惠和便利。最后，还可考虑使用智能技术，如二维码、NFC功能，方便顾客使用和管理会员卡信息。

【问题情境二】

某药店决定通过短信发送促销信息给会员，但涉及个人信息安全问题，请问你作为管理人员该如何处理？

解答：作为管理人员，首先应确保药店已经获得了会员的明确授权，能够使用其个人信息发送促销信息。其次，建立健全的信息安全措施，确保会员信息不会被泄露或滥用。具体操作上，可以采用加密传输技术，限制访问权限，定期对系统进行安全检查等措施来确保信息安全。

（四）学习结果评价

序号	评价内容	评价标准	评价结果(是/否)
1	确定会员制营销活动目标与主题	能够根据药店的实际情况和市场需求，设定具体、可衡量的营销目标	
2	制订会员制营销活动计划	能制订和活动目标一致的营销计划，计划详细并且可落地执行；并能设计出公平、透明且有吸引力的会员级别及对应的优惠政策和服务	
3	配置活动资源	能充分推进筹备工作，落实场地设备、工作人员、宣传物料等活动要素；并能够系统地收集和整理会员信息，并能够保障数据的安全和顾客的隐私	
4	执行会员制营销活动	能有序执行活动，环节之间衔接流畅并能有效控制进展和质量	
5	总结会员制营销活动	能全面收集和处理活动反馈，并对活动进行评估、总结	

五、课后作业

1. 简述药店会员制营销的目的。

2. 某药店计划在会员制营销活动中开展积分兑换活动，但担心积分兑换可能导致经营利润下降，请问你作为店长该如何处理。

职业能力D-1-6　能策划和管理数据库营销活动

一、核心概念

1. 数据库营销活动

数据库营销活动指企业通过销售积累和收集消费者会员数据、消费数据，再经过数据库的分析与筛选后，针对重点潜力客户使用电邮、短信、电话、微信或企业微信、私域等方式，对重点客户进行深度挖掘与关系维护的营销方式。其中，药店能策划和管理的一般为数据标准化收集和社区营销活动。

2. 标准化数据收集

标准化数据收集指销售人员在导购和确认销售的过程中，通过询问、引导注册或问卷调研等方式获得客户反馈并记录整理，筛查并识别客户需求，包括但不仅限于姓名、生日、电话、微信、疾病症状、购买决策等基础信息，并能及时地按企业要求在数据库系统中，对提供反馈的客户按标准完成基础信息以及偏好的数据收集。

3. 社区营销活动

社区营销活动指能对门店数据库数据进行基础运用，高效完成企业既定的活动方案，对药店周边社区化营销活动的送达、推广与执行。比如通过数据分析制订客户生日优惠活动并筛选优势客户群体、在相关世界疾病日的优惠活动中制订活动并筛选优势客户群体等。社区营销活动主要类型有生日活动、国际日活动（国际糖尿病日、国际高血压日等）、节日活动（中秋节、端午节等）、会员日活动、企业合作活动等。

二、学习目标

1. 能完成客户信息的标准化数据收集。
2. 能基本掌握用户数据的简单分析维度。
3. 能根据会员数据库的基础信息策划、设计并执行药店营销活动。

三、基本知识

1. 标准化数据类型

（1）客户基础信息　客户的基础信息包含了客户的姓名、性别、电话、生日、医保卡号等。客户基础信息中联系方式是数据收集的核心，联系方式的正确收集保证了整条数据链条的有效性，是一切数据库营销活动的前提；生日信息的记录是数据收集的重点，生日前后的营销信息推送最能提高转化效率，销售人员在收集客户生日数据时，应当注意核对生日的准确性。

（2）购买行为反映的相关信息　购买行为反映的相关信息包括但不仅限于客户购买产品的归属疾病分类、客单价、购买频率、支付倾向（自费或医保）等。其中，客户购买产品归属的疾病分类信息是营销人员需要重点关注的重要客户数据，它可以通过一次或多次累积，直接反应客户部分家庭成员的疾病谱，这类数据的收集有利于营销活动的针对性开展。营销人员应当注意客户购买时各种反映购买决策的行为信息，是否成功关联会员账户或按企业要求增补标签信息。

（3）客户的消费习惯信息　客户购买的消费习惯一般要由销售人员对客户进行观察、询问并总结得出。一般包括但不仅限于消费目的、价格与品牌倾向、决策时间、决策关键因素等诸多方面。这部分的信息是社区化营销活动策划与执行中，可以有效提高营销活动开展效率、拉高客单价等方面的关键数据。

2. 社区营销活动的类型

（1）店庆/会员日活动　店庆/会员日活动是指药店在每月特定日期为门店会员举办的让利促销活动，是药店用于提高客户服务，稳定客户，维持市场份额的一种活动形式。会员日活动这几年遍地开花，让顾客眼花缭乱，只有回归服务本身，才能让会员日活动回归本质。

在会员日或店庆等活动宣传时，应当结合活动包含的优势品种对应的客户类型，针对该类型的客户群体进行重点宣传，如年龄、性别、疾病等，以提高到店率。

（2）世界疾病日活动　世界疾病日活动是指针对各种疾病的世界纪念日，开展针对相关疾病周边产品的促销活动。往往这类活动在设计初期就对优势客户类型进行了确定，比如世界高血压日的免费测压活动，就对高血压客户进行了初步筛选。世界疾病日活动在药店各类活动中开展频率较高，是触达客户较精准、转化率较高的活动类型。

在这类活动中，销售人员应当提前对客户数据中，包含相关疾病标签的优质客户筛选出来进行重点跟踪，确保到店率；同时应当对高频购买客户的购买行为数据进行针对性解读及预测，提高客单价。

（3）会员生日活动　会员生日活动是指在会员生日时，针对单个会员用户推出的个性化优惠活动。会员生日活动是市场活动最为常见且伴随着激烈竞争的活动类型，不仅是同类企业会对客户资源进行抢夺，各种消费行业都会在这段时间里，推出针对生日的专属活动。

如何在海量的活动中脱颖而出，是市场策划者要考虑的事情。药店营销人员需要掌握的技能是将生日推送与门店当期活动内容以及会员数据进行关联，为重点客户提供个性化优惠方案，回归会员服务本质，才是提高到店率并进行销售转化的关键。

四、能力训练

（一）操作条件

① 资料：药店销售管理系统、《中华人民共和国广告法》《药品、医疗器械、保健食品、特殊医学用途配方食品广告审查管理暂行办法》。

② 设备设施：药店销售管理系统、手机、电脑等。

③ 场景：模拟客户筛选、模拟促销信息编辑、模拟销售对话。

④ 数据库营销活动的策划和管理流程。

（二）注意事项

1. 在数据库营销开展的过程中，不要过度暴露企业对客户信息的收集程度，应该结合活动类型选择性地编辑推送文案，以对活动内容的描述为主，避免过度表现对客户的了解程度。

2. 在制订推送内容时要实事求是，不得含有虚假、夸大、误导性内容，不能做虚假宣传。

3. 在制订推送内容时，不仅要考虑药店经营需求和竞争情况，还要遵守相关法律的管理规定，遵守行业规范和社会公德，不得发布不当、低俗内容。

4. 企业收集的客户数据是需要严格的隐私审查及合法的行为，营销人员有责任和义务保护所有一切敏感和私人数据不被泄露。

（三）操作过程

序号	实施步骤	操作方法及说明	注意事项/操作标准
1	销售人员引导客户完成会员注册	（1）达成销售期间及时引导客户注册会员 （2）将会员基本权益告知顾客 （3）销售人员核对会员资料，保证数据有效性	（1）注意结合注册活动，提高客户注册率 （2）传递的活动信息应完整、准确，没有遗漏 （3）尽可能在注册引导过程中，保证客户生日、电话等资料正确有效填写，不得主动帮助客户跳过
2	销售人员复盘销售过程，增补客户标签及描述	（1）销售人员通过复盘销售过程，对该客户行为标签进行增补 （2）店长复核资料，履行基本审查职能	（1）增补行为标签时首选系统提供的标准化标签 （2）如需自定义增补客户说明，语言应当简练、描述准确，避免模糊描述
3	店长通过数据分析和看板，确定活动主题	（1）分析活动的促销主体对象，筛选重点客户群体 （2）精练活动卖点，确定促销信息标题 （3）将活动促销方向及需要传递的核心信息告知店员	（1）根据活动的具体信息判断活动适宜的客户群体，如活动中包含高血压的品种较多，则应该优选购买过高血压的客户群体作为宣传对象 （2）传递的活动方向、优势客户、目的应当准确清晰，避免模糊

工作任务D-1　不同策略下药店营销活动的策划与管理　277

续表

序号	实施步骤	操作方法及说明	注意事项/操作标准
4	店员整理活动详情，编辑促销文案	（1）编辑活动主标题 （2）提炼活动促销亮点 （3）编辑促销文案	（1）结合优势数据库分析拟定的促销标题，如活动主要覆盖疾病的核心治疗需求、促销活动的主要卖点、疾病治疗方案特别推荐等，主标题字数控制在5～10个 （2）促销详情应当提炼活动中最具卖点的商品促销信息，控制在4～6条，每条不超过15个字 （3）促销详情应当归纳总结促销活动的整体亮点，要具有吸引力，是对主标题的补充和阐述，字数控制在15个字 （4）合理使用表情等符号，帮助促销信息的分段、分类，但不宜使用过多，显得促销信息过于花哨
5	店长审核促销文案	（1）检查是否符合活动规则 （2）检查是否存在虚假、夸大商品疗效及促销力度的宣传 （3）对照法律法规检查是否有不符合法律条款的内容	（1）促销文案中的信息必须真实、有效，不得夸大活动力度、夸大治疗效果等 （2）促销文案中避免出现"热销""抢购""试用"等字眼，同时文案中提到以药品作为礼品或者奖品等也属于违法行为 （3）关注当地政府对药店经营管理要求，按时按需报备促销活动 （4）促销信息中，应表明受篇幅限制，一切活动解释以到店为准
6	店员通过各手段宣传落实客流	将促销信息通过各类渠道送达客户	（1）通过药店系统的信息发送功能或门店微信、手机等工具，将编辑的促销信息送达客户端，如短信、电话、企业微信、朋友圈、微信等 （2）勾选客户群体发送促销信息前，注意查看上一次发送间隔时间，避免过度打扰，一般以1周最多1次为宜
7	店员总结活动效果	（1）店长应对照发送信息的客户名单，确认活动期间该群体的到店率、购买率等销售信息 （2）归纳总结活动成果，提高下一次活动效果	（1）活动结束后，店长应当及时与店员召开活动总结会议，分析总结到店率、转化率、客单价等关键销售数据，回顾销售行为中客户数据的应用情况，为下一次提高销售效率做准备 （2）店长应该及时关注送达促销信息的客户名单的到店率，这是调整下一次活动确认优势客户、提炼核心卖点的重要参考依据

【问题情境一】

现总店针对世界骨质疏松日推出了一系列骨科商品的买赠活动，在进行促销宣传时，一名店员选择了对促销信息进行无差别群发的方式宣传活动，请问店长应该如何处理？

解答： 对于骨质疏松日推出的骨科系类活动，应当重点宣传曾到店购买过骨科类产品的客户群体，减少对其他客户的无效打扰。店长应在确定促销文案后，对促销信息的发放客户群体、宣传方式与渠道以及宣传的时间等做出明确的说明。店长应当对店员的行为做出规范要求，并监督予以整改，避免再犯类似错误。

【问题情境二】

现一名新客户到店购买控制上呼吸道感染的相关药品，购买金额达到了药店会员满减活动的标准，请问销售人员在销售过程中至少应该做到哪些工作？

解答： 销售人员在购买结账的时候，应当简洁、有效地说明会员满减活动的具体内容与会员体系的亮点政策，尝试引导客户注册药店会员。在注册的过程中，应当帮助客户快速、准确且完整地填写用户信息，避免与顾客一起随意填写，应付交差。

在顾客完成购买后，应当快速总结顾客的行为特点，在系统提供的行为标签里，选择两到三个完成顾客行为数据收集。

（四）学习结果评价

序号	评价内容	评价标准	评价结果（是/否）
1	引导客户完成注册	能引导客户完整录入基础信息	
2	增补客户标签及描述	能通过观察、询问等方式了解客户消费需求及习惯，归纳总结客户决策中主要因素，并准确找到对应行为标签或描述短语	
3	通过数据分析和看板，确定活动主题	能通过门店客户呈现出的基本属性分类、占比，判断筛选优势营销人群，并确定主推的产品及活动	
4	整理活动详情，编辑促销文案	能结合门店客户数据中呈现的优势客户群，在疾病日、节日、会员日等活动日编辑适宜活动促销文案	
5	审核促销文案	能依据活动真实政策及法律法规要求，对促销文案进行审核	
6	宣传落实客流	能通过各种宣传手段将活动传达到位	
7	总结活动效果	能通过到店率、客单价等销售数据，归纳总结活动优缺点	

五、课后作业

1. 简述标准化数据的类型。

2. 某药房将针对会员日开展促销活动。该活动中皮肤类商品促销力度大，涉及产品多，请问针对本次促销活动展开宣传时为落实客流要做哪些准备工作。

职业能力D-1-7　能策划和管理门店营销活动

一、核心概念

1. 门店营销活动

门店营销活动指药店针对外部展开的经营活动，是一种对流动顾客所做的营销手法。每个企业或者厂家在营销方案的策划和组合上各有不同。门店营销的表现不仅仅反映了商品、企业活动、商店促销的销售行为，也是终端在销售能力及客户服务能力的结合表现。门店营销活动是以门店作为基点，顺应市场需求和时间展开对应活动，它强调店员/店长的主观能动性、处理重点事件和销售行为的延续性。

2. 促销型门店活动

促销型门店活动指在门店营销活动中，对营业现场展开陈列、展销工具制作和使用等方式吸引流动客户进入门店，并通过店长加强店员对销售卖点的培训及动员，最终达成扩大销售量的一种活动。

二、学习目标

1. 能结合药店门店营销活动内容调整门店陈列。
2. 能结合药店门店营销活动内容制作展销工具。
3. 能结合药店门店营销活动内容培训/学习促销信息。
4. 能结合药店促销信息对流动客户进行销售导购。

三、基本知识

1. 门店陈列

（1）商品陈列　商品的陈列是药店门店营销的关键。在商品的陈列上，要结合门店营销的主题和门店任务，选择能够突出重点商品的陈列方式。常见的陈列类型包括有端头架陈列、促销架陈列、橱窗陈列、堆头或花车陈列、收银区陈列。

（2）广告陈列　在门店营销活动中，往往需要运用POP、DM等卖点展示工具。广告陈列可以有效营造活动氛围，增加销售机会。通过各类广告工具，凸显活动卖点、阐述商品核心价值或服务等，是门店营销中必不可少的部分。

（3）展销工具布置　展销工具主要是为了满足药品或保健品在疗效、卖点等促销信息展示而必备的设备，可以更好地展示商品。因此展销工具本身就是促销工具，如促销架、电子屏、灯箱、慢病检测工具等。一般在其上都定制有厂家及其商品的广告，这些工具大多是由厂家赠送。

2. 门店营销活动的策划与执行

（1）信息的归纳梳理　店长在开展门店营销活动前，首先要梳理促销活动的目的、动机和具体动作。一个好的门店营销活动策划应当包含活动的主题、目的、时间、内容、宣传、培训、任务分解及任务奖励。

（2）门店营销活动和门店任务的结合　门店营销活动是店长/店员作为主体向市场传递刺激消费的各种信息，以影响一个或者多个目标客户的购买行为，归根结底是一种人与人的沟通活动。店长在策划和执行门店营销活动时，应当充分考虑当下门店和店员个人的业绩目标执行情况，优先选择符合门店业绩目标的活动商品，充分调动店员的主观能动性。

（3）促销话术的培训　店员是门店营销的主要执行者，店长在活动开展前，必须要对员工进行系统性的培训。店长在完成门店营销活动信息的归纳和梳理后，要将活动的主要内容有效传递给店员，店员要能在头脑中清晰地划分出门店营销活动的主次需求，从而更加良好的执行导购行为，避免被动营销情况的出现。

（4）门店营销活动的销售跟踪　门店营销活动的执行阶段是活动开展效果好坏的关键节点，目标越明确，效果越明显。店长/店员要时刻跟进每天的销售数据，商品的库存情况以及各类促销的陈列情况。比如，活动的达成进度、店员的销售比例、商品/赠品的库存情况、展销工具的使用情况等。

四、能力训练

（一）操作条件

① 资料：门店营销策划方案。

② 设备设施：药店销售管理系统、陈列柜、需要陈列的商品、促销爆炸卡、厂家或企业提供的展销工具。

③ 场景：模拟门店营销活动、模拟导购场景。

④ 门店营销活动的策划和管理流程。

（二）注意事项

1. 在商品陈列过程中，应当注意药品管理的基本原则，零售药店商品的陈列要遵循药品与非药品分开、内服药和外用药分开、处方药与非处方药分开。

2. 在商品陈列过程中，应当注意整洁干净的基本要求，陈列商品应当摆放整齐、主次清晰、标签与商品对应，与陈列商品无关的不得出现在陈列区域，有损于陈列商品形象的物品或行为不得出现在陈列区域。

3. 在使用展销工具时，应当注意遵守法律法规和行业规范，不得虚假宣传、夸大商品效果，使用不正当的恐吓、误导行为。

（三）操作过程

序号	实施步骤	操作方法及说明	注意事项/操作标准
1	店长梳理门店营销活动信息	（1）梳理营销活动重点商品及活动内容 （2）盘点门店整体及店员业绩情况 （3）挑选重点商品并梳理卖点信息	（1）明确门店营销活动的主要目的、形式、商品及具体促销内容 （2）重点选择与门店/个人业绩任务相关的商品进一步关注 （3）确定门店营销活动中商品的主次，提炼完整、准确的活动信息，确保无误

工作任务D-1　不同策略下药店营销活动的策划与管理　　281

续表

序号	实施步骤	操作方法及说明	注意事项/操作标准
2	店员调整门店商品陈列	根据活动商品的主次关系调整商品陈列，包括端头架陈列、促销架陈列、橱窗陈列、堆头陈列、收银区陈列	（1）商品陈列应整洁有序，错落有致，注重陈列量感和美感，如同一区域颜色接近、大小接近、类目趋同 （2）符合药品管理基本规则，药品与非药品分开、内服药和外用药分开、处方药与非处方药分开、易串味药和其他药分开 （3）注意商品与标签对应，方便客户查找 （4）重点陈列商品区域不被遮挡，关联区域做好辅助商品陈列工作
3	店员调整门店广告与展销工具陈列	（1）制作POP广告 （2）确认展销工具情况	检查展销工具运行情况，如灯箱是否正常、血压仪是否运作良好、赠饮工具是否备齐等
4	店长审核门店所有陈列	（1）审核门店产品陈列 （2）审核促销信息 （3）审核展销工具、广告等	（1）商品陈列应整洁有序，重点商品展示在正确位置 （2）促销信息应正确，表达清楚，没有歧义 （3）广告用词不得出现虚假、夸大、违法内容
5	店长培训店员促销话术	（1）明确活动商品销售主次 （2）梳理重点销售商品核心卖点、活动话术并培训店员 （3）检查店员话术掌握情况	（1）根据活动主题、目的及门店业绩任务情况，确定重点销售商品类目 （2）根据活动政策提炼核心卖点，每个商品总结成2～3句核心话术 （3）培训店员记忆话术，并设立考核确保记忆
6	店长跟踪活动情况，并总结活动	（1）核查活动完成进度 （2）核查店员任务完成进度 （3）盘点活动商品及赠品等相关物料库存	（1）每日总结活动情况，动员店员完成活动任务 （2）活动结束后，召集店员总结回顾活动执行的优缺点，为下一次门店营销活动做准备

【问题情境一】

现药店以"世界肥胖日"为主题，开展会员让利活动，与肥胖相关的数十款商品给出买赠、满减等促销活动，其中还包含部分活动力度不大的心脑血管类、改善睡眠类商品。现距离门店业绩核算还有10天，部分店员还未完成目标业绩，同时门店的心脑血管类商品销售占比未达标，请问，店长该如何选择重点销售品种？

解答：店长应充分平衡门店任务及店员任务之间的关系，同时可结合本书C-1-7能为其他慢病患者提示危险因素中有关肥胖的相关知识，将心脑血管类、改善睡眠类等商品与活动力度大的肥胖相关的商品进行组合，用销售引导等方式配套销售。

【问题情境二】

现药店针对某厂家心脑血管疾病的商品开展门店营销活动，厂家配发了血压仪，并提供了相关引导宣传物料，门店应该如何调整陈列？

解答：应当整理出小块血压监测体验区域，在活动开始前检查设备，确认宣传物料在体验区域周边正确展示，并在该区域调整商品的陈列。

（四）学习结果评价

序号	评价内容	评价标准	评价结果（是/否）
1	梳理门店营销活动信息	能确定与门店业绩相结合的重点销售策略	
2	调整门店商品陈列述	能根据活动重点调整商品陈列，并符合相关陈列要求	
3	调整门店广告与展销工具陈列	能根据活动重点调整门店广告与展销工具的摆放	
4	审核门店所有陈列	能根据相关法律法规、操作标准审核门店所有陈列	
5	培训促销话术	能有效组织店员，准确清晰传达重点信息	
6	跟踪总结活动效果	能在活动期间跟踪业绩动态变化，及时调整销售状态，并总结归纳活动过程的优缺点	

五、课后作业

1. 简述门店营销活动的基本流程。

2. 某门店今日完成一场门店营销活动，店长应当从哪些方面总结本次活动的优缺点？

职业能力D-1-8　能策划和管理专业服务营销活动

一、核心概念

1. 专业服务营销

服务营销是企业在充分认识满足消费者需求的前提下，为充分满足消费者需要在营销过程中所采取的一系列活动。而专业服务营销是在更加纵向的专业领域，通过服务人员的技能、专业知识为消费者提供更高质量的优质服务，以达到促进销售达成，提高销量的目的。

2. SERVQUAL 模型

SERVQUAL 将服务质量分为有形设施、可靠性、响应性、保障性、情感投入五个层面，每一层面又被细分为若干个问题，通过调查问卷的方式，让用户对每个问题的期望值、实际感受值及最低可接受值进行评分，并由其确立相关的22 个具体因素来说明它，最后通过问卷调查、顾客打分和综合计算得出服务质量的分数。

二、学习目标

1. 能结合专业能力与消费者展开谈话。
2. 能结合专业能力分析判断消费者真实需求、困难。
3. 能结合专业能力为消费者提供正确购买方案。

三、基本知识

1. 专业服务营销氛围的五个评价维度

（1）可靠性　指能准确地履行药店专业服务的能力，这意味专业服务人员要按质保量地完成服务任务及保证服务结果与客户期望的一致。从客户的角度看，可靠性是服务质量最重要的评价维度，是服务质量特性中的核心和关键内容。

（2）响应性　指能主动帮助客户，及时为客户提供必要专业服务的意愿。响应性着重强调专业服务人员在处理客户要求、询问、投诉和问题时的专注度和快捷程度。服务人员能否及时地提供服务，能否积极主动地提供服务，直接影响客户实际感知到的服务质量。

（3）可信任度　指专业服务人员具有真诚、可信的服务态度，以及专业服务知识和技能。专业服务人员作为服务行为和过程的具体实施者，其个体行为与服务质量的保证性密切相关。药店专业服务人员应该积极与客户之间建立信任的个人关系，同时培养和提升与专业服务能力相关的专业技能和知识。

（4）对消费者的个人关注　指专业服务人员在服务时充分考虑客户需求，设身处地为客户提供符合客户购买需求的个性化服务，它既包括客户主动表达的需求，也包括服务人员主动去了解客户需求。它的本质是通过个性化和有针对性的服务使客户感受到专业服务人员对其需求的理解和关注。

（5）有形资源　指服务过程中的"可视部分"，如服务场景、设施设备、服务人员等客户可接触的实体因素。由于服务具有无形性特征，所以客户并不能直接感知到服务结果，而往往通过设备、人员等可视的有形因素对即将接受服务的质量水平进行感知，如用药指导平板、白大褂、执业许可证等。

2. 消费者关注的基本原则

我们在药店的销售环境下，获得一个新消费者比留住一个已有的消费者花费的时间和精力都会更大，往往新消费者的期望值普遍高于老消费者，这使发展新客户的成功率大受影响。作为从事药店专业服务工作的人员更要清楚地知道，在专业化服务过程中，如果客户对员工的服务质量产生质疑，除非你能很快弥补损失，否则失去的消费者将永远失去。

另外，特别是药店的专业服务工作，我们要及时发现并清楚了解消费者与自身所处立场有差异的原因，设身处地地为消费者考虑，倾听消费者的真实需求。专业化服务人员应当提供合适消费者的购买方案，而不是自身利益最大化的销售方案。"客户永远是对的"是留给客户的，而不是专业服务人员的。当然这要求一定营销技巧，不同的方法会产生不同的结果。

四、能力训练

（一）操作条件

① 资料：商品说明书及门店营销策划方案。

② 设施设备：手机、电脑、互联网＋药事服务设备（选）。

③ 环境：模拟药店。

④ 门店营销活动的策划和管理流程。

（二）注意事项

1. 在进行专业化营销服务时，标准话术应当简洁、明确且合情理，不可以过于烦琐，避免用词太过于晦涩。

2. 在进行专业服务营销时，应采取科学、准确的词汇，不误导患者。

3. 根据消费者实际情况、需求与困难，有针对性地提出治疗建议，对于无法判断或严重的问题，要及时求助店长或正确引导消费者及时就医。

（三）操作过程

序号	实施步骤	操作方法及说明	注意事项/操作标准
1	店长确定服务操作细则与流程	结合药店店员现有素质，对称呼、口头语、结束语等进行规范和抽查	（1）专业化服务人员对客户的服务流程应当符合专业服务的五个评价维度 （2）专业化服务需要对客户信息进行有效的记录和积累，以便再次服务时可以进行更有效的针对性服务改善，所以对客户数据的标准化记录十分重要
2	店长安排店员分别负责不同疾病领域的专业化知识学习	店长应分阶段、分批次训练店员的专业化服务知识，可以按照疾病分类分批次进行培训	专业化知识的培训不可操之过急，应当分批次、由少到多逐步培养，对于专业化服务的知识应当具体、扎实的进行考核
3	店员学习专业化服务知识	（1）熟悉服务操作流程与细则 （2）提高专业化服务水平和知识 （3）确定能够对相关疾病进行识别和解答	（1）对服务操作流程与细则应当坚决有效的执行，不可随意更改执行标准 （2）对专业化知识的学习应当准确、科学，不可模棱两可，模糊不清 （3）遇到不确定的问题，应当以客户利益为主要考虑，及时查阅资料或求助店长，不可耽误客户解决真实需求
4	店员整理客户档案录入数据库系统	（1）店员根据服务过程整理客户档案 （2）录入客户资料	（1）对客户档案的整理应当简单、明确，尽量使用标准化的标签语言，不可使用大段文字进行描述 （2）对客户档案应当及时、准确地进行系统录入，不可堆积到一定程度批量录入

工作任务D-1　不同策略下药店营销活动的策划与管理　**285**

续表

序号	实施步骤	操作方法及说明	注意事项/操作标准
5	店长考核专业化服务并总结阶段成果	（1）考核店员是否按要求执行服务规范和流程 （2）检查是否掌握对应的专业化知识 （3）检查客户档案是否按标准完成录入 （4）阶段性回顾客户复购情况，并优化服务流程	遵循专业服务的五个评价维度对服务流程进行考核和优化

【问题情境一】

现一位自称感冒的客户入店选购，店员应当如何开展专业服务的开场白？

解答：店员应当及时欢迎客户到店，并询问客户的购买需求，在得到简单的回复后，应当进一步介绍自己的专业化服务板块，对客户的具体情况进行了解，比如："你好，我是×××门店的专业服务人员，我可以详细问以下您的症状吗？"。

【问题情境二】

对经常进店进行重复购买的客户，我们应当如何利用客户档案并专业化服务营销呢？

解答：在对客户身份进行识别和判断后，我们应当及时询问客户关联的客户档案（会员号码），调阅客户的近期情况并进行针对性的方案推荐。比如："×先生，您好！最近您好像经常来购买感冒类的药品，我建议您可以搭配一点提高免疫力的商品。"

（四）学习结果评价

序号	评价内容	评价标准	评价结果（是/否）
1	店长确定服务操作细则与流程	能遵守专业服务的五个评价维度和消费者关注的基本原则制订准则	
2	店长安排店员分别负责不同疾病领域的专业化知识学习	能有序的安排店员进行专业化知识的学习	
3	店员学习专业化服务知识	能全面掌握要求学习的能力点对应的专业知识	
4	店员整理客户档案录入数据库系统	能及时、准确完成档案录入	
5	店长考核专业化服务并总结阶段成果	能根据阶段性考核结果和复购情况调整店员培训计划	

五、课后作业

1. 简述专业化服务营销的五个评价维度和。

2. 一位常来购买硝苯地平缓释片的客户，店员应从哪些专业维度方面进行售前询问和售后工作？

工作任务D-2　新环境下药店营销活动的策划与管理

职业能力D-2-1　能策划和管理跨界营销活动

一、核心概念

1. 跨界营销活动

跨界营销活动指两个或两个以上非竞争性的不同领域的企业，基于同一市场目标，通过创新有趣的营销方式，将品牌要素联合使用，期望达到强化消费者参与到其品牌活动中的意愿并转化成销量的营销手法。

2. 互补原则

互补原则指以构建互补性营销为目标，以顾客价值为中心，以共同合作的形式，将两个或更多的渠道相互分享，以获得更大的顾客资产。

二、学习目标

1. 能结合药店重点品种选择跨界销售产品组合。
2. 能根据跨界销售产品组合梳理结合优势，找到差异化客户人群。
3. 能正确使用手绘 POP 广告进行宣传。

三、基本知识

1. 跨界营销的三个思路

（1）趣味　营销活动的基本目的是吸引客户的关注，一般来说，当药店可以通过创新性和趣味性的营销活动引起客户注意，客户接受信息的行为就会从被动接受向主动了解进行转移。此时如果充分利用跨界品种的各自优势及资源配置，

288　模块D　营销活动策划和管理

就可以将两个商品的各自消费群体互相转化。找到跨界营销准确的切入点，可以更容易引起消费者共鸣，销售的转化率也会提高。

（2）利益　跨界营销活动中，应当兼顾跨界两个或多个平台的整体利益，同时更应该满足客户的基本利益。如果无法兼顾品牌之间的共同利益，必然会收到1+1＜2的效果。比如，将调理肠胃类商品与某类可能带来肠胃不适的商品进行捆绑营销。而如果无法满足客户的利益，必然寸步难行。这里的利益可以包括物质、信息、功能、服务、心理满足等。所以药店在组合跨界商品时，要充分考虑三方或者多方的利益，在市场洞察方面做足的功夫，在满足客户真正消费诉求的同时，也能实现自身的销售转化。

（3）互动　在跨界营销活动中，应让客户更快地将两个商品之间的差异化优势关联起来，提供两个商品间有效的互动体验以为其提供独特的竞争优势。药店要做的就是以创新性的互动内容作为载体，赋予其独特的意义和话题性，以引发用户自发体验。

2. 三个互补原则

（1）渠道互补　指为了进入某一特定市场和渠道，进行资源的互补整合。比如，药店与社区周边的健身房进行跨界营销活动，将健身房的客户渠道与药店的客户渠道整合起来，互相补充。

（2）消费需求互补　指将某些具有特定需求的商品，与其他商品需求进行互补。比如季节性特点产品，通过季节性使用的特殊场景将两个商品组合起来，既方便消费者又可得互长之效。比如，每到流行性感冒盛行的冬季，买感冒药送面纸，或买面纸送药品折价券。

（3）强化型互补　指其中一种商品的效果在通过其他商品的互补后，可以产生更好的效果，满足客户的需求。如患者感冒时，除了可以向其销售感冒药，还可以将提高免疫力的商品一起销售，比如黄芪、玉屏风散等，既帮助消费者更快更好的恢复健康，同时也增强了药物的本身的功能，实现优化强化的作用。但注意在利用其他商品强化另一商品效果的同时，要避免出现让客户怀疑其中一种商品效果，或必须要通过其他产品消除副作用的误解。

四、能力训练

（一）操作条件

① 资料：商品说明书及门店营销策划方案。

② 设施设备：药店销售管理系统。

③ 环境：模拟药店。

④ 跨界营销活动的策划和管理流程。

工作任务D-2　新环境下药店营销活动的策划与管理　**289**

（二）注意事项

1. 在策划和管理跨界营销活动时应当注意遵守法律法规和行业规范，不得违反公序良俗，使用血腥、色情、政治事件等不恰当的宣传。

2. 在策划和管理跨界营销活动时，要避免出现通过攻击其中一方商品缺陷而强化一方商品效果。

（三）操作过程

序号	实施步骤	操作方法及说明	注意事项/操作标准
1	店长确定跨界营销活动主题及跨界方式	（1）确定跨界营销活动参与的产品组合或合作方 （2）明确活动的目的、主题以及跨界方式 （3）将跨界活动传递的核心互补优势告知店员	（1）参与跨界营销活动的商品或品牌方均应该遵守互补原则 （2）传递给店员的互补优势应完整、准确，避免误解
2	店员整理跨界营销商品的相关资料	收集参与跨界营销活动相关商品或品牌方相关的内容素材，包括说明书、产品宣传册等	收集的资料应当为相关方最新的宣传资料，不要使用过时、失效、废止的宣传材料
3	店长确定跨界营销的活动形式	（1）分析跨界营销活动参与方的优势卖点 （2）提炼互补优势 （3）确定能够体验互补优势的营销形式	（1）跨界营销活动的策划应当遵循趣味、利益、互动三个思路 （2）提炼优势互补应当遵循渠道、消费需求、强化 （3）营销形式应当注重通过增加客户体验为优，比如眼镜清洗与眼药水售卖
4	店员制作调整跨界营销的相关广告与陈列	（1）绘制跨界营销活动广告 （2）调整店面陈列	提炼主题应该简洁明了、突出跨界营销给客户带来的利益点
5	店长审核跨界营销相关活动资料	检查跨界营销活动互动流程设置是否流畅	跨界营销活动互动流程应当让客户直观地体验到互补优势带来的体验增强，不能设置的十分烦琐，让客户感觉到麻烦、占用时间
6	店员通过各种渠道宣传跨界营销活动	结合参与跨界营销的商品或品牌方的宣传渠道进行宣传	尽量结合参与跨界营销的商品或品牌双方的渠道进行共同宣传，如健身房的团课、品牌方的微信群或公众号等

【问题情境一】

现药店以"世界肥胖日"为主题展开跨界营销策划活动，请问适合与药店进行跨界联动的商品或品牌方有哪些？

解答：可以寻找社区周边的健身房、瑜伽室、球场等寻求合作开展"运动不忘骨健康""减肥更要迈开腿"等类似的跨界营销联合活动。

【问题情境二】

正值深秋，药店要如何针对性地展开换季跨界营销活动，应该从哪个互补原则进行策划？

解答：可以通过消费需求互补原则进行策划，秋天是很多季节性皮肤疾病高

290　模块D　营销活动策划和管理

发季节，除了修复皮肤问题外的用药商品，还可以联合加湿器、空调等品牌。

（四）学习结果评价

序号	评价内容	评价标准	评价结果（是/否）
1	确定跨界营销活动主题及跨界方式	能遵守互补原则制订活动方式、政策等细节，并准确传递给店员	
2	整理跨界营销商品的相关资料	能收集最新、准确的宣传资料	
3	确定跨界营销的活动形式	能遵循趣味、利益、互动三个思路，提炼具有体验优势互补的互动营销形式	
4	制作调整跨界营销的相关广告与陈列	能提炼核心利益点并制作广告和调整陈列	
5	审核跨界营销相关活动资料	能根据相关规范及法律法规审核活动物料	
6	宣传跨界营销活动	能结合数据库梳理核心优势群体，并结合参与双方的宣传渠道	

五、课后作业

1. 简述跨界营销互动策划可以参考的思路。

2. 某药店欲和水果店进行跨界营销的活动，请问根据这一活动类型确定活动主体商品类型。

职业能力D-2-2　能策划和管理"互联网+"营销活动

一、核心概念

互联网+

一般来说"互联网+"是指"互联网+传统行业"，是将信息通信技术与互联网平台和传统行业进行深度融合与创新，发展出新的内容；是充分将互联网在资源配置和优化以及集成的优势，应用在传统领域当中，以达到提升传统行业的创新力和生产力的作用。

二、学习目标

1. 能正确使用"互联网+"营销工具。

2. 能根据"互联网+"营销活动内容，使用正确的传递手段。

工作任务D-2　新环境下药店营销活动的策划与管理　291

三、基本知识

1."互联网+"与互联网的区别

互联网作为一种工具或手段，更多的时候代表着营销方式的一种手段。比如，药店增加了线上门店，可以通过美团、饿了么等平台实现在线配送，服务于客户，最终实现销量提升，这是使用互联网作为一种销售工具。而"互联网+"是将互联网当作思维来使用，它不是孤立存在的，它更强调人的核心地位，是服务于客户体验和客户价值的一种营销思维，是去中心化的。比如，依托互联网平台，在药店提供网络问诊、社区化慢病管理等服务。

2."互联网+"营销活动的特点

"互联网+"营销活动对比传统营销活动具有传递效率更高、方式更多样、渠道更多、传递方向更具有双向互动性的特点。这些特点可以突破传统营销在信息传递上的缺陷，更多元化地触达并服务消费者。一般药店销售人员需要掌握的是"互联网+"营销活动的宣传与前期服务工作。

3. 药店"互联网+"营销活动的基本形态

（1）在线咨询与专业指导　通常情况下OTC类药品营销均通过广告、媒介等进行大众传播，但互联网提供的便利性使得这种传播具有双向互动的可能。在线咨询是与用户实现互动、增加信任的全新路径，这种互动在通过凸显的专业性上，可以快速建立与消费者的信任。在咨询的过程中，要详细了解用户的实际情况、需求与困难，并详细记录到数据库中，以便开展接下来的各项用户资产管理工作。

（2）药事服务与售后咨询　对比所有的用户咨询而言，售后咨询与药事服务咨询更为重要，对于已经购买所需商品的消费者，可以高效地产生复购提升利润率，同时也强化了售后服务，提高了药店的美誉度和企业形象，获取更多的用户，加强了数据库的建设。

（3）数据库专业管理　数据库的专业化管理也是"互联网+"营销活动中的重要组成部分，通过销售积累的会员数据、消费数据、购买痕迹，可以对重点客户进行挖掘和针对性的服务。

四、能力训练

（一）操作条件

① 资料：药品说明书、药品宣传资料等。
② 设施设备：药店销售管理系统、手机或电脑。
③ 环境：模拟药店。
④ "互联网+"营销活动策划和管理规程。

（二）注意事项

1. 在进行"互联网+"营销活动时，应采取科学、准确的词汇，不误导患者。

2. 根据消费者实际情况、需求与困难，有针对性地提出治疗建议，对于无法判断或严重的问题，要正确引导消费及时就医。

（三）操作过程

序号	实施步骤	操作方法及说明	注意事项/操作标准
1	店长制订"互联网+"营销活动流程与细则	（1）学习"互联网+"工具，熟悉基本操作流程 （2）明确"互联网+"营销活动的目的、形式以及流程 （3）将"互联网+"营销活动的规范流程传递给店员	（1）店长要明确店员在活动流程中的具体任务是传递活动消息，一般店员需要掌握的是"互联网+"营销活动的宣传 （2）传递给店员的活动内容应完整、准确，避免误解
2	店员学习熟悉"互联网+"营销活动流程	学习"互联网+"营销工具的客户操作流程	店员应掌握"互联网+"营销工具的客户端操作，不应在客户出现使用问题时，出现一问三不知的情况
3	店长结合店铺客户数据制订宣传方案	（1）分析"互联网+"营销活动的吸引点 （2）提炼宣传文案 （3）确定宣传渠道和客户群体	（1）"互联网+"营销活动应该有具体的服务消费群体，不应该出现广泛宣传、无差别推荐的情况 （2）提炼的宣传文案应当符合法律法规和商业准则，不得出现违法违规的宣传词汇
4	店员整理数据库客户资料宣传"互联网+"营销活动并解答操作问题	（1）将"互联网+"营销活动的宣传信息传达给规定群体 （2）对客户的操作性基本问题进行解答	（1）开展"互联网+"营销活动时应当对客户进行筛选，不能大范围群发，避免骚扰客户 （2）客户对"互联网+"营销工具的操作问题，应当及时、准确地进行解答，无法解答的问题要及时转接给对应的后台人员，不能对客户采取冷处理的方式
5	店长回顾"互联网+"营销活动效果并改进	（1）回顾"互联网+"营销活动对门店销量的提升 （2）回顾店员对"互联网+"营销工具宣传和解答的操作情况 （3）调整培训计划，优化服务水平	"互联网+"营销工具是一个具有双向互动的工具，店长应当检查店员与客户之间的对话，是否按标准执行，并及时调整优化，达到提升销量的目的

【问题情境一】

现药店与社区医院联合举办"小区门口的家庭医生"为主题的"互联网+"营销活动，药店应该做哪些准备？

解答： 应当结合社区医院的优势科室和门店的销售任务，策划并制订"互联网+"营销活动方案，筛选优势客户，并制订宣传文案和广告。

【问题情境二】

现有一个客户发现自己出现了胸痛和不适、虚弱、发汗、晕眩、呕吐的症状，并在"互联网+"平台上进行咨询，应当如何处理？

解答：客户出现的症状超出一般店员的处理能力，有可能是心力衰竭、心肌梗死的前兆，此时应当及时引导客户就医或提醒客户拨打急救电话，不能耽误客户治疗时机。

（四）学习结果评价

序号	评价内容	评价标准	评价结果（是/否）
1	店长制订"互联网+"营销服务流程与细则	能掌握"互联网+"营销活动的目的、活动方式及政策等制订操作流程与细节，并准确传递给店员	
2	店员学习熟悉"互联网+"营销服务流程	能掌握"互联网+"营销工具用户端的操作	
3	店长结合店铺客户数据制订宣传方案	能筛选优势客户群体并制订宣传方案	
4	店员整理数据库客户资料宣传"互联网+"营销活动并解答操作问题	能对准确地将活动信息传达给确定的客户群体，并对客户的操作进行解答	
5	店长回顾"互联网+"营销活动效果并改进	能根据活动情况调整人员培训计划。	

五、课后作业

1. 简述"互联网+"和互联网的区别。

2. 现有一位客户通过"互联网+"平台前来咨询购买缓解肌肉疼痛的药物，系统记录这位客户一个月前有过购买镇痛贴膏类药品，并有"骨关节炎""风湿关节炎"等标签，请模拟"互联网+"营销活动服务流程。

模块E

药店售后服务

工作任务E-1 售后信息的收集

职业能力E-1-1 能收集顾客投诉的信息

一、核心概念

顾客投诉

顾客投诉指顾客在购买医药商品后在使用过程对门店、所购商品本身或门店提供的服务不满意而产生的向工作人员诉求解决方法的一种行为。顾客可通过电话、微信、邮件、上门等多种方式进行投诉。

二、学习目标

1. 能以合适的方式接待顾客，并分辨顾客投诉的类型及原因。
2. 能根据顾客投诉的内容完成顾客投诉登记表的填写。

三、基本知识

1. 接待顾客投诉的原则

（1）心态平和 理解顾客投诉是经营活动中的正常现象，尊重顾客的权利，重视顾客的投诉。保持心情平静地接待顾客，避免过分激动。

（2）有效倾听 认真倾听顾客的诉说，交谈过程中与顾客的距离建议保持在1米内，并注视顾客的眼睛以表示自己的诚恳。

（3）诚恳致歉 无论顾客提出的意见责任在谁，都要诚心地向顾客表达歉意，并感谢顾客提出的问题，以示对顾客的尊重。

（4）明确责任权限 一般情况下，顾客向门店投诉，由店长或领班负责处理，遇到解决不了的问题上报区域经理或总部解决解决。若顾客直接向总部投诉，则接待人员应及时将问题交由被投诉门店店长处理。对于药物不良反应、药疗事故等重大问题应及时报公司相关部门协助处理。

296 模块E 药店售后服务

2. 投诉的常见类型及原因

（1）对门店的投诉　门店的设施设备、环境、对顾客的虚假承诺、商品售价与标价不符、商品缺货等因素给顾客带来不便或不利影响时会造成顾客对门店的不满而产生投诉。

（2）对医药商品的投诉　医药商品本身存在质量问题、标示不清、价格过高，使用医药商品后未达到心理期望值等会引起顾客对医药商品的不满甚至投诉。

（3）对服务的投诉　药店销售人员在销售过程中存在的服务方式不当、服务态度不佳、服务能力欠缺、服务项目不足或取消及在医药商品销售后未及时兑现售前承诺的服务等情况会引起顾客对销售人员服务的投诉。

3. 顾客投诉登记表的样式

顾客投诉登记表应详细记录顾客姓名、联系方式、投诉日期等内容，详见表 E-1-1-1。

表 E-1-1-1　顾客投诉登记表

顾客姓名		联系方式		投诉日期	
投诉类型					
具体投诉事由					
顾客态度					
顾客诉求					
接待人			接待日期		

四、能力训练

（一）操作条件

① 资料：顾客投诉登记表。
② 设施设备：签字笔、电话、电脑等。
③ 环境：模拟药店、接待室。
④ 顾客投诉信息的收集流程。

（二）注意事项

1. 药店销售人员在服务过程中要遵守职业道德规范，尊重顾客，注重药学服务礼仪规范，不打断顾客说话，避免过激言行。

2. 药店销售人员在服务过程中，应保持客观、中立，避免主观臆断，避免偏见。

（三）操作过程

序号	实施步骤	操作方法及说明	注意事项/操作标准
1	接待顾客	（1）采用规范的语言接待顾客投诉，建议使用"请问有什么可以帮助您的""对不起，让您多跑一趟"等话语 （2）将顾客引导至接待室进行处理	（1）态度应友好亲切、不卑不亢，及时关注顾客的神情，避免因害怕顾客抱怨而回避 （2）尽量避免在人多的地方接待投诉，以免造成对企业的不良影响
2	聆听投诉	（1）认真听取顾客的投诉，先稳定顾客的情绪，后处理事件，可使用"好的、好的""是的，是的""嗯"等表示对顾客的回应 （2）选择适当时机向顾客询问具体事实，初步了解清楚顾客投诉的原因	（1）耐心、细致、诚恳地倾听顾客投诉，不打断顾客诉说，避免与其发生争辩，先听顾客讲，多听少说，让顾客发泄心中的不满，可用点头等肢体语言回应顾客 （2）应在顾客平息情绪后的使用各种方法详细询问事实情况，避免在顾客情绪激动甚至愤怒时询问，以挖掘顾客真正的不满意和需求
3	致歉说明	在顾客叙述结束时，接待人员站在顾客立场上将心比心，诚挚地表示对顾客的理解和同情，承认过失，如可使用"不好意思让您多跑一趟""我很理解""真的对不起，给您添麻烦了"等话语表示道歉	（1）重视顾客的问题，对所有顾客的投诉，都不应先分清责任，而是应先表示道歉，避免让顾客感觉推卸责任 （2）必要时可简单重复顾客的意见以表示确实准确了解到顾客的意见 （3）谈话时避免左顾右盼、心不在焉或不礼貌地上下打量顾客，避免注视除顾客眼睛以外的其他躯体部位 （4）接待人员可以道歉但注意不要盲目认错
4	填写顾客投诉登记表	（1）按照5W1H（Who、When、Where、What、Why、How）原则记录顾客反馈的信息 （2）向顾客复述一次，请顾客确认相关内容的准确性	表格的填写要真实、及时、完整、准确

【问题情境一】

现顾客李某来店里反映，昨日在门店购买了五盒牛黄降压丸，回家后发现包装有拆损痕迹。今日欲来店里想退换。药店销售人员小丽接待李某后，坚持药品一旦出售，不能退换，并怀疑是李某自己在家损坏了药品，与顾客产生了争吵。请问小丽的做法是否遵守了接待顾客投诉的原则？

解答：药店销售人员接顾客投诉时应遵守心态平和、有效倾听、诚恳致歉、明确责任权限的原则。小丽在接待李某时既没有做到对顾客投诉的重视，在交谈过程中还主观臆断，乱断责任，未向李某表示歉意，还与其产生了争吵，没有保持平静的心情接待顾客，其行为未遵守接待顾客投诉的原则。

【问题情境二】

顾客甲某2023年7月17日来电反映，昨日在药店曾购买三瓶碘伏消毒液。店内标价为折后5元/瓶，回去查看购物小票时发现实际收款金额为10元/瓶，希望店铺能退差价，并要求店铺通过123456789的号码予以反馈处理结果。请问该如何填写顾客投诉登记表?

解答: 填写顾客投诉登记表时应按照 5W1H(Who、When、Where、What、Why、How)原则及时、真实、完整、准确记录顾客反馈的信息。包括顾客姓名为甲某,具体联系电话为 123456789,投诉日期为 2023 年 7 月 17 日,投诉类型为对门店的投诉,具体投诉事由为商品售价与标价不符、医药价格过高,顾客态度为冷静理性,顾客诉求为退差价、等待店铺反馈,接待人为店长,接待日期为 2023 年 7 月 17 日。

(四)学习结果评价

序号	评价内容	评价标准	评价结果(是/否)
1	接待顾客	能以心平气和的态度接待顾客,并将其引导至休息室	
2	聆听投诉	能认真倾听,妥善处理顾客的情绪,并分辨顾客投诉的真实原因	
3	致歉说明	能在顾客叙述结束时诚挚地向顾客表示歉意	
4	填写顾客投诉登记表	能真实、及时、完整、准确地填写表格,并向顾客确认相关内容的准确性	

五、课后作业

1. 简述顾客投诉的常见类型及原因。

2. 一个月前顾客易某在某药店购买了某品牌减肥药,现易某怒气冲冲地回来投诉说使用该药品后体重非但没有减轻,还增长了 5 斤。请问你该如何收集易某的投诉信息。

职业能力E-1-2 能收集门店医药商品的质量信息

一、核心概念

1. 门店医药商品

门店医药商品指在药店销售的与医疗保健相关的各种商品,包括药品、医疗器械、保健食品、特医食品、消毒用品和化妆品等。

2. 医药商品质量信息

医药商品质量信息指对医药企业质量管理体系产生影响,并作用于质量控制过程及结果的所有相关因素。

二、学习目标

1. 能辨识医药商品的质量信息。

2. 能按流程收集门店医药商品的质量信息。

三、基本知识

1. 医药商品质量信息的内容

（1）外部信息　包括国家最新的医药商品相关的管理法律、法规、政策、规范、标准、通知等。同时也包括国家最新颁布的药品标准、技术文件、淘汰品种等内容。此外，还包括当地有关部门发布的医药商品质量通报、文件、信息和资料。另外供应商的质量保证能力以及所供医药商品的质量情况，以及同行竞争对手的质量措施、管理水平和效益等也是医药商品质量信息的重要内容。

（2）内部信息　包括医药商品的首营审核情况、质量验收情况、储存养护情况、温湿度控制情况、不合格品处理情况，以及出库复核和监督检查过程中发现的与质量相关的信息。此外，还包括在用户访问、质量查询和质量投诉中收集到的相关信息。

2. 医药商品质量信息的类型

（1）一级信息　指对企业具有重大影响，需要由质量管理领导小组进行判断和决策，并由公司各部门协同配合处理的信息。这些一级信息必须在24h内上报给公司负责人，由公司领导做出决策，质量管理部门负责组织传递并督促执行。

（2）二级信息　是指涉及两个以上部门的信息，需要由质量管理部门协调处理的信息。针对这些二级信息，主管部门协调决策并督促执行，质量管理部门负责组织传递和反馈等。

（3）三级信息　是指只涉及一个部门的信息，需要由该部门领导协调处理的信息。对于这类部门级信息，由部门负责人做出决策并协调执行，并将结果及时报告给质量管理部门进行汇总。

3. 医药商品质量信息的收集

（1）收集原则　质量信息的收集必须准确、及时、适用，对文字类信息应保存原始记录或其复印件。

（2）收集方式　收集方式可以分为三种。首先质量政策方面的信息，可以通过各级药品监督管理文件、通知、专业报刊、媒体信息以及互联网来收集。内部信息则可以通过收集各种报表、会议记录、谈话记录、查询记录以及建议等方法进行收集。关于外部信息，则可以通过调查、观察、用户访问等方式来收集。

四、能力训练

（一）操作条件

① 资料：《中华人民共和国药品管理法》《药品经营质量管理规范》。

② 设施设备：电脑、纸笔。

③ 环境：模拟药店。

④ 门店医药商品质量信息的收集流程。

（二）注意事项

1. 在收集信息的过程中，要遵循相关的法律法规，确保信息获取的合法性。

2. 确保信息的准确性和真实性，避免因为错误或虚假信息导致误判。

3. 对于敏感或保密信息，要依照规定进行保护，确保信息的安全性。

4. 在数据录入、整理和分析过程中，要仔细核对，避免因为失误操作或疏忽导致数据错误。

5. 需要及时更新和调整数据收集的方法和标准，以适应医药商品质量信息的变化和发展。

（三）操作过程

序号	实施步骤	操作方法及说明	注意事项/操作标准
1	制订收集计划	根据业务特点和需要，制订详细的收集计划	确保收集计划实施的可行性和有效性
2	确定收集内容	（1）确定要收集的医药商品质量信息的具体目标和范围 （2）确定医药商品质量信息的获取渠道 （3）确定需要收集的医药商品质量信息的具体内容，包括外部信息和内部信息	（1）收集前务必明确收集目标 （2）收集内容要结合药店的规模和业务特点进行确定 （3）医药商品质量信息收集要考虑到相关法律法规的要求 （4）信息来源应可靠、准确，包括官方发布文件、权威媒体报道等 （5）所收集的信息能够满足业务需求和监管要求
3	开展收集工作	（1）收集外部信息（政策类）：包括国家最新的药品管理法律、法规、政策、标准等 （2）收集供应商信息：了解供应商的质量保证能力以及所供药品的质量情况 （3）收集同行竞争对手信息：调查同行竞争对手的质量措施 （4）收集内部信息：收集药品储存养护、温湿度控制情况、不合格处理情况等 （5）收集用户信息：在用户访问、质量查询和质量投诉过程中，收集用户反馈的相关信息	（1）定期关注国家药品监管部门发布的相关文件和通知。参考专业报刊、媒体信息以及互联网上的相关资讯 （2）定期与供应商进行沟通，了解其质量管理体系和质量保证措施。根据供应商提供的相关证明文件进行核实和验证 （3）通过市场调研和观察，收集同行竞争对手的质量信息 （4）通过收集各种报表、会议记录、谈话记录、查询记录等方式进行内部信息收集。需要确保信息的真实性和准确性 （5）建立问题反馈机制，提供店内投诉建议箱、客服热线、在线反馈平台等渠道以便顾客能够及时报告医药商品的质量问题；可以考虑收集用户信息时应注意保护用户隐私

工作任务E-1　售后信息的收集　　**301**

续表

序号	实施步骤	操作方法及说明	注意事项/操作标准
4	整理和记录信息	将收集到的信息进行整理和记录	(1)确保信息的准确性和完整性 (2)使用标准格式进行记录,包括条目、时间、内容等
5	汇总与报告信息	(1)汇总整理好质量信息 (2)编制报告并向上级主管汇报	(1)提出改进建议和措施 (2)报告内容清晰准确、汇报及时并遵循公司规定的流程

【问题情境一】

近日,本药店收到客户投诉称购买的某中药口服液出现浑浊、沉淀等质量问题。作为药店店员,你被要求协助解决该问题。请问你应该如何收集哪些相关药品的质量信息?

解答:该顾客投诉的问题为药品本身的质量问题,店员需要收集的信息主要为内部信息,包括药品的首营审核情况、质量验收情况、储存养护情况、温湿度控制情况、不合格品处理情况,以及出库复核和监督检查过程中发现的与质量相关的信息,主要涉及产品名称、批号/生产日期、有效期、生产厂家、购买日期、客户反馈的质量问题描述、药品在店期间的储存养护情况等信息。

【问题情境二】

某顾客今日到某药店反映,近日她在某新闻网站看见药监部门的药品抽检不合格公告,其中有个药品正是她两周前在该药店购买的。作为药店店员,应收集哪些质量信息并给顾客反馈?

解答:该顾客反映的问题为药品公告信息,店员需要收集的信息主要为外部信息,包括公告发布的部门、日期、被公告的品种、生产企业、生产批号、不合格原因、处理方式等信息。

(四)学习结果评价

序号	评价内容	评价标准	评价结果(是/否)
1	制订收集计划	能根据业务需求明确具体的收集内容,并确定时间安排和责任分工	
2	确定收集内容	能在符合法律法规要求的前提下全面收集与药品质量相关的信息	
3	开展信息收集工作	能使用科学合理、操作简便的信息收集方式收集信息,并注意保护隐私和保密	
4	整理和记录收集到的信息	能准确完整地记录信息,整理信息有条理性和系统性,易于查阅和理解	
5	汇总与报告	能准确传达所收集信息,并及时提交给相关人员	

302　模块E　药店售后服务

五、课后作业

1. 请简述医药商品质量信息的收集原则。

2. 作为一家医药门店的店长，你的工作之一是确保所售卖的医药商品质量达到标准，并及时掌握售后质量情况。请问你应如何收集和获得医药商品的质量信息呢？

工作任务E-2　医药商品的退换货服务

职业能力E-2-1　能阐述退换货原则

一、核心概念

医药商品的退换货

医药商品的退换货指顾客在购买医药商品后的一段时间内，因各种原因要求商家退换医药商品和退还等价现金的行为。

二、学习目标

1. 能认真接待前来办理退换货的顾客。
2. 能结合法律法规向顾客正确阐述医药商品的退换货原则。

三、基本知识

1. 医药商品退换货的法规依据

《药品经营质量管理规范》第一百七十三条规定，除药品质量原因外，药品一经售出不得退换。《消费者权益保护法》第四十八条规定，依法经有关行政部门认定为不合格的商品，消费者要求退货的，经营者应当负责退货。《中华人民共和国产品质量法》第四十条规定，售出的产品有不具备产品应当具备的使用性能而事先未作说明的、不符合在产品或者其包装上注明采用的产品标准的、不符合以产品说明或实物样品等方式表明的质量状况的三种情形之一的，销售者应当负责修理、更换、退货；给购买产品的消费者造成损失的，销售者应当赔偿损失。

依据上述法律规定，有质量问题的药品应无条件退换；对无质量问题的药品，如买错的药品、消费者买后发现说明书有禁忌证限制而自身无法使用的药品，药店应妥善处理，并通过双方友好协商的方式进行解决。

304　模块E　药店售后服务

2. 医药商品退换货原则

（1）医药药品包装完好　医药商品是特殊的商品，一旦拆封就有可能污染药品，无法二次销售，若再次出售可能会给其他顾客带来安全隐患，因此非质量问题一般情况下不予退换。

但为了维护顾客忠诚度，在不损害药店利益的前提下，经检查医药商品未拆封、无破损、外观质量无异常，确认存放条件符合药品保管要求，并证实是本药店出售的医药商品后，若纯属顾客选择误差，在一定程度上可作换货处理，但互换商品必须等于换出商品价格或略高于换回商品价格。

（2）医药商品存在质量问题　对于顾客在门店现场拆封医药商品包装，且确实存在铝塑板空泡、未拆出的胶囊剂破损、胶囊剂吸湿粘连、片剂碎裂、滴眼剂有结晶或絮状物、软膏剂酸败异臭、中药霉变、药品被虫咬等质量问题，必须无条件退换。

对于售后离店拆封发现质量问题者，应确认质量问题是否因顾客的不当储存导致。若变质程度明显超出顾客购买时限，或药品变质程度不均如 1 盒药中只有 1 ～ 2 粒胶囊粘连的，可以推测为药品本身的质量问题或为在药店储存期间产生的问题。经确认是本店销售的，可给予退换。

3. 不予退换货的情形

（1）无法证实为本店销售的医药商品　顾客要求退换货时，须有本店购买凭证。若无法证实是本店销售的医药商品，原则上不予退换货。

（2）已拆封且无质量问题者　若药品无质量问题，且存在包装已拆封、包装已损坏等包装不完整情况，不予退换货。

（3）自觉药效不佳者　没有客观依据，顾客自觉疗效、不良反应等不符合主观预期的，不予退换货。

四、能力训练

（一）操作条件

① 资料：《药品经营质量管理规范》《消费者权益保护法》《中华人民共和国产品质量法》。

② 设施设备：带有互联网的计算机、接待室等。

③ 环境：模拟药店。

④ 退换货原则的阐述流程。

（二）注意事项

1. 医药商品的退换常伴随着顾客投诉产生，属于售后服务的重要内容。药店销售人员在服务过程中要遵守职业道德规范，尊重顾客，争取取得顾客对药店的信任。

2. 药店销售人员在接待要求退换货的顾客时，要灵活变通，结合具体的形式做出正确的处理，做到既不伤害顾客感情，又能盈利。

（三）操作过程

序号	实施步骤	操作方法及说明	注意事项/操作标准
1	接待顾客	（1）采用规范的语言接待要求退换货的顾客，建议使用"请问有什么可以帮助您的" （2）将顾客引导至接待室进行处理	（1）态度应友好亲切、诚恳真挚 （2）避免在人多的地方接待有退换货需求的顾客，以免影响扩散
2	检查待退换货药品情况	（1）检查药品的购买凭证 （2）检查药品实物的质量情况	（1）检查购买凭证时应确认单据字迹清晰，无涂改，无损毁，并注意核对购买日期、购买数量、品名等与电脑系统中的销售数据是否一致 （2）检查药品实物的质量情况时应检查药品的包装有无破损，核对药品实物生产批号、生产日期、生产厂家与电脑系统中的销售数据是否一致；还需询问顾客购回药品后的存放方式，对于冷链药品更需再三核实保管情况，核对是否符合药品保管存放要求
3	阐述退换货原则	（1）向顾客分析欲退换药品的情况 （2）向顾客阐述医药商品退换货的原则 （3）向顾客分析欲退换药品是否符合退换货的原则	（1）耐心、细致地结合顾客欲退换的药品实物分析情况，不争辩，不顶撞 （2）客观、中立地向顾客阐述医药商品退换货原则 （3）设身处地地从顾客角度分析待退换药品是否符合医药商品的退换货原则，取得顾客的理解

【问题情境一】

某新开药店为吸引顾客，模仿线上的电器商家，在店内打出"七天无条件退换货"的口号。请问该行为是否符合相关法律规定？

解答： 药品是一种特殊的商品，售后服务具有特殊性及复杂性。从技术角度看，药品的退换没有难度；但从服务角度和对药品二次销售负责的角度，药品像线上的电器一样开展"七天无条件退换货"存在着安全隐患，存在损害下一位顾客健康的风险，其次也无法排除药品被调包的可能性，容易导致药店间的恶意竞争。《药品经营质量管理规范》第一百七十三条规定，除药品质量原因外，药品一经售出不得退换。该行为是不符合相关法律规定的。

【问题情境二】

今天，顾客小王因眼睛干涩疼痛来药店在购买了某品牌滴眼液，因其第一次使用滴眼液，欲请药店销售人员现场指导使用方法，于是小王在药店当场拆开了滴眼液，拆开后却发现瓶内有结晶，欲退货。请问是否符合医药商品的退换货原则？

解答： 医药商品的退换货原则包括医药药品包装完整及医药商品存在质量问题。本情况属于顾客在门店现场拆封医药商品包装且当场发现滴眼剂有结晶，属于质量问题，必须无条件退换。

（四）学习结果评价

序号	评价内容	评价标准	评价结果（是/否）
1	接待顾客	能诚恳真挚地接待顾客，并将其引导至休息室	
2	检查待退换货药品情况	能认真仔细地核对购买凭证、药品实物与电脑系统中的销售数据的一致性，并确认顾客购回药品后的存放方式是否符合要求	
3	阐述退换货原则	能客观、真诚、准确、灵活地向顾客分析待退换药品是否符合医药商品的退换货原则	

五、课后作业

1. 简述医药商品退换货的法规依据。

2. 前天，顾客甲某来药店自行选购了一盒莫匹罗星软膏，回家使用两天后自觉效果不佳。今日甲某带着购物小票和药品回来，希望能换货，请问你作为药店销售人员该如何处理。

职业能力E-2-2　能记录和分析退换货原因

一、核心概念

退换货原因记录表

退换货原因记录表指药店用于登记顾客退换货原因的表格，包括医药商品的通用名称、商品名称、剂型、规格、批号、数量、单价、金额合计、退换货原因、顾客信息、备注、经办人等内容。

二、学习目标

1. 能根据顾客的表述分析退换货原因。
2. 能准确填写退换货原因记录表。

三、基本知识

退换货原因的常见类型如下。

（1）医药商品原因

① 包装原因：包括药品运送过程造成的玻璃包装碎裂、包装箱或包装盒破损等；药品包装标签脱落；包装上无生产日期、无批号、无有效期或数字打印错

位、印刷错误等；气雾剂或喷雾剂等特殊剂型装置不能正常使用；注射剂丁基胶塞脱落，瓶口松动、漏液等。

② 药品质量原因：包括胶囊剂吸湿粘连、片剂碎裂、滴眼剂有结晶或絮状物、溶液剂或注射剂中有异物、软膏剂酸败异臭、中药霉变、药品被虫咬等。

③ 不合格药品混入：包括胶囊装量不足、空胶囊未装药、空泡眼未装填药物等。

（2）顾客自身原因

① 处方用药不当：如患者存在相应禁忌证、超治疗用量、重复用药等。

② 不良反应：如患者在用药过程中出现过敏反应等，无法继续使用。

③ 病情变化：如患者因门诊转住院，需要调整治疗方案的。

四、能力训练

（一）操作条件

① 资料：《药品经营质量管理规范》《消费者权益保护法》《中华人民共和国产品质量法》，顾客退换货原因记录表。

② 设施设备：带有互联网的计算机、接待室等。

③ 环境：模拟药店。

④ 退换货原因的分析及记录流程。

（二）注意事项

记录退换货的原因时要遵守职业道德规范，及时、真实、详细，遵照顾客本意，不得随意更改、编撰。

（三）操作过程

序号	实施步骤	操作方法及说明	注意事项/操作标准
1	接待需退换货药品的顾客	将顾客引导至接待室进行处理	态度应不卑不亢，友好亲切
2	分析退换货原因	（1）与顾客交谈，询问顾客退换货的原因 （2）判断顾客真实的退换货原因	（1）询问原因时应注意心平气和，避免畏畏缩缩或咄咄逼人 （2）分析退换货原因时要根据顾客描述适时提问，鼓励顾客说出真实的原因
3	记录退换货原因	逐项填写顾客退换货原因记录表的内容	（1）填写顾客退换货记录表字迹应清晰、方便辨读 （2）记录表填写完成后应由顾客签字确认，保证信息的真实有效性 （3）应记录清楚经办人的信息，以便后期复盘跟踪

【 问题情境一 】

现有顾客小张到店购买一支皮炎平软膏，还没有出药店门要求退货。请问你作为药店销售人员该如何分析和记录退换货的原因？

解答：顾客购买药物付款后还没走出药店门时要求退货，可以排除医药商品的质量问题。此时应与顾客及时交谈，仔细询问退换货的原因，并适时提问获得答案，以判断顾客真实的退换货原因。

【问题情境二】

前天，顾客李某来药店自行选购了一盒蒲地蓝口服液，回家打开包装后发现药品溶液里有絮状物。今日李某带着购物小票和药品回来，希望能换货，请问你作为药店销售人员该如何分析和记录退换货的原因。

解答：结合药品溶液的状态，为口服液中出现了絮状物，且顾客购买该药的时间仅2天，药品的变质程度明显超出顾客购买时限，可判断为药品本身的质量问题或为在药店储存期间产生的问题。

（四）学习结果评价

序号	评价内容	评价标准	评价结果（是/否）
1	接待需退换货药品的顾客	能够不卑不亢、友好亲切地接待顾客	
2	分析退换货原因	能判断顾客真实的退换货原因	
3	记录退换货原因	能清楚、准确地填写顾客退换货原因记录表	

五、课后作业

1. 简述医药商品退换货原因记录表的主要内容。

2. 昨天，顾客吴某来药店自行选购了一盒钙片，回家后发现家中还有两瓶钙片。今日吴某带着购物小票和药品回来，希望能退货。请问你作为药店销售人员应如何该如何处理？

职业能力E-2-3　能提出和执行退换货方案

一、核心概念

红票

红票指一般纳税人销售货物或者应税劳务，开具增值税专用发票后，发生销售货物退回或者折让、开票有误等情形，应按国家税务总局的规定开具的红字增值税专用发票。

二、学习目标

1. 能结合顾客及药店实际情况提出可行的、顾客可以接受的退换货方案。

2. 能执行退换货方案。

三、基本知识

1. 购买凭证类型

包括电脑小票、发票、电子支付的付款记录等。

2. 退换货手续

（1）核查药品及相关资料　顾客要求退换货时，当班负责人核查药品是否为本店售出，是否符合退换货原则。核查工作的重点是核对购买凭证，核对品名、规格、生产厂家、批号。核对批号时可向采购部或物流配送部查询等，以便查询企业内部相关的质量信息及同批次商品批号是否吻合；并检查商品内外包装是否完整，是否有质量异常情况。

（2）退款业务工作要求　当班负责人确认可以退货的药品，由负责人输入授权密码，由收银员办理退款业务：收回顾客的电脑小票（发票），已开发票的一定要收回，并在发票上注明"作废"字样，小票（发票）上还有其他商品的，如顾客需要，可将其他商品开发票给顾客；开具红票（一式三联），由当班负责人在红票上签名，一联交给收银员留底，一联交给顾客，一联留底与退换货的购买凭证一起贴在顾客退换货登记表背面；填写顾客退换货登记表相关项；要求的退货的，应退回货款，请顾客签名确认；要求换货的，请顾客重新挑选商品，实行退货、销售操作。每班结束后在收银交接班本上记录退货情况（退款等）。

四、能力训练

（一）操作条件

① 资料：顾客退换货登记表，收银交接班本，消费者权益保护法，门店商品质量问题报告表及《中华人民共和国产品质量法》。

② 设施设备：带有互联网的计算机、接待室等。

③ 环境：模拟药店。

④ 提出和执行退换货方案的流程。

（二）注意事项

1. 批号相同的产品意味着其质量状态一致，当出现因质量问题而导致退换货时，应严格检查企业库存的同批号的医药商品的质量，采取措施，以防止有质量问题的药品再次售出。

2. 非药品质量问题或者人为损坏等不符合退换货原则的情况不予退换货时，门店店员要给顾客委婉地做好解释，避免客源流失。

3. 换货处理时须遵循"换出商品价格等于或略高于换回商品价值"的换货原则，商品互换后要及时修改收银记录，保证账物相符。

（三）操作过程

序号	实施步骤	操作方法及说明	注意事项/操作标准
1	安抚顾客情绪	对顾客因购买商品带来的烦恼表示道歉	态度应真挚、诚恳
2	检查并记录药品情况	（1）检查要求退换的药品包装、批号、外观质量、购物凭证，确认为本药店所售药品 （2）检查后将情况记录在顾客退换货登记表上	检查时要认真细致，避免遗漏项目
3	征询意见并处理	（1）征询顾客的处理意见 （2）与顾客协商达成一致意见，提出双方都满意的退换货方案 （3）办理退换货手续	办理退换货手续时应及时开出红票，并提醒顾客签名，以备存档
4	处理退回药品	（1）检查退回医药商品的同批号产品是否存在同样的质量问题 （2）填写退货申请单，将退换货产品退回物流配送部	对于无法鉴别的医药商品质量问题，应请质量管理部门核验，不得擅自判断
5	总结反馈	定期统计、分析门店所有的医药商品退换货情况，填写门店商品质量问题报告表	汇总整理退换货情况时要注意条理性，根据退换货原因按类整理，采用恰当措施预防或减少类似事件的再发生，实现持续改进工作质量的目的

【问题情境一】

顾客王某今日来店购买头孢克肟分散片，回家后妻子告知他小孩子服用片剂不方便。王某携带未拆封的药物和购买凭证来店，想把药换成头孢克肟颗粒。请问该如何办理退换货手续？

解答： 顾客要求换货时，当班负责人首先应核查药品并核查相关资料，确认药品为本店售出，且符合退换货原则。确认可以换货的，应先办理退货退款业务，再请顾客重新挑选商品，实行销售操作。

【问题情境二】

顾客李某今日购买了某片剂，回家拆封欲使用时发现其大量粘连在一起，气冲冲地返回药店想讨要个说法。请问该如何处理？

解答： 首先应及时道歉，平息顾客的怒火。其次请顾客将药品交回检查，确认是否为本店售出的药品。片剂大量粘连在一起属于质量问题，符合退换货原则，告知其可为其退换货，并征询顾客的处理意见，与其协商达成一致，并为其办理退换货手续。片剂出现大量粘连的现象，属于药品变质程度明显超出顾客购买时限，可以推测为药品本身的质量问题或在药店储存期间产生的问题，此时应及时检查店内库存的同批号的医药商品的质量，采取措施，以防止有质量问题的药品再次售出。

（四）学习结果评价

序号	评价内容	评价标准	评价结果（是／否）
1	安抚顾客情绪	能真挚地向顾客道歉	
2	检查并记录药品情况	能判断出顾客欲退换的是否本店销售，并准确检查质量情况，完整填写顾客退换货登记表	
3	征询意见并处理	能与顾客达成双方都满意的退换货方案，并为其流畅办理退换货手续	
4	处理退回药品	能排查店内同批号产品的质量问题，并避免有质量问题的药品再次售出	
5	总结反馈	能定期统计、准确分析门店所有的医药商品退换货情况	

五、课后作业

1. 阐述购买凭证的类型。

2. 顾客张某购买感冒灵颗粒，回家三天后发现自己因肝功能异常不能使用，第四天来药店要求退货，请问该如何处理。